# Suplementação Nutricional no Esporte

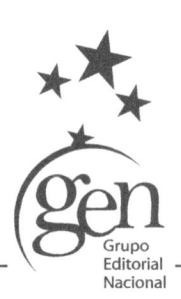

O GEN | Grupo Editorial Nacional – maior plataforma editorial brasileira no segmento científico, técnico e profissional – publica conteúdos nas áreas de ciências da saúde, exatas, humanas, jurídicas e sociais aplicadas, além de prover serviços direcionados à educação continuada e à preparação para concursos.

As editoras que integram o GEN, das mais respeitadas no mercado editorial, construíram catálogos inigualáveis, com obras decisivas para a formação acadêmica e o aperfeiçoamento de várias gerações de profissionais e estudantes, tendo se tornado sinônimo de qualidade e seriedade.

A missão do GEN e dos núcleos de conteúdo que o compõem é prover a melhor informação científica e distribuí-la de maneira flexível e conveniente, a preços justos, gerando benefícios e servindo a autores, docentes, livreiros, funcionários, colaboradores e acionistas.

Nosso comportamento ético incondicional e nossa responsabilidade social e ambiental são reforçados pela natureza educacional de nossa atividade e dão sustentabilidade ao crescimento contínuo e à rentabilidade do grupo.

# Suplementação Nutricional no Esporte

### Antonio Herbert Lancha Jr.

Professor Titular de Nutrição da Universidade de São Paulo (USP).
Educação Física pela Escola de Educação Física e Esporte da USP (EEFE-USP).
Mestrado e Doutorado em Nutrição pela Faculdade de Ciências Farmacêuticas da USP (FCF-USP).
Pós-Doutorado em Medicina Interna pela Washington University.
Professor Visitante no Institut National de la Recherche Agronomique – INRA-AgroParisTech.
Personal/Professional Coach formado pela Sociedade Brasileira de Coaching.
Wellness Coach formado pela WellCoaches by American College of Sports Medicine (ACSM).
Certificação em *Mindfulness* pelo Mindfulness e Movimentos de Integração.

### Patricia Soares Rogeri

Bacharelado em Biomedicina pela Universidade de Santo Amaro (UNISA), e em
Enfermagem pela Faculdade de Enfermagem do Hospital Israelita Albert Einstein (FEHIAE).
Doutorado em Ciências pelo Instituto de Ciências Biomédicas da Universidade São Paulo (ICB-USP).
Pós-Doutorado no Cedars-Sinai Medical Center (Los Angeles, CA, EUA).
Especialista em Enfermagem em Emergência e Urgência pela Faculdade de
Enfermagem do Hospital Israelita Albert Einstein (FEHIAE).
Certificação em Enfermagem Forense e SANE (*Sexual Assaut Nurse Examiner* –
crianças, adolescentes e adultos) pela
Universidade da Califórnia – Riverside (EUA).

### Luciana Oquendo Pereira-Lancha

Nutricionista pela Faculdade de Saúde Pública da Universidade de São Paulo (USP).
Bacharelado em Esporte pela Escola de Educação Física e Esporte da USP (EEFE-USP).
Mestrado em Biologia Celular pelo Instituto de Biologia da Universidade Estadual de Campinas (UNICAMP).
Doutorado em Ciências pelo Instituto de Ciências Biomédicas da USP (ICB-USP).
Pós-Doutorado no Institut National de la Recherche Agronomique (INRA) – Paris.
Personal/Professional Coach formada pela Sociedade Brasileira de Coaching.
Wellness Coach formada pela WellCoaches by American College of Sports Medicine (ACSM).
Certificação em *Mindfulness* pelo Mindfulness e Movimentos de Integração.

**Segunda edição**

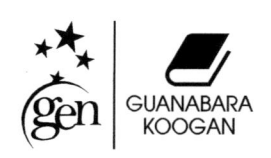

gen | GUANABARA KOOGAN

- **Atendimento ao cliente: (11) 5080-0751 | faleconosco@grupogen.com.br**
- Direitos exclusivos para a língua portuguesa
Copyright © 2019 by
**EDITORA GUANABARA KOOGAN LTDA.**
*Uma editora integrante do GEN | Grupo Editorial Nacional*
Travessa do Ouvidor, 11
Rio de Janeiro – RJ – CEP 20040-040
www.grupogen.com.br

- Capa: Bruno Sales
- Editoração eletrônica: Diretriz
- Ficha catalográfica

L238s
2. ed.

Lancha Jr., Antonio Herbert, 1964-
Suplementação nutricional no esporte / Antonio Herbert Lancha Jr., Patrícia Soares Rogeri, Luciana Oquendo Pereira-Lancha. - 2. ed. - [Reimpr.] - Rio de Janeiro : Guanabara Koogan, 2022.
il.

ISBN 978-85-277-3421-9

1. Atletas - Nutrição. 2. Suplementos dietéticos. 3. Aptidão física - Aspectos nutricionais. I. Título.

18-52023

CDD: 613.2024796
CDU: 613.2:796.071.2

Meiri Gleice Rodrigues de Souza – Bibliotecária CRB – 7/6439

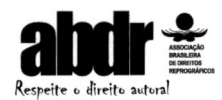

Respeite o direito autoral!

# Colaboradores

### André dos Santos Costa
Professor Adjunto III do Departamento de Educação Física da Universidade Federal de Pernambuco (UFPE). Docente do Programa de Pós-Graduação em Educação Física da UFPE. Licenciado, Mestrado, Doutorado e Pós-Doutorado em Educação Física pela Escola de Educação Física e Esporte da Universidade de São Paulo (EEFE-USP).

### Andrea Bonvini
Graduação em Nutrição pela Faculdade de Medicina do ABC (FMABC). Especialista em Nutrigenômica e Nutrigenética na Prática Clínica pela Faculdade Unyleya. Doutoranda do Programa de Ciências dos Alimentos pela Faculdade de Ciências Farmacêuticas da Universidade de São Paulo (FCF-USP).

### Alexandre Abílio de Souza Teixeira
Doutorando em Ciências Biológicas pelo Departamento de Biologia Celular e do Desenvolvimento no Instituto de Ciências Biomédicas da Universidade de São Paulo (ICB-USP). Mestrado em Ciências pelo Departamento de Biologia Celular e do Desenvolvimento no ICB-USP. Especialista em Atividade Física, Exercício Físico e Aspectos Psicobiológicos pela Universidade Federal de São Paulo (UNIFESP/CEPE) – Departamento de Psicobiologia. Bacharelado e Licenciatura em Educação Física pelas Faculdades Integradas de Santo André (FEFISA).

### Aline Pereira Queiroz
Graduação em Nutrição pela Universidade Federal da Bahia (UFBA). Especialista em Nutrição Materno-Infantil pela Estácio, e em Nutrição Pediátrica pelo Instituto da Criança da Faculdade de Medicina da Universidade de São Paulo (USP). Nutricionista colaboradora da Liga de Nutrição Materno-Infantil da Univerisdade Salvador (UNIFACS). Nutricionista no Hospital Martagão Gesteira em Assistência Clínica e Preceptoria na Residência em Saúde da Criança e Adolescente.

### Aline Vasques da Costa

Nutricionista. Mestrado em Ciências pela Escola de Educação Física e Esportes da Universidade de São Paulo (EEFE-USP). Doutoranda em Ciências, área de Biologia Celular e Tecidual, pelo Instituto de Ciências Biomédicas da USP (ICB-USP).

### Ayane de Sá Resende

Bacharelado em Nutrição pela Universidade Federal de Sergipe (UFS). Mestrado em Ciências pela Escola de Educação Física e Esporte da Universidade de São Paulo (EEFE-USP). Pesquisadora no Laboratório de Nutrição e Metabolismo Aplicados à Atividade Motora da EEFE-USP.

### Bruno Dias da Costa

Graduação em Nutrição pela Universidade Federal da Bahia (UFBA). Pós-Graduação em Fisiologia do Exercício: Prescrição do Exercício pela Estácio de Sá. Professor de Pós-Graduação pelo IPGS Consultoria em Pesquisa, Ensino e Gestão em Saúde, Instituição de Educação Superior (IES).

### Daniela Caetano Gonçalves

Professor Adjunto do curso de Nutrição da Universidade Federal de São Paulo (UNIFESP), Campus Baixada Santista. Doutorado e Pós-Doutorado em Ciências pelo Instituto de Ciências Biomédicas da Universidade de São Paulo (ICB-USP). Doutorado Sanduíche pelo Departamento de Bioquímica da Nutrição da Universidade de Potsdam (Alemanha). Palestrante convidada da International Federation of Body Building (IFBB).

### Eduardo Medeiros Ferreira da Gama

Graduação em Medicina pela Universidade Gama Filho (UGF). Cirurgião Geral pelo Hospital Geral da Santa Casa de Misericórdia do Rio de Janeiro. Pós-Graduação em Nutrologia pela Associação Brasileira de Nutrologia (ABRAN). Especialista em Nutrição Aplicada ao Exercício Físico pela Universidade de São Paulo (USP). Coaching Nutricional pelo Método Lancha. Mestrando do Serviço de Endocrinologia do Hospital Universitário Clementino Fraga Filho da Universidade Federal do Rio de Janeiro (HCFF-UFRJ). Cursando Capacitação Teórico-Prático em Endocrinologia e Metabologia pelo Hospital Federal de Bonsucesso. Membro da Sociedade Brasileira de Endocrinologia e Metabologia do RJ (SBEM-RJ), Categoria Graduado.

### Érico Chagas Caperuto

Bacharelado em Educação Física pela Universidade de São Paulo (USP). Doutorado em Biologia Celular e do Desenvolvimento pela USP. Mestrado em Fisiologia Humana pela USP.

### Felipe Pereira Ventura dos Santos

Bacharelado em Educação Física pela Universidade Federal de Pernambuco (UFPE). Técnico em Química Industrial pelo Instituto Federal de Pernambuco (IFPE).

### Fernando Mata Ordoñez
Diretor Geral do NutriScience, Espanha. Mestrado em Nutrição Desportiva e Clínica pela Universidad Isabel I. Pós-Graduação em Nutrição Clínica pela Universidad UI1-IICEFS. Biologia pela Universidad de Córdoba. Nutrição e Dietética Humana pela Universidad Isabel I. Certificado em Nutrição pela Sociedad Internacional de Nutrición Deportiva (ISSN). Professor Visitante de vários programas de mestrado e pós-doutorado em universidades espanholas.

### Fernanda Lima-Soares
Graduação em Educação Física pela Universidade Federal do Maranhão (UFMA). Mestrado em Educação Física na linha de biodinâmica do movimento humano pela UFMA.

### Geovana S. F. Leite
Pesquisadora do Laboratório de Nutrição e Metabolismo Aplicados à Atividade Motora da Escola de Educação Física e Esporte da Universidade de São Paulo (EEFE-USP). Bacharelado em Educação Física pela Universidade Federal de São Paulo (USP). Mestrado em Ciências pela USP.

### Israel Adolfo Miranda Busto
Nutricionista Esportivo. Especialista em Fisiologia do Exercício e em Treinamento Desportivo pela Universidade Federal de São Paulo (UNIFESP). Coach de Emagrecimento, desenvolvedor do método S15k. Coach em Hipertrofia, desenvolvedor do método HHLP. Coach em Dislipidemia, desenvolvedor do método "Seu colesterol mais baixo em 30 dias". Personal Diet, desenvolvedor do projeto "Aprendendo a alimentar-se sem restrições, sem prejudicar sua saúde".

### Jakeline Francelino
Graduação em Nutrição e Especialização em MBA em Nutrição Esportiva pelo Centro Universitário Maurício de Nassau (UNINASSAU), Recife.

### Kassiana de Araujo Pessôa
Graduação em Educação Física pela Universidade Federal do Maranhão (UFMA). Mestranda em Ciências da Saúde pela UFMA. Membro do Laboratório de Biologia Celular e Molecular do Músculo Esquelético (LABCEMME) da UFMA.

### José Cesar Rosa Neto
Bacharelado em Esporte pela Escola de Educação Física e Esporte da Universidade de São Paulo (EEFE-USP). Doutorado em Ciências, com título obtido no Departamento de Fisiologia da Nutrição da Universidade Federal de São Paulo (UNIFESP). Pós-Doutorado em Fisiologia Humana pelo Instituto de Ciências Biomédicas da Universidade de São Paulo (ICB-USP). Professor Doutor no Departamento de Biologia Celular e do Desenvolvimento do ICB-USP. Chefe do Laboratório de Imunometabolismo do ICB-USP.

### Luana Amorim Biondo
Bacharelado em Nutrição pela Universidade Federal de São Paulo (UNIFESP). Mestrado e Doutoranda em Ciências pelo Departamento de Biologia Celular e do Desenvolvimento

do Instituto de Ciências Biomédicas da Universidade de São Paulo (ICB-USP). Especialista em Obesidade e Emagrecimento pela UNIFESP.

### Marcelo Luis Marquezi

Licenciado em Educação Física pela Universidade Estadual Paulista (UNESP), Campus de Rio Claro. Professor do curso de Educação Física da Universidade Cidade de São Paulo (UNICID). Doutorado em Biologia Funcional e Molecular pelo Instituto de Biologia da Universidade Estadual de Campinas (IB-UNICAMP). Mestrado em Biodinâmica do Movimento Humano pela Escola de Educação Física e Esporte da Universidade de São Paulo (EEFE-USP).

### Marcelo Macedo Rogero

Graduação em Nutrição pela Faculdade de Saúde Pública (FSP-USP). Especialista em Nutrição em Esporte pela Associação Brasileira de Nutrição (ASBRAN). Mestrado, Doutorado e Pós-Doutorado em Ciência dos Alimentos pela Faculdade de Ciências Farmacêuticas da USP. Pós-Doutorado pela Faculdade de Medicina da Universidade de Southampton, Inglaterra. Professor Associado do Departamento de Nutrição da Faculdade de Saúde Pública da USP. Coordenador do Laboratório de Genômica Nutricional e Inflamação (GENUIN).

### Marcus Vinicius Lucio dos Santos Quaresma

Nutricionista pelo Centro Universitário São Camilo. Especialista em Fisiologia do Exercício Aplicada à Clínica (UNIFESP) e Nutrição Esportiva (FAPES). Mestrado em Ciências pela UNIFESP. Doutorando em Nutrição e Saúde Pública pela Universidade de São Paulo (USP). Nutricionista da Equipe de Atletismo ORCAMPI-UNIMED. Docente do curso de Nutrição e do curso de Pós-Graduação em Nutrição Esportiva do Centro Universitário São Camilo.

### Marília Cerqueira Leite Seelaender

MSc, PhD. Livre-Docente do Cancer Metabolism Research Group. Professora Associada, Presidente do Comitê de Pesquisa no Instituto de Ciências Biomédicas, Departamento de Cirurgia da Faculdade de Medicina da Universidade de São Paulo (FMUSP).

### Nelo Eidy Zanchi

Graduação em Educação Física pelas Faculdades Integradas de Santo André (FEFISA). Especialista em Reabilitação Cardíaca (INCOR – HC/FMUSP). Mestrado e Doutorado em Educação Física pela Escola de Educação Física e Esporte da Universidade de São Paulo (EEFE-USP). Pós-Doutorado em Fisiologia Humana pelo Instituto de Ciências Biomédicas da Universidade de São Paulo (ICB-USP). Professor Visitante nas Universidades de Tampa, Kentucky e Coastal Carolina (USA). Professor de Nutrição Esportiva e Bioquímica do Exercício no Departamento de Educação Física da Universidade Federal do Maranhão (UFMA).

### Pedro Carrera Bastos

Graduação em Nutrição pela Universidade Isabel I, Espanha. Pesquisador e Doutorando em Inflamação e Metabolismo na Faculdade de Medicina da Universidade de Lund, Suécia. Pós-Graduação em Nutrição Clínica pelo Instituto Superior de Ciências da Saúde

Egas Moniz – Portugal, e em Exercício e Saúde pela Escola Superior de Desporto de Rio Maior – Portugal. Diretor Geral da NutriScience – Education & Consulting – Portugal e Espanha. Mestrado em Nutrição Humana pela Universidade das Ilhas Baleares em parceria com a Universidade de Granada, Espanha.

### Rodolfo Gonzalez Camargo
Nutricionista e Bioquímico. Doutorado em Bioquímica dos Alimentos pela Universidade de Potsdam, Alemanha. Mestrado em Ciências pela Universidade de São Paulo (USP).

### Ronaldo Vagner Thomatieli dos Santos
Bacharelado em Educação Física pela Universidade Estadual Paulista (UNESP). Doutorado em Fisiologia Humana pela Universidade de São Paulo (USP). Pós-Doutorado em Psicobiologia pela Universidade Federal de São Paulo (UNIFESP).

### Thiago Onofre Freire
Nutricionista pela Universidade Federal da Bahia (UFBA). Professor Adjunto da Escola de Nutrição da UFBA. Especialista em Nutrição Esportiva pela Associação Brasileira de Nutrição (ASBRAN). Doutorado em Medicina e Saúde pela UFBA. Mestrado em Biologia Funcional e Molecular pela Universidade Estadual de Campinas (UNICAMP). Professor Assistente da Universidade Federal do Recôncavo Baiano (UFRB).

# Prefácio à Segunda Edição

*Suplementação Nutricional no Esporte* aborda um tema muito relevante nos dias atuais: a nutrição e o desempenho físico. O uso de suplementos nutricionais é bastante frequente não somente entre atletas de alto rendimento, mas também entre os não atletas que praticam atividade física quotidianamente. O livro apresenta diversos assuntos de interesse dos estudantes, professores e profissionais da área da saúde, assim como dos praticantes de esporte. Os capítulos incluem bioenergética, suplementação de lipídios, proteínas, carboidratos e vitaminas, bem como hidratação e *doping*. Trata-se de um texto de fundamental relevância para os nutricionistas que prescrevem suplementos na dieta. Além dos conhecimentos básicos importantes, são discutidos aspectos da aplicação e do desempenho esportivo.

O livro foi elaborado com muito esmero pelos colaboradores dos respectivos capítulos e os organizadores. Houve preocupação contínua em produzir um texto claro, conciso e de fácil compreensão. A experiência dos colaboradores, pesquisadores reconhecidos nas suas respectivas áreas de interesse, reflete-se no conteúdo dos capítulos. Os organizadores, Antonio, Luciana e Patricia, trabalham juntos em Ciências há vários anos e apresentam enorme sintonia nas atividades que desenvolvem, seja na pesquisa, na discussão dos resultados ou na elaboração de textos científicos. Antonio Herbert Lancha Jr. é reconhecido no país e no exterior pelo seu entusiasmo para o trabalho de pesquisa e pelo ensino de Ciências. Suas conferências e aulas são concorridas e sempre deixam a audiência motivada para a pesquisa e a descoberta científica. Muito inteligente e capaz, tem grande habilidade de agregar e motivar colegas e estudantes na busca do conhecimento. Suas colegas organizadoras, Luciana e Patricia, foram orientadas por ele, e hoje completam a equipe de modo inovador, produzindo textos descontraídos e cativantes.

Não temos dúvida de que este livro é um marco na área de suplementação nutricional no esporte. O seu conteúdo é fruto de investigação científica e da experiência profissional na prática clínica dos organizadores e colaboradores. Trata-se de um grupo dedicado, liderado por um pesquisador muito carismático. Temos certeza do sucesso do livro e de que os organizadores e colaboradores serão reconhecidos pelo trabalho magnífico que realizaram.

**Rui Curi**

# Preface to the First Edition

There are several books on the market dealing with food intake and sport performance. Most of them introduce general information on nutrients needed to maintain healthy status and specific supplementation for those involved in recreational physical activity or individuals more oriented towards high sport competition and training schedule.

This new book appears to handle additional conceptual and practical data. Indeed, in every single "sport section" in grocery stores, supermarkets, specific diet manufactories, there will be numerous products related to nutritional needs for the physical active individuals. Even TV programmes try to convince the spectator to buy and eat these compulsory products. Proved facts or guessed fictions? Shakespeare would have said: "This is the question"!

In order to understand what we are talking about, one has to introduce the basic of energetic principles first. Why? Because, in most cases, biochemistry will explain the observed physiological observations. The present book introduce the reader to the energy principles leading to the use of body stores involved in the synthesis of ATP, **the only** substrate used for muscle contraction. But we know that, under specific condition, those stores might be insufficient to sustain high performance in competition or to adapt the body to cope with strenuous training conditions.

And here comes the main purpose of the new book. What are the "safe" and "non-doping" nutritional ingredients that can help an athlete, or a recreational individual, to practice his or her sport event? Looking at the commercial products, most, if not any person, reading the label will be convinced about the effect of the product. However, as said earlier, we have to adapt the nutritional intake to the energy consumption, sport and regular life together.

The "Nutritional supplements and performance" is giving practical information, supported by scientific meaning and experimental facts, on several most popular products which are "offered" to the public: carnitine, pyruvate, creatine, carbohydrates, fats, amino acids, vitamins, minerals. These are "natural" substances that a normal human organism is able to produce himself (but not the vitamins and minerals) from an adequate diet. However, as stated in the present book, one has to take those supplements according to their higher utilization during physical exercise and sport events. **Any excess** would be either a waste of money utilization, a leading step to obesity, or a trend to metabolic dysfunction. Again, the balance between the caloric intake and the energy utilization must be adequate.

Besides the "natural" ingredients, non-human products are used by athletes to enhance their performance. Even if Brazilian coffee is first-rate to consume with a tasty piece of Belgium dark chocolate, do athletes have to use caffeine to boost their performance? It looks more near a doping substance than a regular nutritional supplement! This aspect of doping ingredients related to sport events is also described in this book.

To conclude, this new book will perfectly inform sport practitioners, coachers and technical directors, students in physical education, scientists and doctors involved in sport medicine, about the need and safety nutritional ingredients for competition events and strenuous training schedule. From fictions to facts, be wise and open minded.

**Jacques R. Poortmans**
Professor Emérito da Universidade Livre de Bruxelas
Pioneiro no estudo da Bioquímica do exercício

# Prefácio à Primeira Edição

Há vários livros no mercado que tratam de ingestão alimentar e desempenho esportivo. A maioria deles apresenta informações gerais sobre os nutrientes necessários para manter a saúde e a suplementação específica para os indivíduos envolvidos tanto em atividade física recreacional quanto em competição de alto nível e treinamentos.

Este novo livro parece oferecer informação conceitual e prática adicional. Certamente, em cada uma das seções de esporte de mercearias, supermercados, lojas de suplementos, haverá numerosos produtos relacionados a necessidades nutricionais para indivíduos fisicamente ativos. Até programas de TV tentam convencer o espectador a comprar e a ingerir esses produtos compulsórios. Fatos comprovados ou ficção? Shakespeare teria dito: "Eis a questão"!

Para entender a respeito do que estamos conversando, o leitor deverá ser primeiramente apresentado às bases dos princípios energéticos. Por quê? Porque, na maioria dos casos, a bioquímica explicará as observações fisiológicas. O presente livro apresenta o leitor aos princípios de energia que guiam o uso dos estoques corporais envolvidos na síntese de ATP, **o único** substrato usado para contração muscular. Mas sabemos que, sob condições especiais, esses estoques poderiam ser insuficientes para manter alto desempenho em competições ou adaptar o organismo a condições extenuantes de treinamento.

E aí vem o principal propósito deste livro. Quais são os ingredientes nutricionais seguros e não-dopantes que podem auxiliar um atleta ou um praticante de atividade física em seu exercício? Olhando para os produtos comerciais, a maioria das pessoas, senão todas, ao ler os rótulos, estarão convencidas dos seus efeitos. Porém, como dito anteriormente, temos que adaptar a ingestão nutricional ao consumo de energia, ao esporte e à vida normal em conjunto.

O livro "Suplementação Nutricional no Esporte" fornece informação prática, apoiada por dados científicos e fatos experimentais, em vários dos produtos mais populares que são oferecidos ao público: carnitina, piruvato, creatina, carboidratos, gorduras, aminoácidos, vitaminas, minerais. Essas são substâncias naturais que um organismo humano é capaz de produzir (exceto vitaminas e minerais) a partir de uma dieta adequada. Porém, como apresentado na obra atual, o indivíduo deve tomar esses suplementos de acordo com sua alta utilização durante a atividade física ou o evento esportivo. **Qualquer excesso** seria um desperdício de dinheiro, um passo na direção da obesidade ou uma tendência à disfunção metabólica. Novamente, o equilíbrio entre a ingestão calórica e a utilização de energia deve ser adequado.

Além dos ingredientes "naturais", outros produtos não gerados pelo corpo humano são utilizados por atletas para melhorar seu desempenho. Até mesmo se o café brasileiro é o primeiro a ser consumido com um saboroso pedaço do chocolate escuro belga, os atletas têm que utilizar a cafeína para aumentar seu desempenho? Parece mais próximo de uma substância considerada como *doping* que um suplemento nutricional normal! Esse aspecto das substâncias consideradas dopantes, relacionadas a eventos esportivos, também está descrito no livro.

Para concluir, este novo livro irá informar perfeitamente os praticantes de esporte, técnicos, diretores técnicos, estudantes de Educação Física, cientistas e médicos envolvidos na Medicina do Esporte sobre a necessidade e a segurança dos suplementos nutricionais para eventos competitivos e treinamentos extenuantes. Da ficção aos fatos, esteja informado e tenha a mente aberta.

**Jacques R. Poortmans**
Professor Emérito da Universidade Livre de Bruxelas
Pioneiro no estudo da Bioquímica do Exercício

# Sumário

**PARTE 1** | **Suplementação e Regulação Metabólica, 1**

**1** Bioenergética, 3
André dos Santos Costa e Jakeline Francelino

**2** Suplementos Lipolíticos, 17
Rodolfo Gonzalez Camargo, Daniela Caetano Gonçalves e Marília Cerqueira Leite Seelaender

**3** Compensadores Alimentares, 39
Eduardo Medeiros Ferreira Gama, Patricia Soares Rogeri e Antonio Herbert Lancha Jr.

**4** Suplementos Tamponantes, 57
Marcus Vinicius Lucio dos Santos e Ronaldo Vagner Thomatieli dos Santos

**5** Hidratação, 69
Marcelo Luis Marquezi, Antonio Herbert Lancha Jr. e Luciana Oquendo Pereira-Lancha

**PARTE 2** | **Suplementação de Macro e Micronutrientes, 79**

**6** Suplementos de Carboidratos, 81
José Cesar Rosa Neto, Luana Amorim Biondo e Alexandre Abílio de Souza Teixeira

**7** Suplementos de Proteínas e Aminoácidos, 101
André dos Santos Costa, Felipe Pereira Ventura dos Santos e Antonio Herbert Lancha Jr.

**8** Suplementos de Lipídios, 123
Daniela Caetano Gonçalves, Rodolfo Gonzalez Camargo e Marília Cerqueira Leite Seelaender

**9** Suplementos de Minerais, 141
Fernando Mata Ordoñez, Pedro Carrera Bastos, Andrea Bonvini e Marcelo Macedo Rogero

**10** Suplementos de Vitaminas, 173
Thiago Onofre Freire, Aline Pereira Queiroz, Bruno Dias da Costa e Israel Adolfo Miranda Busto

| PARTE 3 | Suplementação e Desempenho, 201 |

**11** Microbiota Intestinal e Probióticos Aplicados aos Praticantes de Exercício Físico e Atletas, 203

Geovana S. F. Leite, Ayane de Sá Resende, Aline Vasques da Costa e Antonio Herbert Lancha Jr.

**12** Novos Recursos Ergogênicos com Potencial para Aumento de Desempenho Esportivo | ATP, Malato-Citrulina e Sais de Cetona, 223

Fernanda Lima-Soares, Kassiana Araujo Pessôa e Nelo Eidy Zanchi

**13** *Doping*, 241

Patricia Soares Rogeri e Érico Chagas Caperuto

Índice Alfabético, 263

# Suplementação Nutricional no Esporte

# Encarte

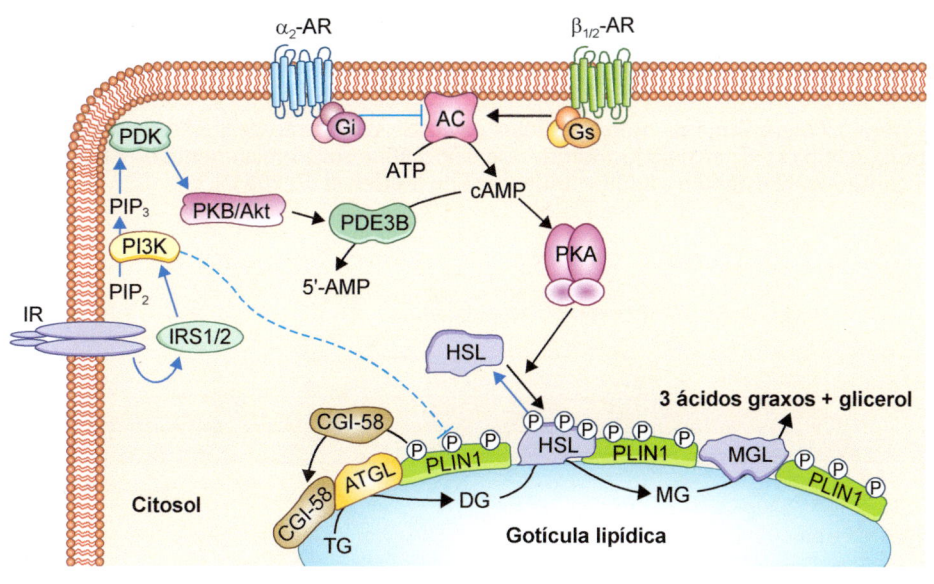

**Figura 2.1** Lipólise. Receptores adrenérgicos são expressos na superfície dos adipócitos. Receptores alfa-2 e beta pertencem à família de receptores acoplados à proteína G, sendo o receptor alfa associado à subunidade inibitória e beta, à excitatória. A subunidade excitatória interage com a proteína adenilciclase (AC) que, por sua vez, cliva adenosina trifosfato (ATP) em monofosfato cíclico de adenosina (cAMP). Portanto, a sinalização beta-adrenérgica induz aumento nas concentrações de cAMP e ativação da proteinoquinase A, que por sua vez fosforila perilipinas, e da enzima lipase hormônio sensível (HSL), uma enzima-chave no processo de quebra de triacilgliceróis em ácidos graxos. A ativação de perilipinas induz a estimulação da enzima triacilglicerol lipase (ATGL) pela ativação do gene *CGI-58* e inicia a cascata de clivagem de triacilgliceróis. A estimulação de receptores alfa, a via de sinalização da insulina e a enzima fosfodiesterase 3B atuam inibindo a via de sinalização de lipólise. (Adaptada de Nielsen *et al.*, 2014.)

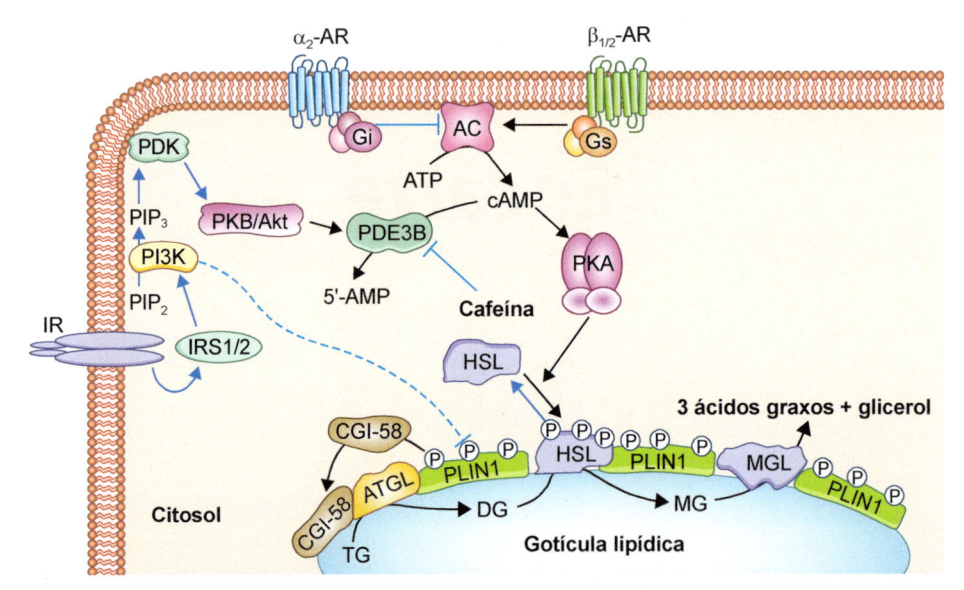

**Figura 2.2** Mecanismo de ação da cafeína na via de sinalização de lipólise no tecido adiposo. A inibição da enzima fosfodiesterase 3 (PDE3B) resulta em aumento de AMP cíclico e consequente estímulo a lipólise. (Adaptada de Nielsen *et al.*, 2014.)

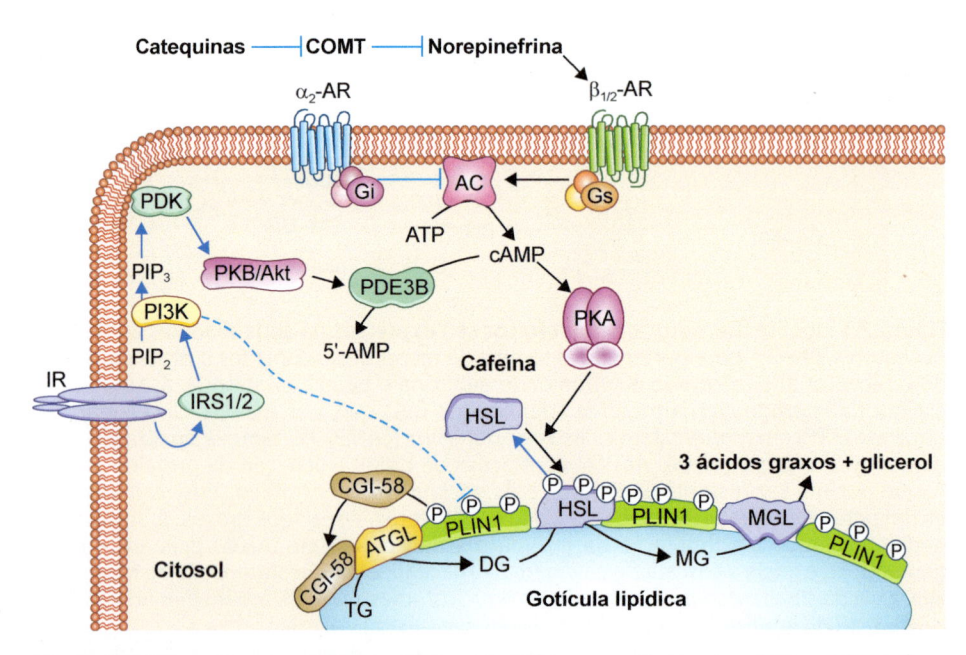

**Figura 2.3** Catequinas presentes no chá-verde inibem a enzima catecol-O-metiltransferase (COMT), que por sua vez degrada catecolaminas, como a norepinefrina. A maior oferta de norepinefrina tem impacto modulador positivo na via clássica de lipólise no tecido adiposo. (Adaptada de Nielsen *et al.*, 2014.)

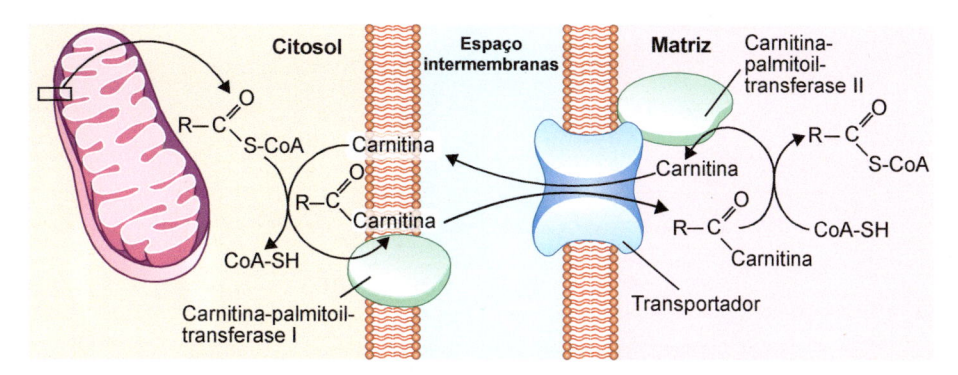

**Figura 2.4** Mecanismo de ação da L-carnitina. Ácidos graxos de cadeia longa se ligam à coenzima A e posteriormente à L-carnitina para serem internalizados à mitocôndria, onde sofrerão o processo de betaoxidação. Este processo envolve o complexo CPT (carnitina-palmitoil-transferase).

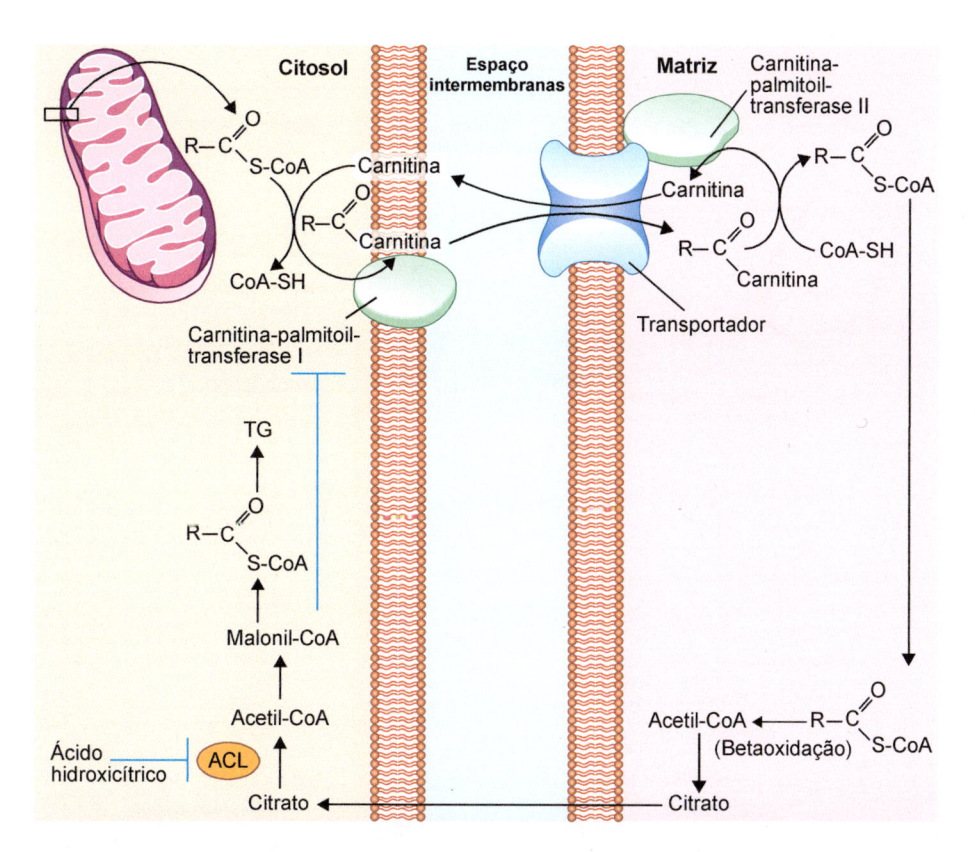

**Figura 2.5** Mecanismo de ação do ácido hidroxicítrico. O ácido hidroxicítrico inibe a enzima citrato liase (ACL), modulando negativamente a síntese de malonil-coa, um intermediário na síntese de lipídios a partir de glicose e inibidor do complexo CPT.

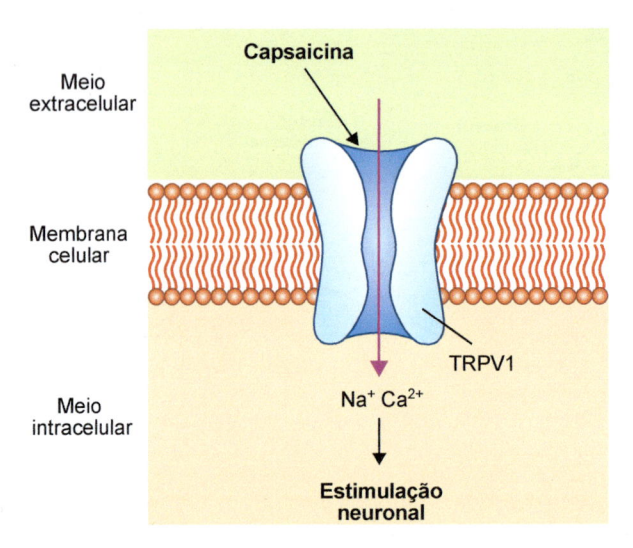

**Figura 2.6** Mecanismo de ação da capsaicina. Neurônios que expressam o receptor TRPV1 são sensíveis à capsaicina, aumentando a estimulação e consequente liberação de catecolaminas.

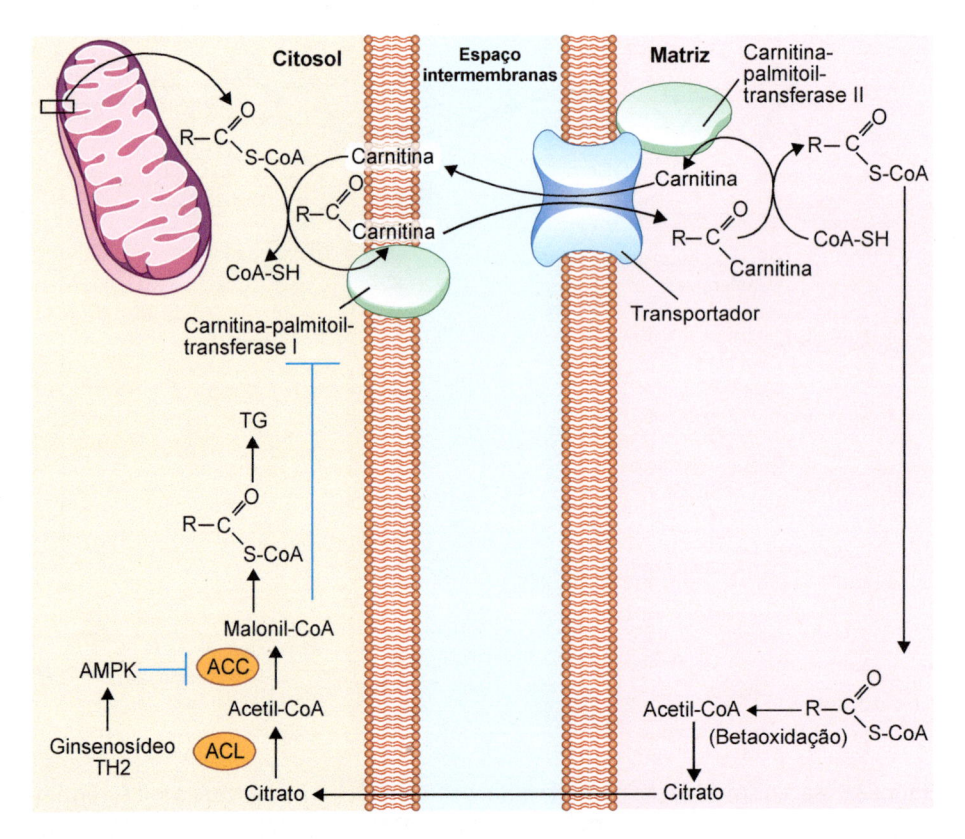

**Figura 2.7** Mecanismo de ação do ginsenosídeo TH2 na ativação da proteína AMPK e consequente impacto no aumento da lipólise pela diminuição das concentrações de malonil-CoA e da inibição do complexo CPT.

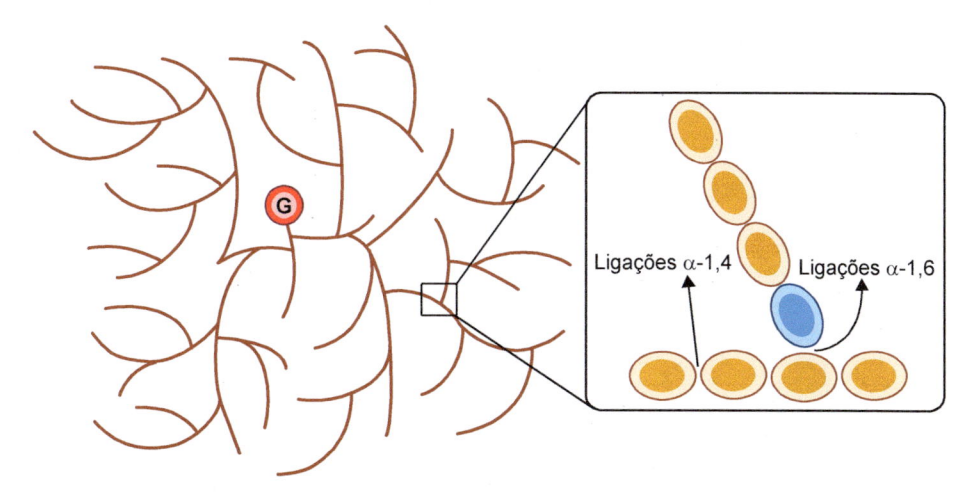

**Figura 6.3** Estrutura do glicogênio. (Adaptada de Nelson e Cox, 2014.)

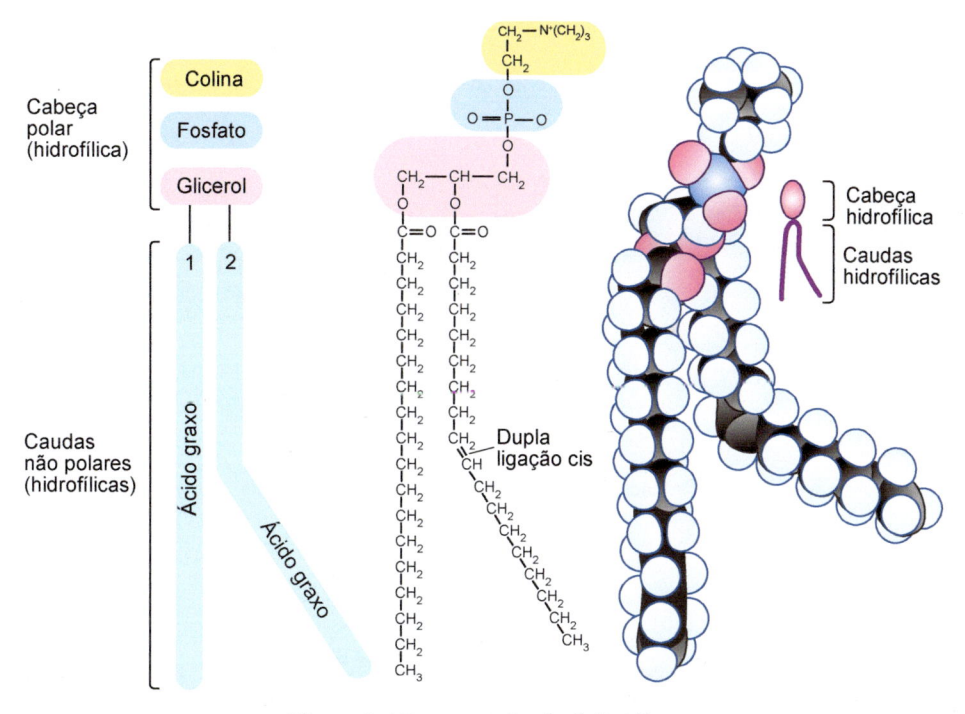

**Figura 8.4** Estrutura dos fosfolipídios.

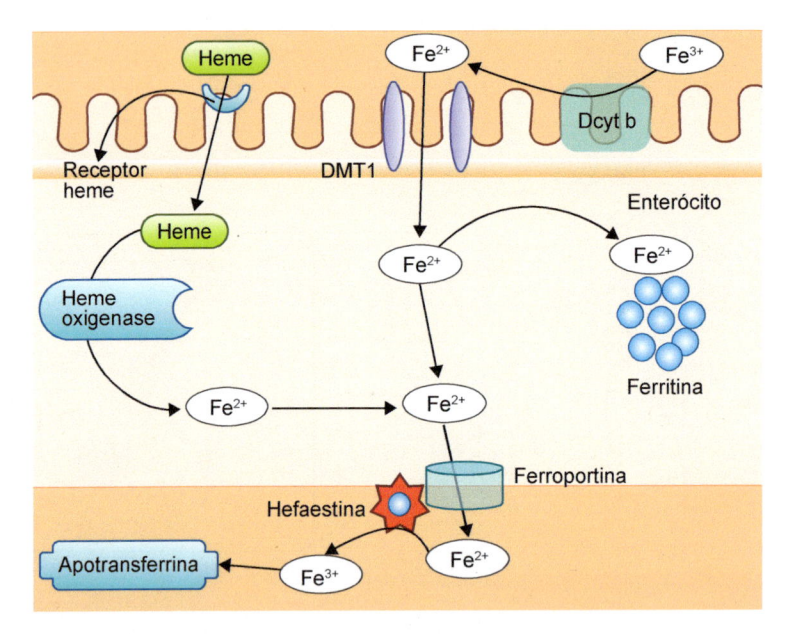

**Figura 9.3** Absorção intestinal de ferro heme e de ferro não heme. Dcyt b: citocromo b duodenal; DMT1: transportador de metal divalente; $Fe^{2+}$: ferro ferroso; $Fe^{3+}$: ferro férrico. (Adaptada de Shills *et al.*, 2006.)

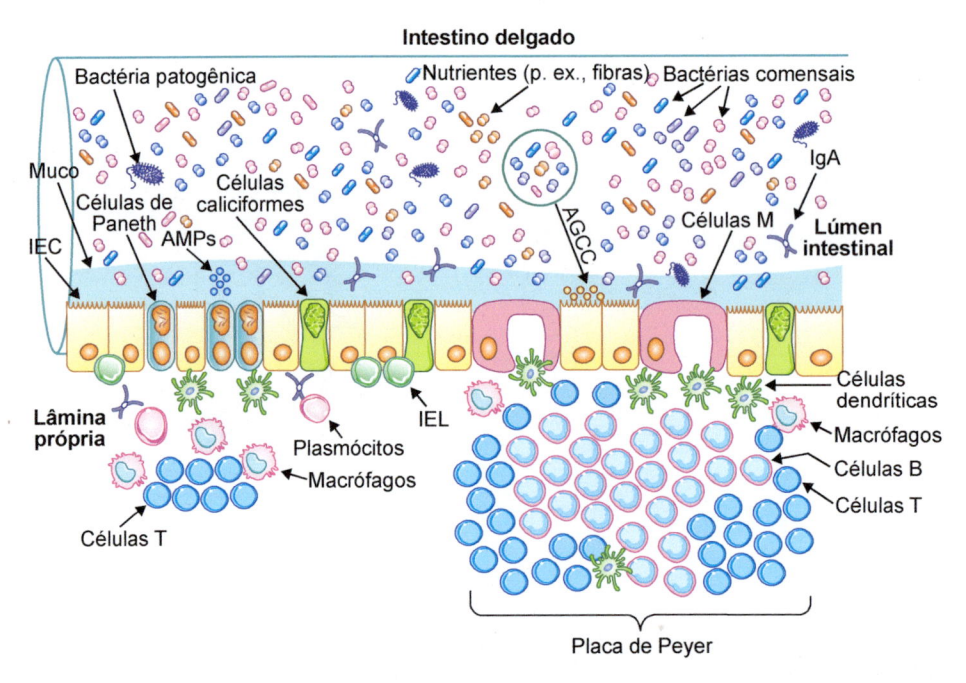

**Figura 11.1** Visão geral do ambiente intestinal colonizado pela microbiota intestinal. No lúmen intestinal localizam-se as bactérias que compõem a microbiota intestinal. Os nutrientes (p. ex., fibras) que não foram absorvidos pelo epitélio intestinal sofrem interação das bactérias intestinais pelo processo de fermentação, em que são produzidos metabólitos, tais como os AGCC (ácidos graxos de cadeia curta). Na lâmina própria concentram-se as células imunológicas do GALT (tecido linfoide associado ao trato intestinal). AMPs: peptídios antimicrobianos; IEC: célula epitelial intestinal; IEL: linfócito intraepitelial.

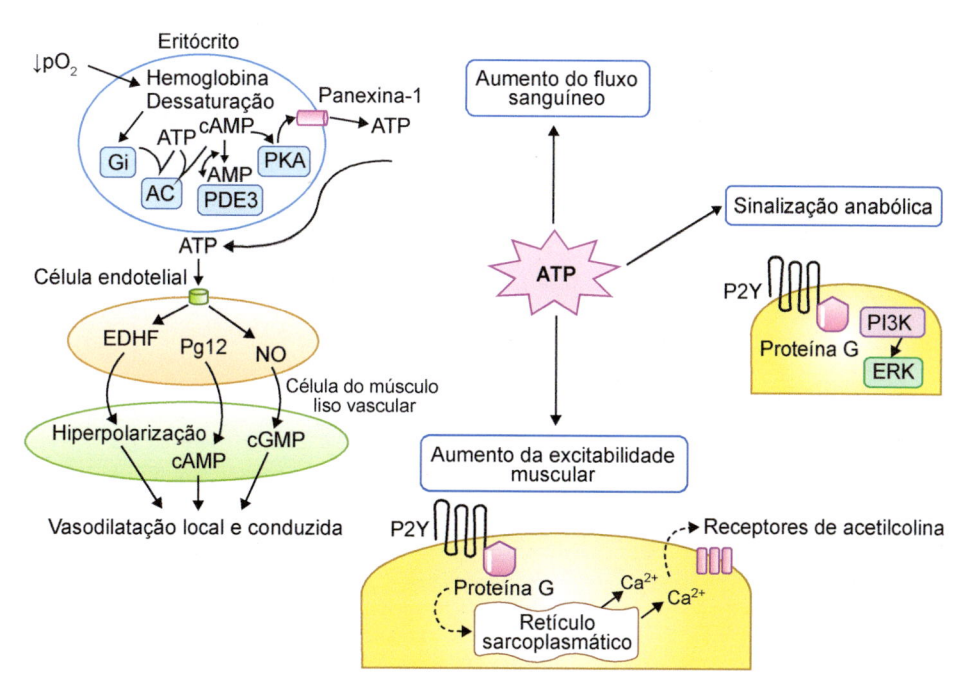

**Figura 12.1** Possíveis mecanismos envolvidos no aumento do desempenho muscular pela suplementação oral de ATP. Esses efeitos incluem, mas não estão restritos a, aumento na vasodilatação e aumento no fluxo sanguíneo muscular; aumento na excitabilidade muscular; aumento na sinalização anabólica.

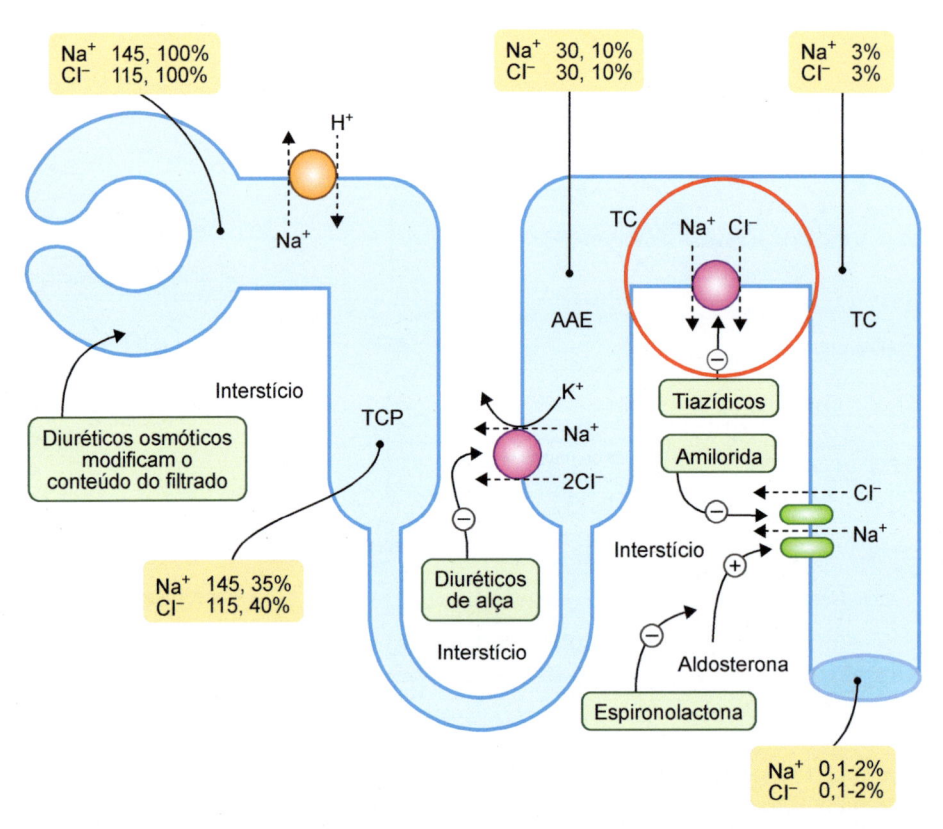

**Figura 13.1** Esquema mostrando a absorção de sódio e cloreto no néfron e os principais locais de ação dos fármacos. Os números dos quadros indicam a concentração de íons em milimol por litro de filtrado e a porcentagem de íons filtrados restantes no líquido tubular nos locais especificados. (Adaptada de Silva *et al.*, 2015.)

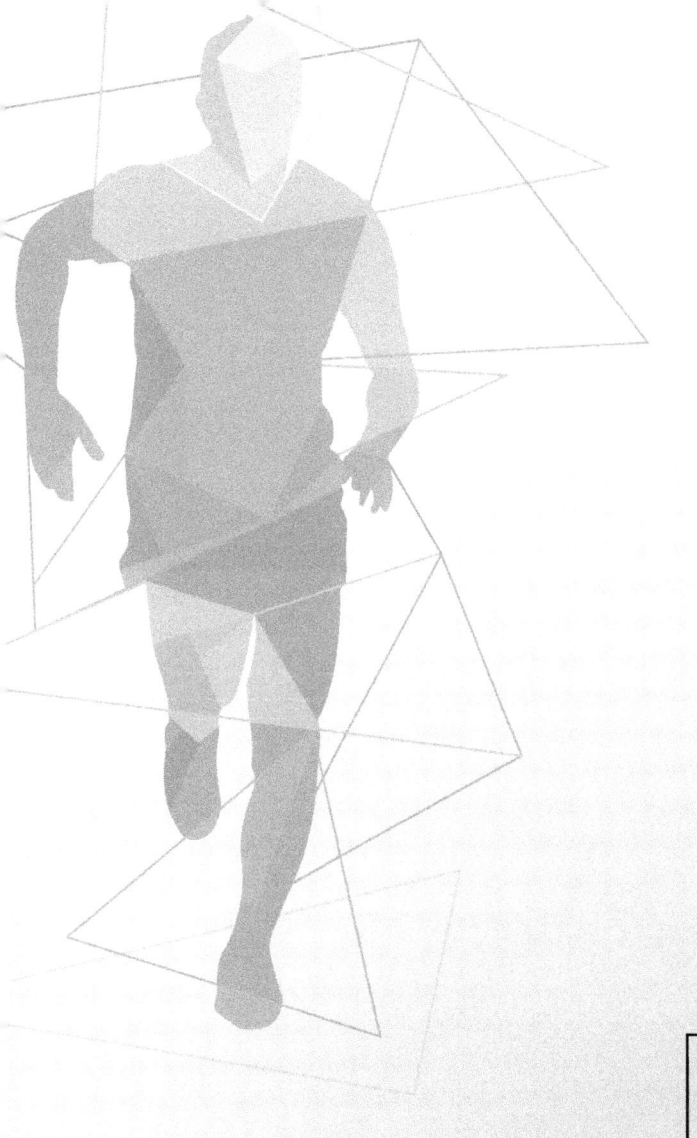

## PARTE 1

# Suplementação e Regulação Metabólica

# Capítulo 1

# Bioenergética

André dos Santos Costa e Jakeline Francelino

## INTRODUÇÃO

A atividade física causa mudanças na natureza química das células musculares, resultando na ativação de diferentes vias de sinalização que informarão
ao sistema nervoso central que houve alteração na homeostase. O conceito
de homeostase, difundido por Walter Bradford Cannon (1929), derivou do
princípio do meio interno descrito por Claude Bernard em 1911, em que os
elementos que interagem diretamente com a célula (sangue e demais fluidos)
devem ser preservados em patamares que garantam as funções da célula e
não sejam modificados pelo ambiente externo. Assim, a bioenergética assume papel relevante na conservação do equilíbrio do meio interno, ou seja,
na manutenção da homeostase, pois se refere ao estudo dos vários processos
químicos que tornam possível a continuidade das funções celulares do ponto
de vista energético.

Quando se realiza qualquer tipo de atividade física, a demanda energética
é elevada, promovendo alteração na homeostase celular. Tal fato se deve à necessidade de manutenção da atividade das pontes cruzadas de miosina-actina,
como também da bomba de sódio-potássio através do sarcolema e dos túbulos
T, e da liberação e reabsorção de cálcio pelo retículo sarcoplasmático, processos dependentes de energia de forma imediata fornecida pelo adenosina
trifosfato (ATP).

O ATP é a principal molécula orgânica responsável pela energia química
celular, cuja hidrólise, catalisada pela enzima ATPase, promove grande liberação de energia livre e tem como produtos finais adenosina difosfato (ADP) e
fosfato inorgânico ($P_i$) (Figura 1.1). Como as concentrações intramusculares

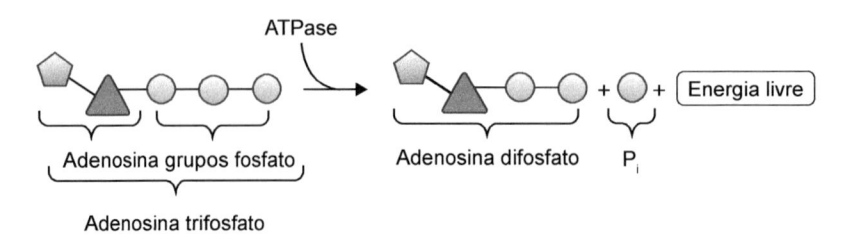

**Figura 1.1** Liberação de energia livre a partir da molécula de adenosina trifosfato (ATP). $P_i$: fosfato inorgânico.

de ATP são limitadas em uma célula muscular (aproximadamente 5 a 6 mmol/kg de músculo úmido), com o aumento da demanda energética, há a necessidade de ressíntese constante do seu conteúdo para possibilitar que as funções celulares ocorram de maneira adequada. Assim, outras vias metabólicas devem ser ativadas para manter a taxa de ressíntese de ATP adequada à exigência energética advinda da contração muscular.

A energia livre para contração muscular depende da quantidade de ATP e da oxidação de outros substratos que podem estar estocados ou não no organismo. Desse modo, a literatura vem discutindo diferentes estratégias nutricionais para que a ressíntese de ATP ocorra de maneira satisfatória à demanda energética imposta pela atividade física. O entendimento dos mecanismos responsáveis pela ressíntese de ATP celular poderá auxiliar na compreensão das diversas propostas de ingestão de moléculas orgânicas para potencializar a manutenção da prática de atividade física e/ou de energia livre para que os processos adaptativos advindos da sinalização pela contração muscular sejam eficazes.

Os processos responsáveis pela ressíntese da molécula de ATP são profundamente influenciados pela intensidade e duração do esforço físico, quando comparado à situação de repouso. Outro ponto importante se refere à oferta de substratos como a fosforilcreatina (PCr), o glicogênio muscular, a glicose sanguínea, o lactato e os ácidos graxos livres (AGL) provenientes tanto dos estoques de triacilglicerol (TAG) intramuscular como do tecido adiposo. Tais substratos são fundamentais para o metabolismo celular à medida que participam de processos específicos para a ressíntese de ATP (Figura 1.2). O organismo humano dispõe de três sistemas energéticos que respondem à demanda de energia (imediato ou fosfagênico, glicolítico e oxidativo) que serão abordados a seguir.

## SISTEMA IMEDIATO OU FOSFAGÊNICO

O início de qualquer atividade física bem como a manutenção de exercícios físicos de alta intensidade e curta duração estão vinculados diretamente à oferta de energia livre na mesma proporção de sua utilização pelo músculo ativo.

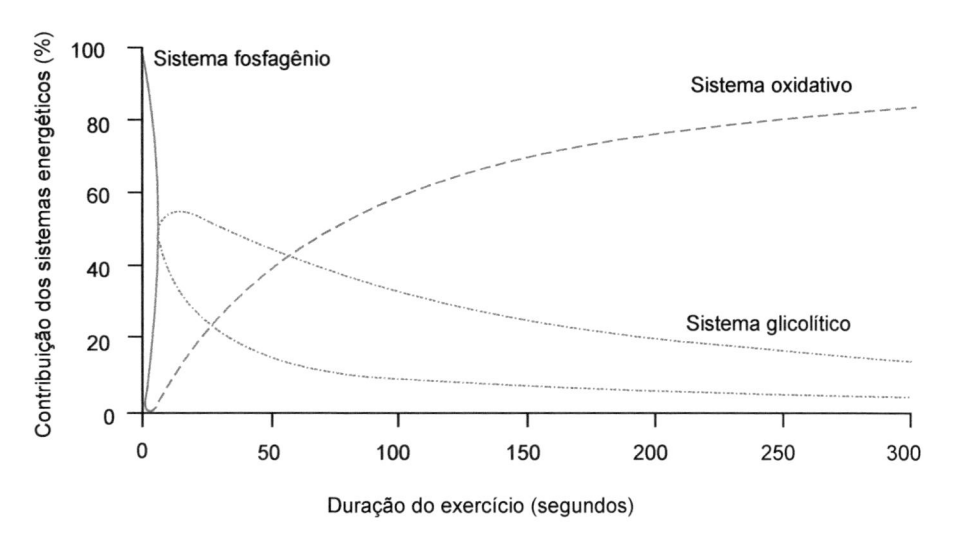

**Figura 1.2** Predominância dos sistemas energéticos durante o exercício físico. (Adaptada de Gastin, 2001.)

Para tal, moléculas denominadas fosfatos de alta energia, como o ATP e a PCr, como também a degradação do glicogênio muscular e da glicose a lactato, são vias preferenciais para produção de energia. Esses processos ocorrem independentemente da presença de oxigênio (denominados sistemas anaeróbios) e sua maior contribuição predomina nas fases iniciais do esforço ou quando há necessidade imediata de energia ao longo do exercício.

Como visto anteriormente, o conteúdo intramuscular de ATP não é suficiente para suprir altas demandas energéticas impostas por exercícios físicos de alta intensidade e curta duração, sendo necessária a ativação de vias metabólicas que possam rapidamente reestabelecer tal capacidade. Assim, a ressíntese de ATP ocorre por meio da energia liberada pela degradação da molécula de PCr em $P_i$ e creatina livre (Figura 1.3), reação catalisada pela enzima creatinoquinase (CK) e sem a necessidade de oxigênio ($O_2$). A mobilização de fosfagênios é o processo mais simples para a ressíntese de ATP.

A creatina (ácido alfametilguanidinoacético) é essencial para a biossíntese de PCr na mitocôndria, em reação catalisada pela enzima CK e com utilização de energia proveniente de uma molécula de ATP. A enzima CK está presente em locais de utilização de ATP em todo nosso organismo, exibindo importante interação entre CK e os locais de utilização e ressíntese de ATP. Desta forma, o ATP gerado pela fosforilação oxidativa da mitocôndria é facilmente utilizado pela CK mitocondrial para a ressíntese de PCr, preferencialmente, do que o ATP citosólico. O ATP obtido pela refosforilação do ADP no citosol, via PCr, é prontamente catalisado pela enzima ATPase miofibrilar quando comparado ao ATP gerado em outros sítios celulares (Figura 1.4).

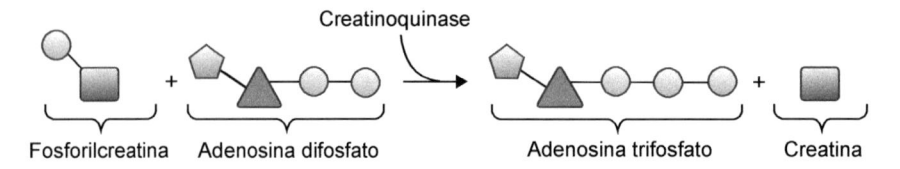

**Figura 1.3** Ressíntese de adenosina trifosfato pela PCr (via de fosfagênio).

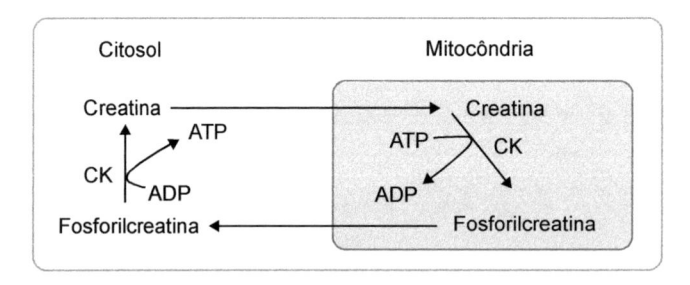

**Figura 1.4** Biossíntese de fosforilcreatina.

Entretanto, as concentrações celulares de PCr possibilitam a predominância deste sistema por poucos segundos, culminando no aumento das concentrações intracelulares de ADP e $P_i$, que também podem interferir na manutenção da intensidade e duração do esforço. A concentração de ATP intramuscular é reduzida, aproximadamente, entre 30 e 50% após o exercício máximo, enquanto a concentração de PCr pode ser completamente exaurida após essa atividade (Figura 1.5).

Em termos práticos, durante um *sprint* até a exaustão, as concentrações de ATP mantêm-se relativamente estáveis até os 10 segundos, notando-se diminuição acentuada da concentração quando a depleção de PCr atinge 75 a 85% dos valores de repouso. Cabe ressaltar que, mesmo em condições extremas de exercício físico, não é observada depleção total do ATP, embora possa-se atingir diminuições de 30 a 40% em suas concentrações musculares enquanto é possível verificar depleção quase completa das reservas de PCr no final de um *sprint* (como ilustrado na Figura 1.5).

Outro meio pouco discutido capaz de promover ressíntese de ATP em condições extremas é a via da mioquinase (Hancock *et al.*, 2006) na qual, catalisada pela enzima adenilatoquinase, uma molécula de ADP é fosforilada por outra molécula de ADP, resultando em ATP e uma molécula de adenosina monofosfato (AMP) (*reação 1*). A enzima adenilatoquinase promove reação reversível e sua direção depende da razão ATP/ADP. Já o AMP, via enzima AMP desaminase (AMPD) pode ser utilizado para produzir monofosfato de inosina (IMP) e amônia ($NH_3$) (*reação 2*).

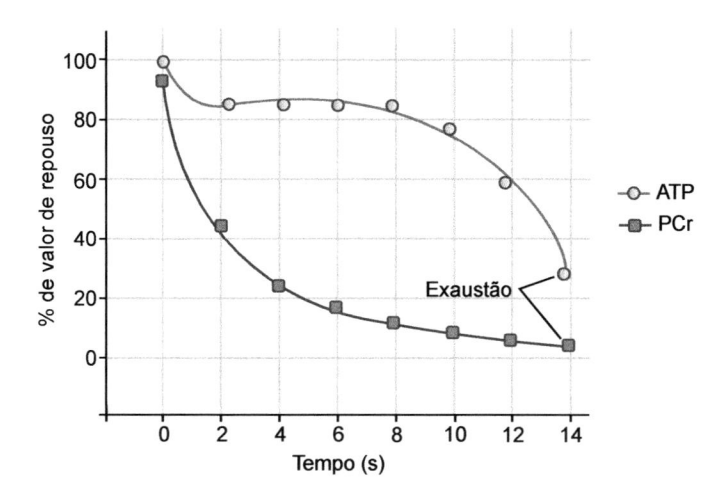

**Figura 1.5** Conteúdo de adenosina trifosfato (ATP) e fosforilcreatina (PCr) de acordo com duração do exercício físico.

Reação 1: ADP + ADP → ATP + AMP (→ catálise via enzima adenilatoquinase)

Reação 2: AMP + H2O → IMP + NH$_3$ (→ catálise via enzima AMP desaminase)

Com o prolongamento do exercício físico nas condições citadas, observa-se maior fluxo de substratos pelas vias glicolítica e glicogenolítica, que passam a responder pela necessidade energética nestas condições (Tabela 1.1).

## SISTEMA GLICOLÍTICO

Como disposto anteriormente, as vias fosfagênica e glicolítica são ativadas simultaneamente com o início do exercício, alcançando, contudo, seus picos em momentos diferentes quando mantida a intensidade do exercício. O momento de maior ressíntese de ATP por ambas as vias em atividades máximas ou

**Tabela 1.1** Taxas de ressíntese de adenosina trifosfato (ATP) pela fosforilcreatina (PCr) e glicólise durante contração máxima no músculo esquelético.

| Duração do estímulo (segundos) | Ressíntese de ATP (mmol · s$^{-1}$ · kg$^{-1}$ dm) | |
| --- | --- | --- |
| | PCr | Glicólise |
| 0 a 1,3 | 9,0 | 2,0 |
| 0 a 2,6 | 7,5 | 4,3 |
| 0 a 5 | 5,3 | 4,4 |
| 0 a 10 | 4,2 | 4,5 |
| 10 a 20 | 2,2 | 4,5 |
| 20 a 30 | 0,2 | 2,1 |

Adaptada de Greenhaff, 1995.

próximas do máximo se dá por volta dos 5 segundos iniciais de exercício, e aos 20 segundos de esforço, os estoques de PCr já se encontram bastante reduzidos, proporcionando diminuição da taxa de ressíntese de ATP por esta via com o prolongamento do exercício, caso não ocorra a predominância da via glicolítica.

A via glicolítica tem como substrato a molécula de glicose e, comparada à via fosfagênica, também é rápida na ressíntese de ATP, apesar da quantidade maior de reações enzimáticas (Figura 1.6). A glicose ou a glicose-1-fosfato (derivada do glicogênio), ao ser degradada enzimaticamente em duas molécu-las de piruvato, promove a ressíntese de duas moléculas de ATP.

As concentrações iniciais de glicogênio muscular são influenciadas sobre-maneira pela dieta e podem ser reduzidas em 50 a 60%, dependendo das ca-racterísticas da atividade física proposta, principalmente por sua intensidade e duração. Com a predominância do sistema glicolítico e, desse modo, maior consumo de glicose para a ressíntese de ATP, temos o acúmulo muscular e san-guíneo de lactato e íons $H^+$, processo também denominado sistema anaeróbio láctico. Os metabólitos produzidos por esta via durante a demanda energética em exercícios físicos de alta intensidade impõem limitação na capacidade de ressíntese de ATP, embora seja superior comparada à via fosfagênica.

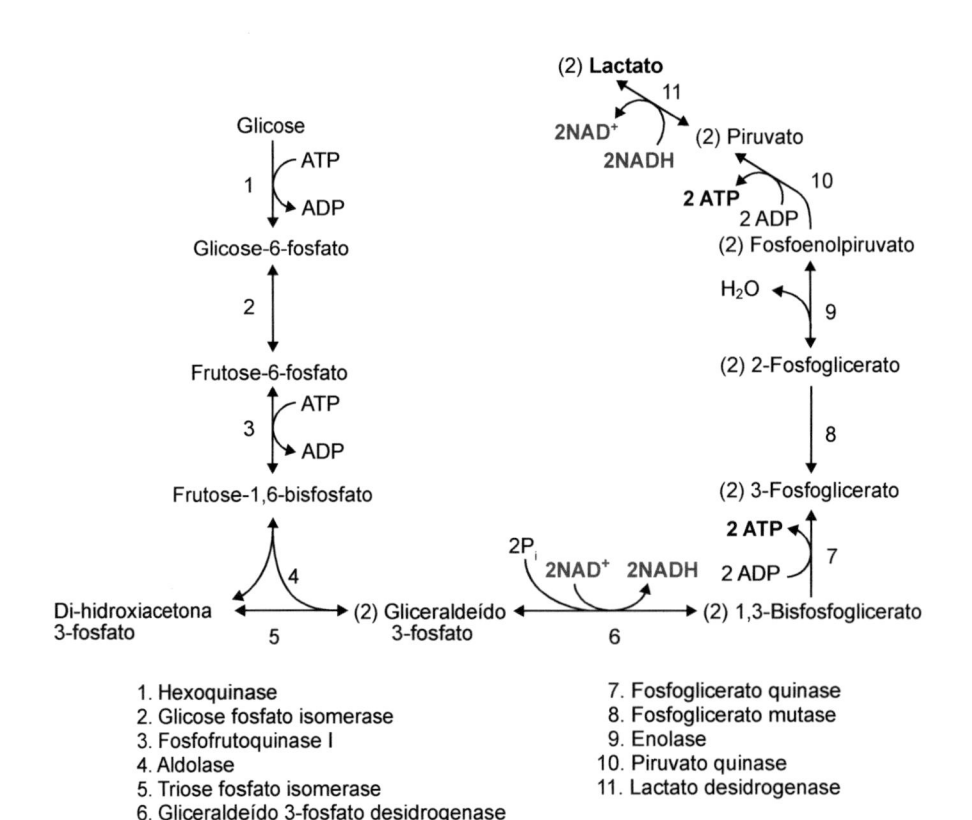

1. Hexoquinase
2. Glicose fosfato isomerase
3. Fosfofrutoquinase I
4. Aldolase
5. Triose fosfato isomerase
6. Gliceraldeído 3-fosfato desidrogenase

7. Fosfoglicerato quinase
8. Fosfoglicerato mutase
9. Enolase
10. Piruvato quinase
11. Lactato desidrogenase

**Figura 1.6** Via glicolítica.

## SISTEMA OXIDATIVO

Em atividades físicas leves e moderadas, a ressíntese de ATP resulta, predominantemente, da via oxidativa. O sistema oxidativo depende de oxigênio e da interação, nas mitocôndrias, do ciclo do ácido tricarboxílico (ciclo de Krebs) e da cadeia transportadora de elétrons. Seus principais substratos são o ácido pirúvico, a acetilcoenzima A (acetil-CoA) e os íons $H^+$.

O ácido pirúvico, produto da via glicolítica, na matriz mitocondrial pode gerar oxaloacetato (ação da enzima piruvato carboxilase) ou acetil-CoA (ação da enzima piruvato desidrogenase), intermediários importantes do ciclo de Krebs. Ambos devem estar presentes em concentrações equivalentes para que as reações catalisadas pela enzima citrato sintase possam ser realizadas e gerar citrato, primeiro intermediário do ciclo de Krebs (Figura 1.7).

Interessantemente, oxaloacetato e acetil-CoA, além de serem sintetizados pelo ácido pirúvico, podem ser produzidos por lactato, glicerol e aminoácidos glicogênicos, e por ácidos graxos e aminoácidos cetogênicos, respectivamente. Os aminoácidos, provenientes das proteínas, são constituídos de átomos de C, H, O (semelhante à glicose e aos ácidos graxos) e o nitrogênio que, ao ser clivado por desaminação (processo apresentado no Capítulo 7, *Suplementos de Proteínas e Aminoácidos*), possibilita à cadeia carbônica remanescente, denominada alfacetoácido, contribuir como substrato energético, ou seja, intermediário anaplerótico do ciclo de Krebs (Figura 1.8).

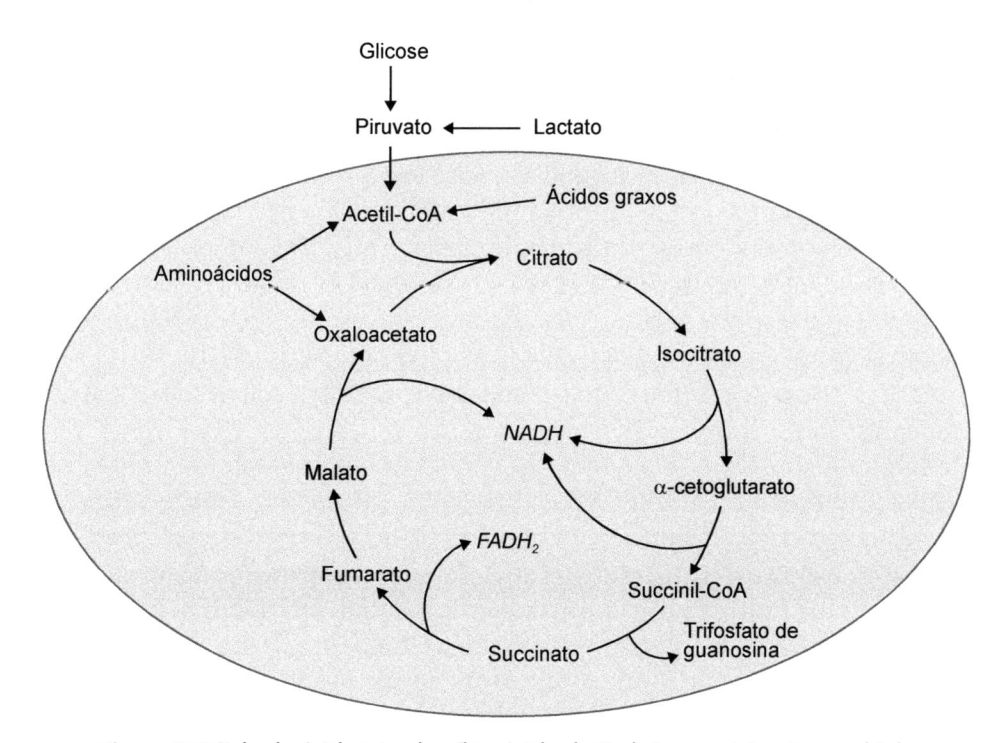

**Figura 1.7** Ciclo do ácido tricarboxílico (ciclo de Krebs) na matriz mitocondrial.

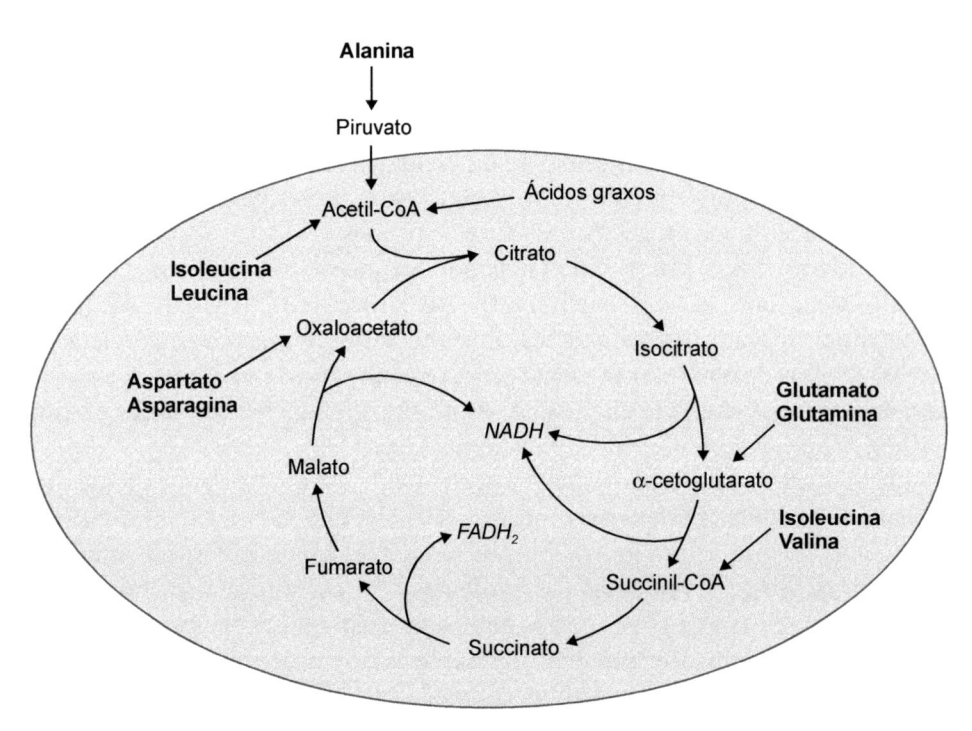

**Figura 1.8** Vias anapleróticas provenientes de aminoácidos: fornecimento de intermediários do ciclo do ácido tricarboxílico (ciclo de Krebs) a partir de cadeias carbônicas derivadas de aminoácidos glicogênicos e cetogênicos.

As reações do ciclo de Krebs promovem, diretamente, baixa ressíntese de ATP, porém ao longo das ações enzimáticas ocorrem liberações de íons hidrogênio ($H^+$). Na matriz mitocondrial, estes íons $H^+$ são transportados pelas moléculas específicas NAD (nicotinamida adenina dinucleotídio) e FAD (flavina adenina dinucleotídio), formando NADH e $FADH_2$, respectivamente, para a membrana interna das cristas mitocondriais, onde ocorre a cadeia de transporte de elétrons (Figura 1.9). Tal processo promove elevação do gradiente eletroquímico do espaço intermembrana mitocondrial, ativando a enzima ATP sintase e promovendo, assim, maior número de moléculas de ATP ressintetizadas.

Em termos práticos, em condições de privação alimentar, seja proposital ou durante o período de sono (jejum *overnight*), são observadas alterações na atividade das vias metabólicas e nas predominâncias dos substratos energéticos para a manutenção da demanda de ATP. Aproximadamente 12 horas após o consumo de uma refeição, os macronutrientes são absorvidos pelo sistema gastrintestinal, com o organismo atingindo o estado pós-absortivo. Como não há disponibilidade de glicose na circulação êntero-hepática, observa-se oferta de glicose circulante com taxa de cerca de 2 mg/min/kg de peso corporal (aproximadamente, 200 g/24 h). Estas moléculas de glicose são provenientes

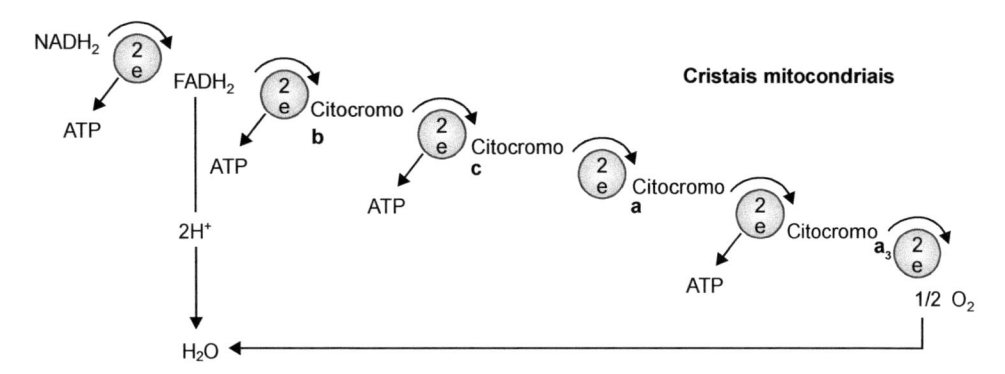

**Figura 1.9** Cadeia de transporte de elétrons.

quase que exclusivamente do fígado, em parte, da degradação do glicogênio e outra parte através da gliconeogênese, sendo esta oferta diretamente relacionada às concentrações iniciais de glicogênio hepático e dos substratos passíveis de produzir glicose. Os substratos envolvidos na gliconeogênese integram o lactato e piruvato, originados das células sanguíneas e dos tecidos periféricos, como também do aminoácido alanina e do glicerol (processo apresentado no Capítulo 6, *Suplementos de Carboidratos*).

Na realização de um determinado exercício físico ou em diferentes condições na prática de modalidades esportivas, as predominâncias dos sistemas energéticos determinam boa parte do sucesso esportivo. O treino de longa duração e esportes de *endurance* aumenta a capacidade muscular de oxidação do piruvato e dos AGL, através do aumento da densidade mitocondrial, da catálise das enzimas oxidativas, dentre outros fatores, como aumento do conteúdo de mioglobina no músculo que eleva o transporte intracelular de $O_2$ até as mitocôndrias.

A Tabela 1.2 resume as principais características dos três sistemas energéticos.

## QUOCIENTE RESPIRATÓRIO OU RAZÃO DE TROCA RESPIRATÓRIA

Como observado nos sistemas energéticos, tanto a glicose como os ácidos graxos assumem papel importante como substratos para a ressíntese de ATP nos sistemas glicolítico e oxidativo, respectivamente. Isto posto, determinar as suas contribuições em repouso e, principalmente, durante o exercício físico torna-se extremamente relevante.

O quociente respiratório (QR), ou razão de troca respiratória (*respiratory exchange ratio* [RER]), obtido por calorimetria indireta, compreende a relação direta entre a produção de dióxido de carbono ($V_{CO_2}$) e o volume de consumo de oxigênio ($V_{O_2}$) e é muito utilizado para avaliar o percentual de contribuição de carboidratos e lipídios como fonte de energia em diferentes condições. Como a mensuração da utilização de substratos depende da relação $V_{CO_2}/V_{O_2}$, é de

**Tabela 1.2** Características principais dos três sistemas energéticos.

|  | Fosfagênio | Glicolítico | Oxidativo |
|---|---|---|---|
| **Tipo de atividade** | Potência | Velocidade | *Endurance* |
| **Duração do esforço** | 0 a 30 s | 30 s a 1 min | > 2 min |
| **Evento esportivo** | *Sprints* <br> Lançamentos <br> Saltos | Corrida de 400 m <br> Nado de 100 m livres | Corridas de 5 a 10 km <br> Maratona |
| **Localização das enzimas** | Citosol | Citosol | Citosol e mitocôndrias |
| **Localização dos substratos** | Citosol | Citosol | Citosol, sangue, fígado e tecido adiposo |
| **Tipo de substrato** | ATP e PCr | Glicose e glicogênio | Glicose; glicogênio muscular e hepático; lipídios musculares, adiposos e sanguíneos; aminoácidos musculares, hepáticos e sanguíneos |
| **Velocidade do processo** | Imediato | Rápido | Lento, mas prolongado |
| **Necessidade de oxigênio** | Não | Não | Sim |

Adaptada de Brooks *et al.*, 2000.

suma importância observar na avaliação do QR durante o exercício físico se o indivíduo está no estado estável, pois hiperventilação, por exemplo, pode alterar a relação $V_{CO_2}/V_{O_2}$ e invalidar a predição da oxidação de substratos a partir do QR.

A determinação da participação destes substratos ocorre devido a quantidade de átomos de carbono (C) e hidrogênio (H) na composição de suas moléculas ser diferente, e da quantidade de oxigênio ($O_2$) utilizado e gás carbônico ($CO_2$) produzido durante a oxidação também ser distinta.

Quando a glicose e/ou o ácido graxo são oxidados, o $O_2$ mitocondrial se liga aos átomos de carbono e hidrogênio provenientes do ácido graxo para formar $CO_2$ e moléculas de água ($H_2O$), respectivamente, produtos finais do ciclo de Krebs. A Tabela 1.3 apresenta exemplos da reação de oxidação de uma molécula de glicose e de ácido graxo.

Com os resultados elucidados anteriormente, podemos inferir que houve predominâncias das oxidações de glicose (QR = 1,0) e de ácidos graxos (QR = 0,70) como substratos energéticos para a ressíntese de ATP em uma dada

**Tabela 1.3** Exemplos da oxidação de uma molécula de glicose e de ácido graxo e seus respectivos quocientes respiratórios (QR).

| Glicose: $C_6H_{12}O_6$ | Ácido palmítico (ácido graxo): $C_{16}H_{32}O_2$ |
|---|---|
| Oxidação: $C_6H_{12}O_6 + 6\,O_2 = 6\,CO_2 + 6\,H_2O$ | Oxidação: $C_{16}H_{32}O_2 + 23\,O_2 = 16\,CO_2 + 16\,H_2O$ |
| QR = $V_{CO_2}/V_{O_2}$ = 6 $CO_2$/6 $O_2$ = **1,0** | QR = $V_{CO_2}/V_{O_2}$ = 16 $CO_2$/23 $O_2$ = **0,70** |

condição. Portanto, é importante salientar que os valores de QR referem-se à predominância e que o metabolismo de carboidratos tende a deslocar-se para lipídios com a prática de exercícios físicos de longa duração assim como, à medida que a intensidade do exercício físico aumenta, o metabolismo de lipídio desvia-se para carboidratos como fonte de energia, conceito denominado de cruzamento. Cabe ressaltar que, ao utilizar-se o QR para mensurar a utilização de substratos energéticos no exercício físico, o papel das proteínas para a ressíntese de ATP é ignorado, uma vez que a sua contribuição como fonte de energia é muito reduzida, comparada à utilização de glicose e ácidos graxos, e não alteraria tais resultados.

## PAPEL DOS MACRONUTRIENTES NA PRODUÇÃO DE ENERGIA

Os macronutrientes são constituídos por carboidratos, lipídios e proteínas, que desempenham função de geradores de energia, além de estarem envolvidos em todo processo de composição celular. Cada macronutriente possui vias metabólicas e absortivas diferentes, tendo como propósito básico promover compostos finais com o objetivo de fornecer energia e funções específicas essenciais para o ser humano. A natureza da dieta proporciona um padrão básico do metabolismo, havendo necessidade de processar os produtos da digestão dos carboidratos, lipídios e proteínas.

## Carboidratos

Durante exercícios submáximos de longa duração, os carboidratos constituem a principal fonte geradora de energia, porém, como o tecido muscular dispõe de quantidades diminutas de glicose, é necessária a degradação do glicogênio com o intuito de aumentar a potencialidade energética. Contudo, sempre que se verifica uma depleção acentuada do glicogênio muscular com a inevitável queda no rendimento nos exercícios submáximos, a fonte energética passa a ser suprida pelos ácidos graxos livres e pelo glicogênio hepático. Assim, a manutenção do rendimento em exercícios físicos com estas características metabólicas está diretamente relacionada com a utilização restrita ao glicogênio muscular das fibras envolvidas na ação motora.

O estoque de glicogênio muscular é suficiente para pouco mais de uma hora de esforço de intensidade moderada, fazendo com que os músculos dependam também da utilização de glicose circulante para manter o processo de contração. Por outro lado, devido à utilização quase exclusiva de glicose para a demanda energética cerebral, torna-se fundamental a manutenção de glicemia, tendo em vista que as concentrações de glicose durante exercícios prolongados podem chegar a 40 a 50 mg/d$\ell$ e, assim, contribuir para instalação do estado de exaustão. Diante deste cenário, a mobilização eficiente dos ácidos graxos dos adipócitos passa a ser um processo adaptativo importante.

O treino de longa duração aumenta a capacidade muscular de oxidação do piruvato e dos AGL pelo aumento da densidade mitocondrial, do aumento da atividade e da concentração das enzimas oxidativas, bem como da distribuição uniforme da musculatura treinada.

De maneira conclusiva, uma ingestão equilibrada de macronutrientes é primordial para melhora e manutenção de desempenho, independentemente da predominância de oxigênio. Isso se justifica pelo fato de a glicose fazer parte dos processos de ressíntese de ATP, tanto anaeróbio como aeróbio, além da facilidade metabólica que a molécula de glicose possui quando comparada às moléculas de ácidos graxos e aminoácidos.

## Lipídios

Os ácidos graxos são a principal fonte de gordura utilizada como substrato energético nas células, estando armazenados como TAG nos músculos e nas células adiposas. Portanto, por estarem mais disponíveis e necessitarem de oxigênio, as gorduras tornam-se o principal substrato a ser utilizado como fonte de energia em atividades aeróbias, uma vez que a geração de ATP a partir de uma molécula de gordura é muito maior do que a energia gerada pela molécula de glicose (106 e 36/38 moléculas de ATP, respectivamente). Essa quantidade representa um rendimento energético considerável, mas, por outro lado, uma molécula de glicose já se encontra em uma forma parcialmente oxidada devido ao seu número relativamente grande de grupos que contêm oxigênio.

Estima-se que aproximadamente 17.500 mmol, 300 mmol e 0,5 mmol de TAG estejam armazenados, respectivamente, no tecido adiposo, músculo esquelético e plasma de um homem adulto magro, sendo a soma destes estoques cerca de 60 vezes maior do que aqueles armazenados na forma de glicogênio. Assim, durante o exercício físico as oxidações dos ácidos graxos proporcionam um tempo mais longo de execução dos movimentos, além de diminuir a depleção do glicogênio.

Durante os exercícios de longa duração é de suma importância que o uso do estoque de TAG e ácidos graxos seja o maior possível, com o intuito de diminuir a quebra de glicogênio muscular e a oxidação de glicose circulante. A teoria que se enquadra de maneira mais válida, explicando esse uso dos lipídios em vez dos carboidratos, é o ciclo de Randle, no qual se assegura que, ao chegar nas mitocôndrias, os ácidos graxos sofrem uma inibição, ocasionada pelo percentual aumentado de malonil-CoA, que representa um derivado do citrato, oriundo do ciclo de Krebs.

De início, esse excesso é relacionado ao processo metabólico aumentado da glicose, cessando a ação da CAT I (carnitina aciltransferase). Tal raciocínio se consolida por meio de trabalhos que exibiram aumento no metabolismo lipídico, em situações de jejum prolongado, ou de depleção de glicogênio muscular, o que momentaneamente, diminuiria a utilização da glicose, reduzindo dessa forma, a inibição ocasionada pelo malonil-CoA.

Com a maior utilização da disponibilidade dos ácidos graxos, existe maior oxidação dos mesmos, decaindo assim, a depleção de glicogênio e o uso da glicose. Os ácidos graxos têm papel importantíssimo na manutenção e melhoria de desempenho da atividade física; devido a isso, uma etapa limitante desta atividade é a lipólise.

Sabe-se que a mobilização e a oxidação de carboidratos e lipídios são influenciadas pela intensidade do exercício físico em indivíduos treinados, sendo observado que, em intensidades que variaram de 25%, 65% e 85% do $V_{O_{2máx}}$, a captação de glicose plasmática e a degradação do glicogênio muscular (glicogenólise) se elevam proporcionalmente à medida que a intensidade do exercício físico aumenta. Interessantemente, a maior degradação do TAG (lipólise) e o aumento de concentração de AGL na circulação são observados em intensidades menores de exercícios físicos enquanto a lipólise do TAG intramuscular aumenta em detrimento ao incremento de carga ou maior intensidade do esforço físico.

## Proteínas

O papel das proteínas para a demanda energética no exercício físico é secundário nos esforços aeróbios, chegando a colaborar com cerca de 5%, durante todo o exercício (ver Capítulo 7, *Suplementos de Proteínas e Aminoácidos*). Tal aporte pode se elevar à medida que diminuem os estoques de glicose/glicogênio, com cerca de 58% das proteínas consumidas podendo contribuir para a síntese de glicose, por exemplo.

Como comentado anteriormente, α-aminoácidos (ou peptídios), moléculas responsáveis pela biossíntese das estruturas proteicas celulares para contribuir com o aporte energético, passam por um processo catabólico denominado desaminação oxidativa, com remoção do grupo α-amino (posteriormente formando ureia) e fornecimento de estrutura formada por átomos de carbono, hidrogênio e oxigênio (esqueleto carbônico ou α-cetoácidos). O tipo de estrutura formada depende das características dos aminoácidos; por exemplo, se forem aminoácidos cetogênicos podem produzir acetoacetato. Por sua vez, aminoácidos glicogênicos, quando catabolizados, podem gerar piruvato, intermediários do ciclo de Krebs, e gerar glicose, via gliconeogênese (ver Capítulo 6, *Suplementos de Carboidratos*). Após o processo de desaminação oxidativa, estes compostos podem ser distribuídos para tecidos periféricos com a finalidade de ingressarem no ciclo de Krebs, produzindo ATP.

Estudos ressaltam a importância dos aminoácidos ramificados, em situações em que as vias metabólicas provenientes das proteínas, como, por exemplo, o ciclo alanina-glicose, possuem função atuante, salientando o papel regulatório das proteínas durante o dispêndio energético, principalmente em casos em que o consumo de carboidratos e lipídios se encontra desproporcional quando comparados ao exercício praticado.

As proteínas, apesar de não desempenharem papel prioritário na demanda energética, estão relacionadas diretamente com a função estrutural e regulatória, podendo, em algumas situações, participar do metabolismo aeróbio, de forma secundária. Nesse caso, as proteínas têm papel significativo quanto a regulação e manutenção de sistemas, principalmente durante o exercício físico. Entretanto, as proteínas possuem diversas outras funções específicas (estrutural, hormonal e enzimática), além de atuarem diretamente na regulação e no controle metabólico, com ênfase na manutenção da homeostase corporal.

Como vimos, para a manutenção de concentrações adequadas de ATP para atender à demanda energética em esforços físicos nossas células dispõem de diferentes vias metabólicas. A escolha do substrato energético durante o exercício apresenta um controle muito complexo composto por fatores que podem variar dependendo da dieta, intensidade, duração do exercício e nível de aptidão do indivíduo.

## BIBLIOGRAFIA

Brooks GA, Fahey TD, White TP *et al.* Exercise physiology: human bioenergetics and its applications. 3. ed. New York: Macmillan Publishing Company; 2000.

Gastin PB. Energy system interaction and relative contribution during maximal exercise. Sports Med. 2001; 31(10):725-41.

Greenhaff PL. Creatine and its application as an ergogenic aid. Int J Sport Nutr. 1995; 5(Suppl):100-10.

Hancock CR, Brault JJ, Terjung RL. Protecting the cellular energy state during contractions: role of AMP deaminase. Journal of Physiology and Pharmacology. 2006; 57(Suppl 10):17-29.

Hargreaves M. Skeletal muscle metabolism during exercise in humans. Clinical and Experimental Pharmacology and Physiology. 2000; 27: 225-8.

Hargreaves M, Thompson M. Biochemistry of exercise X. Champaign, Human Kinetics; 1999. p. 19-34.

Harper A. Bioquímica. 7. ed. São Paulo: Atheneu; 1994.

Harvey RA, Ferrier DR. Bioquímica ilustrada. 5. ed. Porto Alegre; 2012.

Holloszy JO, Kohrt WM, Hansen PA. The regulation of carbohydrate and fat metabolism during and after exercise. Front Biosci. 1998; 3:D1011-27.

Lehninger AL *et al.* Princípios da bioquímica. 2. ed. São Paulo: Savier; 2000.

Maughan R, Gleeson M, Greenhaff PL. Bioquímica do exercício e do treinamento. São Paulo: Manole; 2000.

Newsholme EA, Leech AR. Biochemistry for the medical sciences. New York: John Wiley & Sons; 1988.

Romijn JA, Coyle EF, Sidossis LS *et al.* Regulation of endogenous fat and carbohydrate metabolism in relation to exercise intensity and duration. Am J Physiol. 1993; 265:E380-E391.

Stryer L. Bioquímica. Rio de Janeiro: Guanabara Koogan; 1993.

# Capítulo 2

# Suplementos Lipolíticos

Rodolfo Gonzalez Camargo, Daniela Caetano Gonçalves e Marília Cerqueira Leite Seelaender

## INTRODUÇÃO

Hoje em dia, o apelo da mídia aliado a um aumento expressivo no número de obesos tem levado um contingente enorme de pessoas a buscar procedimentos eficazes de redução da gordura corporal, por meio de dieta balanceada, prática regular de exercícios físicos e, muitas vezes, utilização de medicamentos e suplementos que possam contribuir nesse processo. Há um número grande de suplementos que prometem potencializar a redução do percentual de gordura corporal, por modular positivamente vias de sinalização que culminam na liberação de ácidos graxos do tecido adiposo, processo este conhecido como lipólise, ou por modular negativamente as vias de sinalização de síntese de triacilgliceróis (TG), ou seja, a lipogênese.

O tecido adiposo armazena gordura na forma de TG e representa a maior reserva de energia nos seres humanos. Em situações de balanço energético positivo devido a um excesso no consumo de energia, lipídios presentes na dieta são absorvidos por células do tecido adiposo, esterificados em TG e armazenados em gotículas lipídicas citosólicas. Em condições em que a demanda por energia é maior do que a oferta, ou seja, o balanço energético é negativo, como o jejum ou o exercício, a mobilização de energia endógena se faz necessária, e assim, o processo de lipólise é ativado e os TG armazenados no tecido adiposo são hidrolisados, liberados para a circulação na forma de ácidos graxos livres (AGL) e enviados a tecidos periféricos, onde podem servir como substrato para a betaoxidação e consequente produção de adenosina trifosfato (ATP) para suprir a demanda energética. Um indivíduo saudável adulto do sexo masculino tem, em média, 140.000 quilocalorias estocadas na forma de gordura corporal.

A procura por suplementos que tenham a capacidade de modular vias de sinalização do tecido adiposo, bem como maior oxidação muscular, não é exclusividade de pessoas que querem reduzir o peso e a gordura corporal, mas também de atletas e praticantes de atividades físicas regulares, que procuram alternativas para poupar o glicogênio muscular (e assim, prolongar o tempo para a fadiga) e aumentar o percentual de queima de gordura para fornecimento de energia durante a prática de exercícios físicos. Carboidratos e gorduras são oxidados durante a prática de atividades físicas e particularidades de sua disponibilidade e oxidação influenciam vários aspectos do exercício como a intensidade e a duração. A demanda elevada de energia pela musculatura esquelética eleva a quantidade oxidada tanto de carboidrato quanto de gordura, porém, quanto maior a demanda de energia em um menor intervalo de tempo, maior a quantidade proporcional de carboidrato a ser utilizada como fonte de energia em comparação à de gordura. Isso se deve ao fato de carboidratos fornecerem energia de maneira mais rápida que gordura, por precisarem de um número menor de enzimas e cofatores para servirem de substrato para a ressíntese do ATP. O estoque de carboidratos nos seres humanos é relativamente pequeno quando comparado à capacidade de estocagem de lipídios, energia praticamente ilimitada.

Diversos suplementos estão disponíveis no mercado com a premissa de modulação de vias de sinalização do tecido adiposo que culminam em lipólise. Entre eles, a cafeína (1,3,7-trimetilxantina), o extrato de *Camellia sinensis* (chá-verde), a *Garcinia cambogia* (ácido hidroxicítrico), a capsaicina, o ginseng e a taurina demonstraram evidências científicas da capacidade da modulação positiva de vias de sinalização do metabolismo de gorduras através da modulação positiva da lipólise. Para que possamos entender o mecanismo de ação de cada um dos suplementos citados, vamos analisar primeiramente em detalhes as vias de sinalização que culminam em lipólise no tecido adiposo.

## LIPÓLISE

Em situações de balanço energético negativo, como exercício e jejum, há um estímulo aumentado à lipólise que resulta em aumento da liberação de ácidos graxos do tecido adiposo. Esta resposta é crucial para fornecer ao organismo um suprimento suficiente de substrato para o metabolismo oxidativo. O processo de lipólise é rigorosamente modulado por fatores hormonais, relacionados com o sistema nervoso e aspectos nutricionais. Os principais hormônios estimuladores da lipólise são as catecolaminas, enquanto a inibição da lipólise é principalmente mediada pela insulina. As catecolaminas, mais especificamente a epinefrina e norepinefrina, são os principais mediadores da sinalização adrenérgica no tecido adiposo via ativação de receptores alfa e beta-adrenérgicos, sendo capazes de estimular e inibir a lipólise, dependendo de sua afinidade relativa pelos diferentes receptores e pela proporção de cada um deles na membrana do adipócito

– célula armazenadora de gordura. Assim, a estimulação da lipólise requer a ativação de receptores beta-adrenérgicos na superfície do adipócito, enquanto os sinais inibitórios são transmitidos pelos receptores alfa-adrenérgicos. Tanto a epinefrina como a norepinefrina podem também ser liberadas por terminações nervosas do tecido adiposo, atuando na regulação nervosa desse processo.

Após estimulação de receptores beta, uma cascata de sinalização intracelular culmina no aumento de monofosfato cíclico de adenosina – AMP cíclico (cAMP) –, molécula sintetizada a partir da quebra do ATP pela enzima adenilciclase. Concentrações aumentadas de AMP cíclico são cruciais à ativação de proteínas quinases como a proteinoquinase A (PKA) que, por sua vez, ativam lipases, enzimas envolvidas na quebra dos TG armazenados no tecido adiposo em AGL. Este processo de clivagem obedece a uma hierarquia, sendo a enzima ATGL (triacilglicerol lipase) a primeira a clivar TG em diacilgliceróis. Estes, por sua vez, sofrem ação da enzima lipase hormônio sensível (HSL), seguida da monoacilglicerol lipase (MGL), liberando três ácidos graxos e uma molécula de glicerol (Figura 2.1).

A insulina é o hormônio com maior potencial de inibição da lipólise em seres humanos (ver Figura 2.1). A cascata de sinalização da insulina envolve a fosforilação de uma série de proteínas, desde o substrato do receptor da insulina (IRS), passando pela ativação de PI3K, conversão de PIP2 em PIP3, posterior ativação da proteína PDK e fosforilação da proteína AKT, que por sua vez ativa a proteína fosfodiesterase 3B, culminando em degradação de AMP cíclico, um mediador fundamental na ativação da lipólise em seres humanos. Além deste mecanismo, Choi *et al.* (2010) mostraram que a insulina também pode influenciar o grau de fosforilação de perilipinas – proteínas envolvidas na acessibilidade de enzimas lipolíticas a triacilgliceróis armazenados no tecido adiposo. Ademais, de forma crônica, a concentração de insulina na circulação determina a proporção entre receptores alfa e beta-adrenérgicos nos adipócitos. Quando há insulina em abundância por períodos prolongados no sangue que chega ao tecido adiposo, a proporção dos receptores favorece a inibição da lipólise. Além dos efeitos inibitórios na via lipolítica, a insulina modula positivamente vias de armazenamento de lipídios. Por esse motivo, o perfil hormonal desempenha um papel fundamental na regulação do processo de lipólise. Insulina e catecolaminas modulam negativa e positivamente as vias de sinalização que culminam em liberação de ácidos graxos do tecido adiposo. Suplementos lipolíticos têm como principal função potencializar ou inibir os efeitos deflagrados por estes hormônios.

## Cafeína

Começaremos o estudo de suplementos lipolíticos pelo ingrediente psicoativo mais consumido no mundo, um alcaloide natural presente em bebidas como chás, cafés, refrigerantes e extratos de noz-de-cola, com nome químico

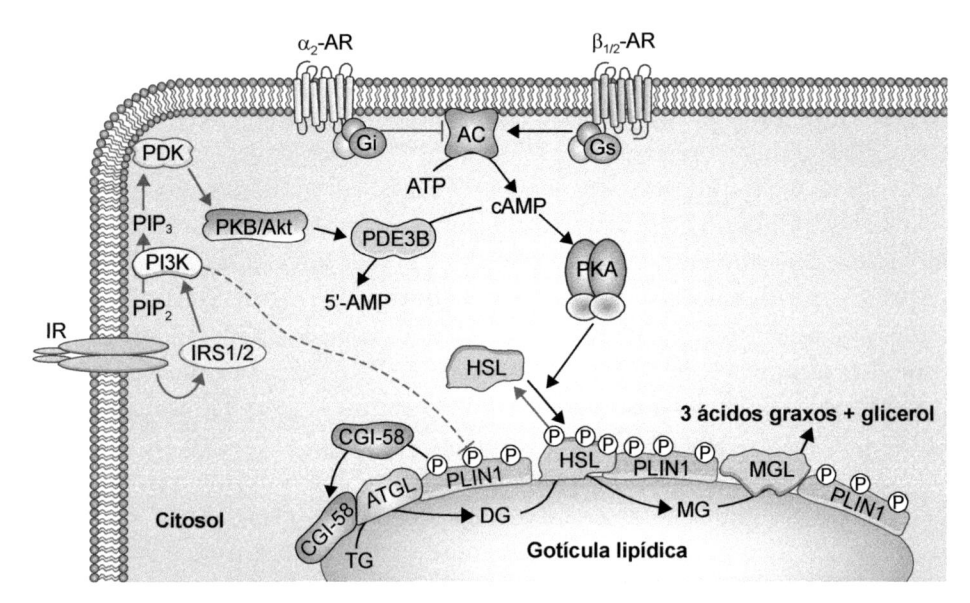

**Figura 2.1** Lipólise. Receptores adrenérgicos são expressos na superfície dos adipócitos. Receptores alfa-2 e beta pertencem à família de receptores acoplados à proteína G, sendo o receptor alfa associado à subunidade inibitória e beta, à excitatória. A subunidade excitatória interage com a proteína adenilciclase (AC) que, por sua vez, cliva adenosina trifosfato (ATP) em monofosfato cíclico de adenosina (cAMP). Portanto, a sinalização beta-adrenérgica induz aumento nas concentrações de cAMP e ativação da proteinoquinase A, que, por sua vez, fosforila perilipinas, e da enzima lipase hormônio sensível (HSL), uma enzima-chave no processo de quebra de triacilgliceróis em ácidos graxos. A ativação de perilipinas induz a estimulação da enzima triacilglicerol lipase (ATGL) pela ativação do gene *CGI-58* e inicia a cascata de clivagem de triacilgliceróis. A estimulação de receptores alfa, a via de sinalização da insulina e a enzima fosfodiesterase 3B atuam inibindo a via de sinalização de lipólise. (Adaptada de Nielsen *et al.*, 2014.) (Esta figura encontra-se reproduzida em cores no Encarte.)

1,3,7-trimetilxantina, popularmente conhecido como cafeína. A dose de cafeína presente em bebidas varia muito: 60 a 150 mg (café), 40 a 60 mg (chá), 40 a 50 mg (bebidas de noz-de-cola) e 80 mg (bebidas energéticas). Cacau e chocolate são também importantes fontes de cafeína (5 a 20 mg/100 g). Sua absorção acontece no sistema gastrintestinal de maneira rápida e extremamente eficiente (99 a 100%), devido à sua natureza lipofílica e à interação com membranas celulares. A metabolização acontece no fígado e resulta em três metabólitos ativos: a paraxantina, a teofilina e a teobromina. A cafeína é detectada na corrente sanguínea de 15 a 45 minutos após o consumo, e o pico de concentração é observado 1 hora após a ingestão. Devido à sua natureza lipofílica, a cafeína atravessa a barreira hematencefálica com facilidade, apresentando ação no sistema nervoso central (SNC). Sua excreção, assim como de seus metabólitos, é realizada pelos rins, apresentando meia-vida de aproximadamente 5 horas. Apenas 1,5% da cafeína ingerida é detectada intacta na urina.

## ▶ Mecanismo de ação

O mecanismo de ação pelo qual a cafeína influencia a via de oxidação de lipídios envolve o antagonismo de receptores da adenosina. Esse antagonismo resulta em inibição da enzima fosfodiesterase, responsável pela clivagem de cAMP a AMP, tendo impacto direto no aumento das concentrações intracelulares de cAMP, um intermediário essencial à cascata de sinalização que culmina em lipólise (Figura 2.2). Além do consumo de cafeína aumentar a concentração de cAMP no tecido adiposo, o sistema nervoso simpático (SNS) é ativado, resultando em aumento da secreção de hormônios e neurotransmissores estimuladores da lipólise como epinefrina e norepinefrina, ocasionando aumento da estimulação de receptores beta-adrenérgicos e, por consequência, liberação de ácidos graxos do tecido adiposo para a circulação periférica. Além de sua ação no SNC e no tecido adiposo, estudos demonstraram o papel da cafeína na modulação da utilização de substratos energéticos durante o exercício, exibindo efeito poupador de glicogênio e estimulando a mobilização e a utilização de ácidos graxos. A cafeína é capaz de modular negativamente o quociente respiratório (QR), parâmetro utilizado para verificar a proporção de carboidratos e gorduras oxidados em uma determinada unidade de tempo, sinalizando aumento na oxidação de gorduras 2 horas após ingestão, além de promover uma resposta termogênica. A produção de calor constitui um processo de alta demanda energética, podendo ser estimulado ou apenas resultar

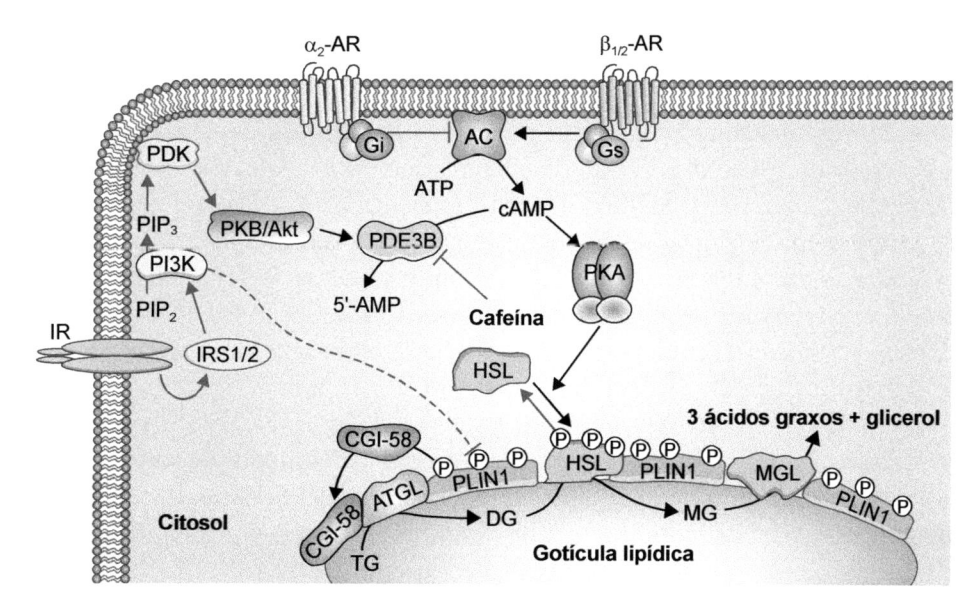

**Figura 2.2** Mecanismo de ação da cafeína na via de sinalização de lipólise no tecido adiposo. A inibição da enzima fosfodiesterase 3 (PDE3B) resulta em aumento de AMP cíclico e consequente estímulo a lipólise. (Adaptada de Nielsen *et al.*, 2014.) (Esta figura encontra-se reproduzida em cores no Encarte.)

do aumento dos processos metabólicos no organismo. O aumento do gasto energético subsequente à ingestão de cafeína permanece elevado por horas após o consumo. Além disso, em experimentos com adipócitos diferenciados em cultura de células, a cafeína foi capaz de suprimir a diferenciação de adipócitos e modular negativamente a expressão de fatores de transcrição como C/EBPalpha e PPAR-gama, que regulam positivamente a adipogênese, revelando um papel da cafeína não somente no estímulo à lipólise, mas também na inibição da adipogênese.

### ▶ Dose e efeitos adversos

A dose de cafeína para que tais efeitos sejam pronunciados em seres humanos varia na faixa de 3 a 6 mg/kg de peso corporal, não sendo observada potencialização do aumento do desempenho em doses acima de 9 mg/kg de peso corporal. Os efeitos adversos da cafeína incluem sintomas clínicos como irritabilidade, insônia, taquicardia, arritmias, taquipneia, hiperestimulação do SNC, distúrbios gastrintestinais e diurese. A dose letal de cafeína é estimada em 10 g em indivíduos adultos saudáveis, o que daria em torno de 140 mg/kg de peso, bem acima da dose usual. Homens e mulheres respondem de maneira diferente à suplementação de cafeína, conforme demonstrado por Suvi *et al.* (2017); a redução da percepção da fadiga foi significativa em homens, mas não em mulheres. De um modo geral, os resultados de estudos envolvendo suplementação de cafeína e desempenho físico indicam um efeito combinado nos sistemas central e periférico, além da modulação positiva da lipólise.

## Extrato de *Camellia sinensis*/chá-verde

Nos últimos anos, o chá-verde ganhou destaque no Brasil devido à promessa de contribuir com o processo de emagrecimento. De fato, um estudo epidemiológico com 1.210 adultos mostrou que aqueles que bebiam chá-verde frequentemente por mais de 10 anos apresentaram redução média de 19,6% na gordura corporal e de 2,1% na relação cintura-quadril em comparação aos que não consumiam habitualmente o chá, revelando que o seu consumo e a oxidação de gorduras pode ser acumulativo com o tempo. O chá-verde é feito de folhas de *Camellia sinensis* que passaram por mínima oxidação durante o processamento. Polifenóis como flavonoides, flavonas e catequinas são os principais constituintes desse chá, sendo a epigalocatequina-3-galato (EGCG) a catequina mais abundante e considerada seu ingrediente mais ativo. Outras substâncias ativas incluem quercetina, tearubinas, teaninas, teaflavinas, metilxantinas e outros compostos fenólicos, sendo as catequinas do chá-verde apontadas como os principais responsáveis na modulação do processo de lipólise.

A absorção intestinal (biodisponibilidade) de catequinas do chá-verde é baixa, em torno de 1,68% em humanos. Este baixo valor é devido à estrutura física das catequinas (polifenóis hidroxilados). A absorção acontece pela difusão passiva (entre células intestinais) em vez de via transportador. A absorção de catequinas aumenta com o estômago vazio tanto para a epigalocatequina pura quanto para o extrato de chá-verde descafeínado, contendo múltiplas catequinas. As concentraçõees séricas máximas de catequinas de chá-verde tendem a ser alcançadas cerca de 2 horas após o consumo oral, embora possam ser detectadas mais cedo (1 hora), se consumidas em jejum.

## ▶ Mecanismo de ação

O mecanismo de ação pelo qual a principal substância presente no chá-verde (epigalocatequina-3-galato) atua na modulação da via de oxidação de lipídios é tanto atuando positivamente na atividade da proteína AMPKα e promovendo fosforilação da proteína acetil-CoA carboxilase quanto inibindo a enzima catecol-O-metiltransferase (Figura 2.3), responsável pela degradação de catecolaminas. A suplementação de EGCG aumenta a oxidação de gorduras pela regulação positiva de AMPKα no fígado e no músculo. Além disso, catequinas do chá-verde regulam positivamente a via clássica de sinalização de lipólise dependente de PKA, aumentando a fosforilação da enzima HSL. Estudos com animais de laboratório revelaram que a ingestão oral de catequinas do chá-verde por um período superior a 1 mês reduziu significativamente o acúmulo de gordura visceral e de gordura no fígado, induzidos por uma dieta hiperlipídica. O mecanismo responsável envolve a inibição da fosforilação do inibidor da via do NF-κB, diminuindo assim a ativação da via, o que por sua vez reduz a inibição da via dos PPAR, resultando em aumento na expressão de enzimas envolvidas no metabolismo lipídico como a acil-CoA oxidase e acil-CoA desidrogenase de cadeia média, e consequente aumento da betaoxidação, além de aumento na expressão de CPT1, UCP2, lipase hormônio sensível e ATGL, moléculas envolvidas no processo de lipólise. Além disso, em estudos com cultura de adipócitos em estágios prévios ou tardios de diferenciação cellular, a adição de EGCG ao meio reduziu significativamente a acumulação de gordura.

## ▶ Dose e efeitos adversos

A maioria das doses recomendadas de chá-verde é normalizada à referência da EGCG. Embora a quantidade de EGCG-equivalente varie de uma preparação de chá para outra, dependendo de muitos fatores (tipos de chá, tempo de imersão, tempo de oxidação), uma xícara de extrato *Camellia sinensis* contém aproximadamente 50 mg de EGCG. Os benefícios das catequinas do chá-verde na oxidação de lipídios e as vias de queima de gordura são dose-dependentes, sendo pronunciados em seres humanos apenas em doses elevadas, tais como 400 a 500 mg EGCG por dia.

A toxicidade do chá-verde é relatada em uma parcela mínima de indivíduos e relacionada com a toxicidade hepática, sendo definida como uma associação

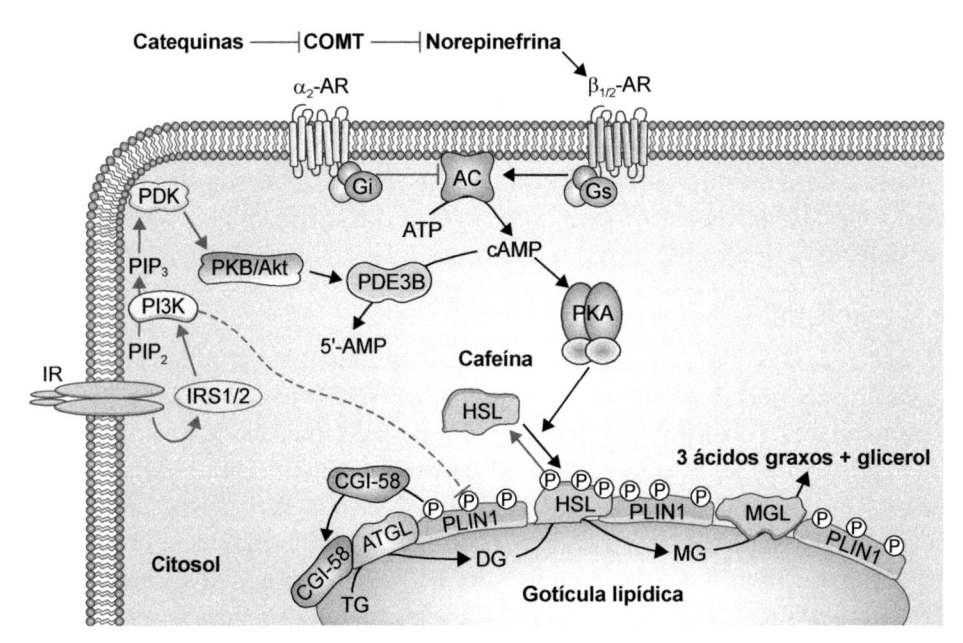

**Figura 2.3** Catequinas presentes no chá-verde inibem a enzima catecol-O-metiltransfera-se (COMT), que por sua vez degrada catecolaminas, como a norepinefrina. A maior oferta de norepinefrina tem impacto modulador positivo na via clássica de lipólise no tecido adiposo. (Adaptada de Nielsen *et al.*, 2014.) (Esta figura encontra-se reproduzida em cores no Encarte.)

causal provavelmente devido à EGCG ou a seus metabólitos, por poderem induzir estresse oxidativo em situações particulares relacionadas com o metabolismo de algumas pessoas doentes, ou ter uma relação com o consumo concomitante de medicamentos. Em seres humanos, a dose para desenvolvimento de toxicidade aguda está calculada em aproximadamente 8 g de extrato de chá-verde 1 vez/dia, ou 2 g 3 vezes/dia.

## L-carnitina

A L-carnitina (L-trimetil-3-hidroxiamoniobutanoato) é uma molécula sintetizada endogenamente a partir dos aminoácidos metionina e lisina. Estocada majoritariamente na musculatura esquelética, desempenha função ímpar no metabolismo de lipídios, modulando a translocação de ácidos graxos de cadeia longa do citoplasma para a matriz mitocondrial para posterior betaoxidação. A L-carnitina pode ser obtida pela suplementação oral ou por meio de alimentos de origem animal como carne vermelha e laticínios, além de ser um constituinte do leite materno. A absorção da L-carnitina acontece melhor (em porcentagem) se for ingerida de fontes alimentares (57 a 84%), enquanto a absorção por suplementação é em torno de 14 a 18%. Isso se deve provavelmente ao fato de fontes alimentares conterem menor quantidade de L-carnitina comparadas à suplementação (de 200 a 400 vezes menos em média). A L-carnitina é absorvida no intestino delgado (porção jejuno) principalmente pelo transportador OCTN2, dependente de sódio. Alterações neste transportador, como seu aumento nos estados de deficiência de carnitina, determinam alterações na absorção de L-carnitina. O pico de concentração sérica gira em torno de 3 horas e a meia-vida varia muito entre indivíduos, apresentando média de 4,2 horas. Na célula, a carnitina é captada pelo transporte ativo e tem taxa de absorção aumentada quando há estímulo da insulina.

### ▶ Mecanismo de ação

O mecanismo de ação primordial da L-carnitina se deve ao fato de ácidos graxos de cadeia longa serem oxidados na matriz mitocondrial, e a passagem destes do citoplasma até a matriz depender do complexo carnitina-palmitoil-transferase (CPT). Para que o complexo CPT possa reconhecer ácidos graxos de cadeia longa, estes precisam estar ligados à acil-CoA. Uma vez reconhecidos pelo complexo CPT, a acil-CoA é convertida em acilcarnitina pela enzima carnitina-palmitoil-transferase 1 (CPT-1), localizada na membrana externa da mitocôndria. Subsequentemente, a molécula recém-formada de acilcarnitina é transportada para a membrana interna da mitocôndria pela enzima carnitina-acilcarnitina-translocase. Na matriz mitocondrial, a molécula de acilcarnitina é convertida novamente a acil-CoA pela carnitina-palmitoil-transferase 2 (CPT-2), e posteriormente, a acil é oxidada já na matriz mitocondrial, revelando um papel crucial da L-carnitina na oxidação de lipídios (Figura 2.4). Sem a L-carnitina, a maioria dos lipídios ingeridos na dieta não podem ser utilizados como fonte de energia. Em estudos com animais de laboratório mantidos em dieta hiperlipídica, a suplementação de L-carnitina por 12 semanas ocasionou redução no peso corporal devido a um aumento da expressão de CPT-1 e, consequentemente, da lipólise. Em adipócitos mantidos em cultura, a adição de L-carnitina exógena inibiu um aumento nos níveis totais de TG e lipídios. Esse resultado sugere que a L-carnitina desempenhe um papel inibitório na diferenciação precoce de células de pré-adipócitos.

### ▶ Dose e efeitos adversos

A dose padrão de L-carnitina varia de 500 a 2.000 mg/dia. O estoque de L-carnitina é diretamente influenciado pela ingestão alimentar, sendo esta em média suficiente para elevar os estoques em até 75% da capacidade total. Níveis de L-carnitina são mais baixos em vegetarianos e veganos devido à ingestão dietética, sendo estes os grupos mais afetados pela deficiência desta molécula. O único efeito adverso relacionado à ingestão de L-carnitina é o odor corporal ou odor da urina. Apesar de estudos relatarem que nenhum efeito adverso relacionado à ingestão de L-carnitina foi observado após 1 ano de ingestão de 6 g/dia, a dose segura confirmada por estudos científicos para ingestão a longo prazo desse suplemento é de 2 g/dia.

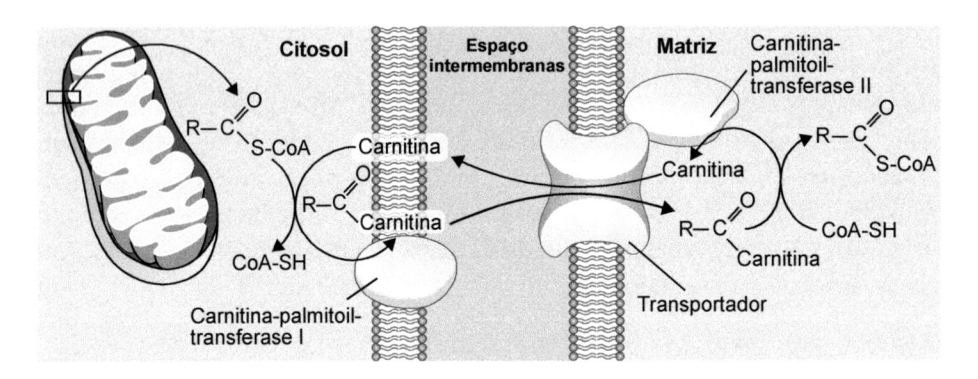

**Figura 2.4** Mecanismo de ação da L-carnitina. Ácidos graxos de cadeia longa se ligam à coenzima A e posteriormente à L-carnitina para serem internalizados à mitocôndria, onde sofrerão o processo de betaoxidação. Este processo envolve o complexo CPT (carnitina-palmitoil-transferase). (Esta figura encontra-se reproduzida em cores no Encarte.)

## *Garcinia cambogia*/ácido hidroxicítrico

O tamarindo malabar (*Garcinia cambogia*) é uma pequena fruta com uso tradicional na culinária de países asiáticos. É uma excelente fonte de ácido hidroxicítrico, relacionado estruturalmente com o ácido cítrico e utilizado amplamente em todo mundo no combate à obesidade em suplementos emagrecedores de origem vegetal. Um estudo sugeriu biodisponibilidade de 10 a 18% após ingestão de 2 g de sais de ácido hidroxicítrico com o estômago vazio, com o pico de concentração plasmática em 2 horas.

### ▶ Mecanismo de ação

O mecanismo de ação proposto para o ácido hidroxicítrico com efeito modulador positivo na oxidação de lipídios envolve a inibição da enzima citosólica citrato liase (ACL), responsável pela conversão de citrato extramitocondrial a oxaloacetato (precursor da síntese de malonil-CoA), um intermediário com papel central na síntese de lipídios a partir de glicose. A molécula de malonil-CoA tem função inibitória no complexo CPT-1. Por esse motivo, sugere-se que o ácido hidroxicítrico poderia diminuir tanto as concentrações citosólicas de malonil-CoA, reduzindo, assim, a adipogênese, quanto atuando na inibição do complexo CPT-1 e aumentando a disponibilidade e consequente oxidação de lipídios (Figura 2.5). Estudos em animais de laboratório e em humanos revelam que o ácido hidroxicítrico modula vias de sinalização de oxidação de lipídios com resultados positivos na redução do peso corporal, além de modular negativamente a expressão de genes relacionados à obesidade, como o hormônio leptina, o fator de necrose tumoral alfa, SREBP-1 e PPAR-gama-2. Estudos com adipócitos diferenciados em cultura demonstram que o tratamento com extrato de *Garcinia* inibiu o acúmulo de lipídios, além de inibir a diferenciação adipogênica de pré-adipócitos, mostrando que o ácido hidroxicítrico modula vias que culminam em lipólise e lipogênese no tecido adiposo.

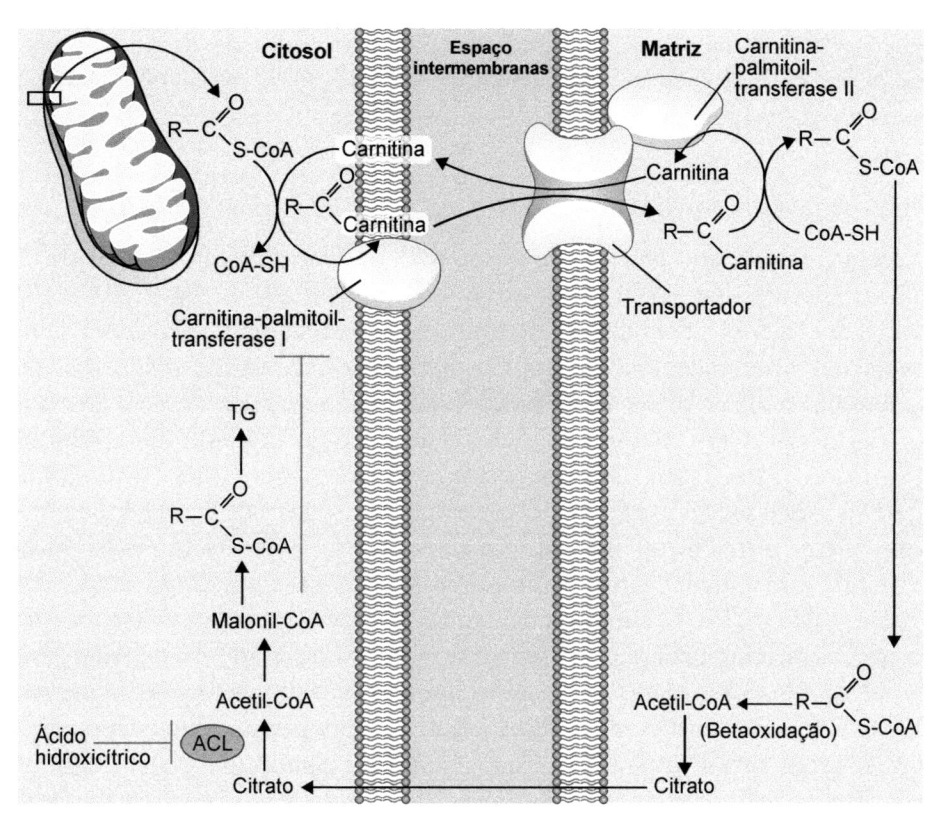

**Figura 2.5** Mecanismo de ação do ácido hidroxicítrico. O ácido hidroxicítrico inibe a enzima citrato liase (ACL), modulando negativamente a síntese de malonil-CoA, um intermediário na síntese de lipídios a partir de glicose e inibidor do complexo CPT. (Esta figura encontra-se reproduzida em cores no Encarte.)

### ▶ Dose e efeitos adversos

A dose de ácido hidroxicítrico em humanos com efetividade na modulação de vias de sinalização do tecido adiposo e consequente efeito no peso corporal varia de 300 a 500 mg. Quanto aos efeitos adversos e à toxicidade, é importante salientar que a *Garcinia cambogia* tem sido tradicionalmente utilizada na dieta humana por séculos sem relatos de efeitos adversos do seu uso. Exceto em casos raros, estudos realizados em animais de experimentação não registraram aumento da mortalidade ou toxicidade significativa. E não foram encontradas diferenças nos seres humanos em termos de efeitos secundários ou eventos adversos (os estudados) entre os grupos tratados com *Garcinia cambogia* e os grupos placebo nas doses utilizadas.

## Capsaicina

A sensação de dor que se sente ao ingerir pimenta vermelha é atribuída a uma molécula de nome capsaicina (8-metil-N-vanilil-6-nonenamida), que pode ser identificada na culinária de diversos países ao redor do mundo, em especial nas culinárias mexicana e asiática. A capsaicina tem absorção passiva tanto no estômago quanto no intestino delgado em um processo de duração média de uma hora.

## ▶ Mecanismo de ação

O mecanismo de ação pelo qual a capsaicina modula vias de sinalização de lipólise no tecido adiposo envolve mediação indireta e dose-dependente. A capsaicina age no SNC, estimulando neurônios que secretam catecolaminas como epinefrina e norepinefrina, moléculas que regulam as vias de sinalização de lipólise no tecido adiposo, sendo este o principal mecanismo de ação descrito para a capsaicina em relação à modulação adrenérgica e ao estímulo à lipólise (Figura 2.6). O receptor da capsaicina é conhecido como receptor vaniloide (TRPV1). Este receptor é expresso em neurônios sensoriais e também em tecidos não neuronais e, quando estimulado induz, além de ativação do circuito neural da dor, aumento no consumo de oxigênio, da temperatura corporal e oxidação de lipídios. O aumento da oxidação de lipídios e da lipólise induzida pela capsaicina ocorre provavelmente pela estimulação beta-adrenérgica. Genes relacionados com lipólise e/ou lipogênese, tais como *PPAR-gamma*, *C/EBPAlpha* e *leptin*, são modulados negativamente pela capsaicina, enquanto a adiponectina é modulada positivamente, revelando um papel tanto no aumento da lipólise quanto na diminuição da lipogênese. Estudos com adipócitos em cultura demonstraram também eficiência da capsaicina em reduzir o acúmulo de lipídios e modular negativamente a atividade da enzima glicerol-3-fosfato desidrogenase, com papel na adipogênese.

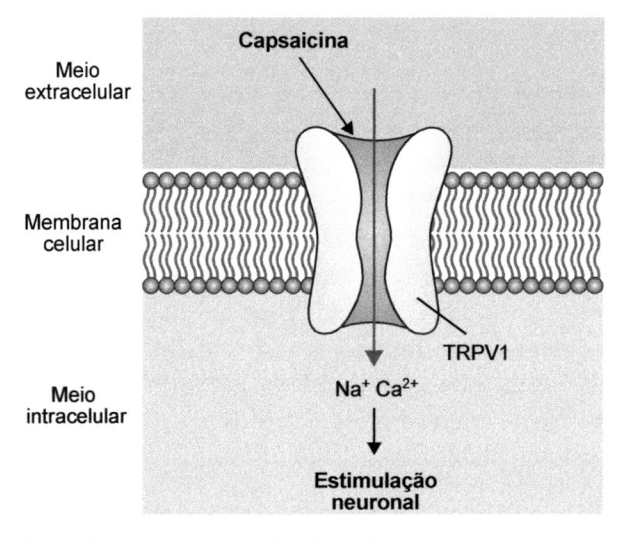

**Figura 2.6** Mecanismo de ação da capsaicina. Neurônios que expressam o receptor TRPV1 são sensíveis à capsaicina, aumentando a estimulação e a consequente liberação de catecolaminas. (Esta figura encontra-se reproduzida em cores no Encarte.)

### ▶ Dose e efeitos adversos

Aproximadamente 10 g de pimenta vermelha contêm quantidade suficiente de capsaicina para provocar aumento significativo no gasto energético (10 g de pimenta vermelha contêm, em média, 30 mg de capsaicina). O SNS apresenta estimulação com uma dose ainda menor (18 mg). Um estudo mostrou que o consumo de 150 mg de capsaicina uma hora antes de um exercício de baixa intensidade aumenta significativamente a oxidação de lipídios. O teor de capsaicina em pimentas varia de acordo com a espécie, a localização geográfica e as condições de plantio. Um estudo publicado no ano de 2017 avaliou três espécies de pimentas consumidas no Brasil quanto ao conteúdo de capsaicina e concluiu que a pimenta-murupi (*Capsicum chinense*, 2,04 mg/g) contém o maior teor, seguida da pimenta-malagueta (*Capsicum frutescens*, 1,65 mg/g) e pimenta dedo-de-moça (*Capsicum bacccatum* var. *pendulum*, 0,28 mg/g). A pimenta caiena (*Capsicum anuum*), muito popular também no Brasil, apresenta níveis de capsaicina variando de 0,13 a 1,6 mg/g. Embora a capsaicina possa ser considerada geralmente como segura, seu consumo pode causar alguns efeitos adversos, como irritação no sistema digestório, especialmente em indivíduos obesos que são frequentemente mais suscetíveis ao desenvolvimento de algumas complicações relacionadas com a saúde.

## Ginseng

A raiz da erva *Panax ginseng* tem seu uso descrito há milhares de anos em países asiáticos, com fins farmacológicos. Conhecida popularmente como ginseng, essa erva tem ações descritas na literatura que envolvem modulação do sistema imunológico, ação antioxidante, neuroprotetora e antitumoral. Esses efeitos benéficos são atribuídos a moléculas classificadas como ginsenosídeos Rg1, Rb1, Rg2 e Th2, além de saponinas. A obtenção de moléculas com potencial farmacológico envolve aquecimento e secagem da erva. Ao elevar a temperatura, os ginsenosídeos são modificados quimicamente e dão origem estruturas químicas com tal capacidade. A absorção dessas moléculas acontece no intestino, com uma taxa muito baixa (1 a 4%).

### ▶ Mecanismo de ação

O mecanismo de ação pelo qual o ginseng modula o metabolismo de lipídios envolve a ação do ginsenosídeo Th2, que modula positivamente a ativação de moléculas-chave no metabolismo de lipídios (CPT-1 e UCP-2) por meio da estimulação da proteína AMPK (Figura 2.7) e inibição de PPAR-gama, tendo influência direta no aumento da oxidação de gorduras. Animais mantidos em dieta hiperlipídica, tratados com extrato de ginseng, apresentaram níveis de expressão gênica de leptina, adiponectina e insulina equivalentes a animais tratados com dieta padrão, e significativamente inferiores a animais mantidos em dieta hiperlipídica sem receber o tratamento com extrato de ginseng, demonstrando seu papel modulador de genes envolvidos no processo de adipogênese e lipólise. Em comparação ao grupo-controle, camundongos obesos mantidos com dieta hiperlipídica, suplementados com ginseng, apresentaram redução na massa de tecido adiposo (49 a 60%) e no tamanho dos adipócitos. A expressão de fatores de transcrição associados ao aumento da adipogênese (C/EBPalpha e PPAR-gama) também foi modulada negativamente pela suplementação com ginseng. Além disso, em adipócitos diferenciados em cultura, o genosídeo rh2 foi capaz de inibir a diferenciação de células de maneira dose-dependente e ativar a proteína AMPK, com papel na estimulação da lipólise.

### ▶ Dose e efeitos adversos

A dose usual descrita na literatura como segura e eficaz varia de 200 a 400 mg. Em doses acima de 2 g, foram observados efeitos colaterais, sendo os mais comuns relacionados com o sistema digestório (náuseas, vômito, diarreia).

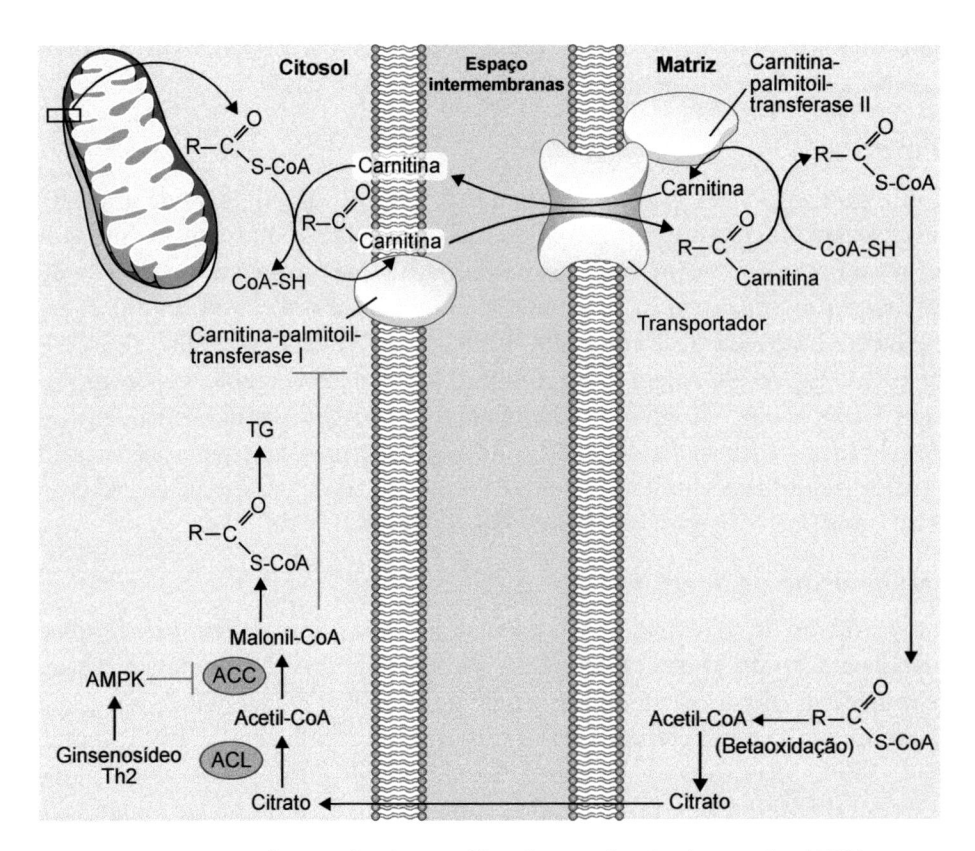

**Figura 2.7** Mecanismo de ação do ginsenosídeo Th2 na ativação da proteína AMPK e consequente impacto no aumento da lipólise pela diminuição das concentrações de malonil-CoA e da inibição do complexo CPT. (Esta figura encontra-se reproduzida em cores no Encarte.)

## Taurina

A taurina, substância reconhecida principalmente por ser um ingrediente de bebidas energéticas, é um ácido orgânico (ácido 2-aminoetanossulfônico) presente em abundância em vários tecidos de mamíferos, principalmente na musculatura esquelética. Sua síntese endógena é regulada pela disponibilidade de cisteína e por fatores nutricionais e acontece no fígado.

### ▶ Mecanismo de ação

A taurina tem a capacidade de modular diversas vias de sinalização, apresentando inúmeros papéis fisiológicos. Em animais de laboratório, a taurina induziu maior oxidação de ácidos graxos quando suplementada em comparação ao grupo-controle, além de redução da concentração de TG e modulação positiva de PPAR-alfa, um fator de transcrição que induz a expressão de genes envolvidos na oxidação de lipídios no fígado e aumento da expressão proteica de CPT-1A (Figura 2.8). Esses resultados demonstram que a ingestão de taurina pode ter efeito na redução do tecido adiposo por estimular a lipólise. Em adipócitos em cultura, a síntese de taurina aumenta durante o processo de diferenciação celular, sugerindo uma relação entre o metabolismo da taurina e de lipídios.

### ▶ Dose e efeitos adversos

Doses de 500 a 2.000 mg demonstraram eficácia, e a dose limite sem toxicidade para taurina foi estabelecida em 3.000 mg/dia. Existe a hipótese de que a taurina cause dano cardíaco, porém não foi confirmada na literatura. Isto parece constituir uma concepção errônea, provocada tão somente pela elevação da concentração sérica de taurina durante a insuficiência cardíaca (a taurina teria sido liberada a partir de lesão de células cardíacas).

## Outras substâncias

O mercado de produtos que prometem aumentar a lipólise é muito amplo, porém nem todos apresentam efeitos comprovados. Algumas dessas substâncias populares são:

- L-tirosina, aminoácido precursor de catecolaminas como a epinefrina e norepinefrina. Porém, quando se trata de aumentar a síntese endógena de

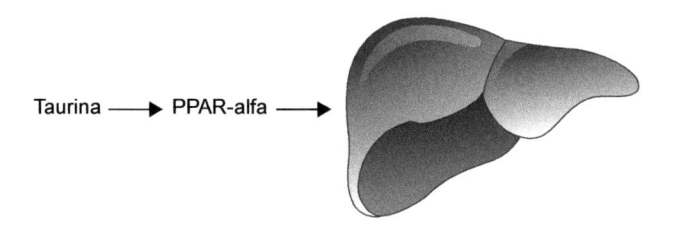

Taurina ⟶ PPAR-alfa ⟶

**Figura 2.8** Taurina ativa o fator de transcrição PPAR-alfa e induz a expressão de genes envolvidos na lipólise.

catecolaminas, a suplementação de L-tirosina não parece ser muito promissora, devido ao fato de essa síntese ser altamente regulada no corpo pela enzima tirosina hidroxilase, que converte L-tirosina em L-DOPA como um dos passos da síntese de catecolaminas. Simplesmente aumentar a biodisponibilidade de L-tirosina não necessariamente aumenta a produção de catecolaminas, com consequente aumento de lipólise

- Cromo, um mineral essencial que regula o metabolismo da glicose e a sensibilidade à insulina. A suplementação de cromo (na forma do sal picolinato de cromo) por pessoas com concentrações adequadas do mineral no organismo apresenta apenas diminuição leve da glicemia de jejum. Portanto, a lipólise não é alterada pela suplementação de cromo
- *Paulinia cupana*, conhecida popularmente como guaraná, é uma planta cujas sementes contêm xantinas como a cafeína, além de catequinas, taninos e procianidinas. Embora os efeitos individuais destes compostos sejam amplamente conhecidos e as sementes de guaraná possuam alto teor de cafeína (3,2 a 7,0% do peso seco) comparadas a grãos de café (0,5 a 1,2%), a dose média de guaraná consumida em extratos de sua semente (50 a 75 mg) é baixa, impedindo que a cafeína desempenhe um papel ativo na modulação positiva da lipólise
- Cetona de framboesa (*raspberry ketone*), composto responsável pelas propriedades aromáticas de muitos cosméticos e alimentos processados. Quando presentes em altas doses, exercem efeitos na modulação positiva da lipólise semelhantes aos de efedrina e sinefrina, porém com eficácia comprovada somente em estudos *in vitro* e não *in vivo*, uma vez que a dose necessária para levar ao aumento de lipólise (80 a 340 mg/kg) não é facilmente atingida por suplementação oral, além de não haver evidências de capacidade de concentração desta dose em células do tecido adiposo, como realizado em cultura de células isoladas
- Evodiamina e rutaecarpina são compostos bioativos da fruta da planta *Evodia rutaecarpa*. Seu papel na modulação da via de lipólise foi investigado em animais de laboratório, mas nenhuma evidência significativamente promissora foi encontrada até o momento. Estudos revelaram um papel no aumento da temperatura corporal, semelhante ao provocado pela capsaicina, mediante ativação de receptores TRPV1, porém sem impacto significativo no aumento do gasto calórico.

## CONCLUSÃO

Apesar do conhecimento de mecanismos bem descritos na literatura para os suplementos descritos, deve-se ter em mente que não basta modular o metabolismo de lipídios para que a substância seja considerada eficaz no tratamento da obesidade ou possa colaborar para a redução do percentual de gordura corporal na prática de atividades físicas. Entender o princípio básico pelo qual a gordura é utilizada como combustível e ocasiona redução das reservas corporais é fundamental para a compreensão do melhor modo de utilização de suplementos lipolíticos.

O princípio básico pelo qual o tecido adiposo aumenta de tamanho é o balanço calórico positivo, ou seja, ingerir mais energia (calorias) do que se gasta. Pessoas com metabolismo mais acelerado precisam ingerir mais calorias, e pessoas com metabolismo mais lento precisam ingerir uma quantidade menor de calorias. Partindo desse princípio, consumir suplementos que modulem vias de sinalização do tecido adiposo, provocando lipólise e redução do percentual de gordura corporal, somente será eficiente se o princípio básico de ingerir menos calorias que a demanda corporal (balanço calórico negativo) for obedecido. O corpo humano apresenta como "porta de entrada" de calorias o sistema digestório, no qual os alimentos são digeridos e os nutrientes absorvidos. Uma vez que o processo de absorção ocorra, essas calorias serão parte do sistema orgânico e somente "sairão" desse sistema se forem oxidadas e liberadas na forma de $CO_2$ e $H_2O$. Se houver mais energia do que demanda no corpo humano, ingerir substâncias que têm por efeito ocasionar lipólise, ou seja, liberação de ácidos graxos do tecido adiposo poderia ser considerado ineficiente no processo de emagrecimento e redução do percentual de gordura corporal, uma vez que mais calorias entrariam no sistema em relação à demanda energética e o efeito final sobrepujaria aquele da liberação de lipídios induzida por estas substâncias. Assim, de nada adianta maior liberação de gordura do tecido adiposo, se a mesma não for utilizada, pois será novamente armazenada.

Portanto, suplementos lipolíticos teriam função na redução das reservas corporais de gordura ou na melhoria do desempenho somente se forem coadjuvantes de uma dieta adequada ao objetivo proposto e à utilização dos estoques, seja por balanço calórico negativo, seja por incremento na atividade física, tanto para fins de emagrecimento, como de aumento de desempenho. A eficiência dos suplementos lipolíticos obedeceria a uma hierarquia, sendo o primeiro componente uma dieta adequada; após esta adequação, esses suplementos potencializariam o processo de emagrecimento e desempenho, por alterarem a proporção entre carboidrato e gordura oxidados ou por estimularem o aumento do metabolismo corporal. Ingerir suplementos lipolíticos com o intuito de emagrecimento e desempenho, mantendo um balanço calórico positivo ou ingerindo proporções inadequadas de carboidratos, gorduras e proteínas, é investir em modular uma via de saída de lipídios do tecido adiposo sem se importar com a entrada de calorias ou o impacto dos macronutrientes na modulação do perfil hormonal, resultando em ineficiência do processo e custos desnecessários.

## BIBLIOGRAFIA

Alberti KG, Eckel RH, Grundy SM *et al.* Harmonizing the metabolic syndrome: a joint interim statement of the International Diabetes Federation Task Force on Epidemiology and Prevention; National Heart, Lung, and Blood Institute; American Heart Association;

World Heart Federation; International Atherosclerosis Society; and International Association for the Study of Obesity. Circulation. 2009; 120:1640–5.

Arnaud MJ. Caffeine: chemistry and physiological effects. In: Sadler MJ, Stain JJ, Caballero B. Encyclopedia of Human Nutrition. San Diego: Academic Press; 1999. pp. 206-14.

Bijland S, Mancini SJ, Salt IP. Role of AMP-activated protein kinase in adipose tissue metabolism and inflammation. Clin Sci (Lond). 2013; 124(8):491-507.

Bishop D. Dietary supplements and team-sport performance. Sports Med. 2010; 40(12):995-1017.

Bogusz S Jr., Libardi SH, Dias FF *et al*. Brazilian Capsicum peppers: capsaicinoid content and antioxidant activity. J Sci Food Agric. 2017.

Bonati M, Latini R, Galletti F *et al*. Caffeine disposition after oral doses. Clin Pharmacol Ther. 1982; 32(1):98-106.

Bonfleur ML, Borck PC, Ribeiro RA *et al*. Improvement in the expression of hepatic genes involved in fatty acid metabolism in obese rats supplemented with taurine. Life Sci. 2015; 135:15-21.

Boucher J, Kleinridders A, Kahn CR. Insulin receptor signaling in normal and insulin-resistant states. Cold Spring Harb Perspect Biol. 2014; 6(1).

Cao Y, Wang YX, Liu CJ *et al*. Comparison of pharmacokinetics of L-carnitine, acetyl-L-carnitine and propionyl-L-carnitine after single oral administration of L-carnitine in healthy volunteers. Clin Invest Med. 2009; 32(1):E13-9.

Cha YS. Effects of L-carnitine on obesity, diabetes, and as an ergogenic aid. Asia Pac J Clin Nutr. 2008;17(Suppl 1):306-8.

Cha YS, Eun JS, Oh SH. Carnitine profiles during differentiation and effects of carnitine on differentiation of 3T3-L1 cells. J Med Food. 2003; 6(3):163-7.

Choi SM, Tucker DF, Gross DN *et al*. Insulin regulates adipocyte lipolysis via an Akt-independent signaling pathway. Molecular and Cellular Biology. 2010; 30:5009-20.

Chow HH, Hakim IA, Vining DR *et al*. Effects of dosing condition on the oral bioavailability of green tea catechins after single-dose administration of polyphenon E in healthy individuals. Clin Cancer Res. 2005; 11(12):4627-33.

Cox GR, Desbrow B, Montgomery PG *et al*. Effect of different protocols of caffeine intake on metabolism and endurance performance. J Appl Physiol. 2002; 93(3):990-9.

Czech MP, Tencerova M, Pedersen DJ *et al*. Insulin signaling mechanisms for triacylglycerol storage. Diabetologia. 2013; 56 949-64.

Del Rio D, Calani L, Cordero C, Salvatore S *et al*. Bioavailability and catabolism of green tea flavan-3-ols in humans. Nutrition. 2010; 26(11-12):1110-6.

Erickson MA, Schwarzkopf RJ, McKenzie RD. Effects of caffeine, fructose, and glucose ingestion on muscle glycogen utilization during exercise. Med Sci Sports Exerc. 1987; 19(6):579-83.

Flanagan JL, Simmons PA, Vehige J *et al*. Role of carnitine in disease. Nutr Metab (Lond). 2010; 7:30.

Fredholm BB, Bättig K, Holmén J *et al*. Actions of caffeine in the brain with special reference to factors that contribute to its widespread use. Pharmacol Rev. 1999; 51(1):83-133.

Fredrikson G, Tornqvist H, Belfrage P. Hormone-sensitive lipase and monoacylglycerol lipase are both required for complete degradation of adipocyte triacylglycerol. Biochimica et Biophysica Acta. 1986; 876:288-93.

Fukuda N, Yoshitama A, Sugita S *et al*. Dietary taurine reduces hepatic secretion of cholesteryl ester and enhances fatty acid oxidation in rats fed a high-cholesterol diet. J Nutr Sci Vitaminol. 2011; 57(2):144-9.

Gaur RMS, Sharma V, Chhapekar SS *et al*. Comparative analysis of fruit metabolites and pungency candidate genes expression between Bhut Jolokia and other capsicum species. PLoS One. 2016; 11(12):e0167791.

Goldstein ER, Ziegenfuss T, Kalman D *et al*. International society of sports nutrition position stand: caffeine and performance. J Int Soc Sports Nutr. 2010; 27:7(1):5.

Graham TE. Caffeine and exercise: metabolism, endurance and performance. Sports Med. 2001; 31(11):785-807.

Haemmerle G, Zimmermann R, Hayn M *et al*. Hormone-sensitive lipase deficiency in mice causes diglyceride accumulation in adipose tissue, muscle, and testis. Journal of Biological Chemistry. 2002; 277:4806-15.

Hasegawa N. Garcinia extract inhibits lipid droplet accumulation without affecting adipose conversion in 3T3-L1 cells. Phytother Res. 2001; 15(2):172-3.

Hathcock JN, Shao A. Risk assessment for carnitine. Regul Toxicol Pharmacol. 2006; 46(1):23-8.

Hoppel C. The role of carnitine in normal and altered fatty acid metabolism. Am J Kidney Dis. 2003; 41(4 Suppl 4):S4-12.

Hsu CL, Yen GC. Effects of capsaicin on induction of apoptosis and inhibition of adipogenesis in 3T3-L1 cells. J Agric Food Chem. 2007; 55(5):1730-6.

Huxtable RJ. Physiological actions of taurine. Physiol Rev. 1992; 72(1):101-63.

Hwang JT, Kim SH, Lee MS *et al*. Anti-obesity effects of ginsenoside Rh2 are associated with the activation of AMPK signaling pathway in 3T3-L1 adipocyte. Biochem Biophys Res Commun. 2007; 364(4):1002-8.

Im DS, Nah SY. Yin and Yang of ginseng pharmacology: ginsenosides vs gintonin. Acta Pharmacol Sin. 2013; 34(11):1367-73.

Iqbal N, Cardillo S, Volger S *et al*. Chromium picolinate does not improve key features of metabolic syndrome in obese nondiabetic adults. Metab Syndr Relat Disord. 2009; 7(2):143-50.

Iwai K, Yazawa A, Watanabe T. Roles as metabolic regulators of the non-nutrients, capsaicin and capsiate, supplemented to diets. Proc Japan Acad. 2003; 79(B):207-12.

Janssens PL, Hursel R, Westerterp-Plantenga MS. Nutraceuticals for body-weight management: The role of green tea catechins. Physiol Behav. 2016; 162:83-7.

Jaworski K, Sarkadi-Nagy E, Duncan RE *et al*. Regulation of triglyceride metabolism. IV. Hormonal regulation of lipolysis in adipose tissue. Am J Physiol Gastrointest Liver Physiol. 2007; 293(1):G1-4.

Katherine MW, Pisters RA, Newman BC *et al*. Phase I trial of oral green tea extract in adult patients with solid tumors. J Clin Oncol. 2001; 19(6):1830-8.

Kaufman S. "Tyrosine hydroxylase". Advances in enzymology and related areas of molecular biology. Advances in Enzymology – and Related Areas of Molecular Biology. 1995; 70:103-220.

Kim JY, Park J, Lim K. Nutrition supplements to stimulate lipolysis: a review in relation to endurance exercise capacity. J Nutr Sci Vitaminol. 2016; 62(3):141-61.

Kim JY, Park JY, Kang HJ *et al*. Beneficial effects of Korean red ginseng on lymphocyte DNA damage, antioxidant enzyme activity, and LDL oxidation in healthy participants: a randomized, double-blind, placebo-controlled trial. Nutr J. 2012; 11:47.

Kim KM, Kawada T, Ishihara K *et al*. Increase in swimming endurance capacity of mice by capsaicin-induced adrenal catecholamine secretion. Biosci Biotechnol Biochem. 1997; 61(10):1718-23.

Kim MS, Kim JK, Kwon DY *et al*. Anti-adipogenic effects of Garcinia extract on the lipid droplet accumulation and the expression of transcription factor. 2004; 2(1-4):193-6.

Kobayashi Y, Hoshikuma K, Nakano Y *et al.* The positive inotropic and chronotropic effects of evodiamine and rutaecarpine, indoloquinazoline alkaloids isolated from the fruits of Evodia rutaecarpa, on the guinea-pig isolated right atria: possible involvement of vanilloid receptors. Planta Med. 2001; 67(3):244-8.

Kobayashi Y, Nakano Y, Hoshikuma K *et al.* The bronchoconstrictive action of evodiamine, an indoloquinazoline alkaloid isolated from the fruits of Evodia rutaecarpa, on guinea-pig isolated bronchus: possible involvement on vanilloid receptors. Planta Med. 2000; 66(6):526-30.

Kovacs EM, Stegen JHCH, Brouns F. Effect of caffeinated drinks on substrate metabolism, caffeine excretion, and performance. J Appl Physiol. 1998; 85(2):709-15.

Kovacs EM, Westerterp-Plantenga MS. Effects of hydroxycitrate on net fat synthesis as de novo lipogenesis. Physiol Behav. 2006; 88(4-5):371-81.

Kraemer WJ, Volek JS, Dunn-Lewis C. L-carnitine supplementation: influence upon physiological function. Curr Sports Med Rep. 2008; 7(4):218-23.

Lahjouji K, Mitchell GA, Qureshi IA. Carnitine transport by organic cation transporters and systemic carnitine deficiency. Mol Genet Metab. 2001; 73(4):287-97.

Lambert JD, Hong J, Kim DH *et al.* Piperine enhances the bioavailability of the tea polyphenol-epigallocatechin-3-gallate in mice. J Nutr. 2004; 134(8):1948-52.

LeBlanc J, Jobin M, Côté J *et al.* Enhanced metabolic response to caffeine in exercise-trained human subjects. J Appl Physiol. 1985; 59(3):832-7.

Lee NH, Son CG. Systematic review of randomized controlled trials evaluating the efficacy and safety of ginseng. J Acupunct Meridian Stud. 2011; 4(2):85-97.

Lee SE, Park YS. Korean Red Ginseng water extract inhibits COX-2 expression by suppressing p38 in acrolein-treated human endothelial cells. J Ginseng Res. 2014; 38(1):34-9.

Li X, Luo J, Anandh Babu PV *et al.* Dietary supplementation of chinese ginseng prevents obesity and metabolic syndrome in high-fat diet-fed mice. J Med Food. 2014; 17(12):1287-97.

Lombard KA, Olson AL, Nelson SE *et al.* Carnitine status of lactoovovegetarians and strict vegetarian adults and children. Am J Clin Nutr. 1989; 50(2):301-6.

Ludy MJ, Moore GE, Mattes RD. The effects of capsaicin and capsiate on energy balance: critical review and meta-analyses of studies in humans. Chem Senses. 2012; 37(2):103-21.

Mazzanti G, Menniti-Ippolito F, Moro PA *et al.* Hepatotoxicity from green tea: a review of the literature and two unpublished cases. Eur J Clin Pharmacol. 2009; 65(4):331-41.

Morimoto C, Satoh Y, Hara M *et al.* Anti-obese action of raspberry ketone. Life Sci. 2005; 77(2):194-204.

Naumovski N, Blades BL, Roach PD. Food Inhibits the oral bioavailability of the major green tea antioxidant epigallocatechin gallate in humans. Antioxidants. 2015; 4(2):373-93.

Nawrot P, Jordan S, Eastwood J *et al.* Effects of caffeine on human health. Food Addit Contam. 2003; 20(1):1-30.

Nielsen TS, Jessen N, Jørgensen JO *et al.* Dissecting adipose tissue lipolysis: molecular regulation and implications for metabolic disease. J Mol Endocrinol. 2014; 52(3):R199-222.

Ohia SE, Opere CA, LeDay AM *et al.* Safety and mechanism of appetite suppression by a novel hydroxycitric acid extract (HCA-SX). Mol Cell Biochem. 2002; 238(1-2):89-103.

Ohmori R, Iwamoto T, Tago M *et al.* Antioxidant activity of various teas against free radicals and LDL oxidation. Lipids. 2005; 40(8):849-53.

Ong WY, Farooqui T, Koh HL *et al.* Protective effects of ginseng on neurological disorders. Front Aging Neurosci. 2015; 7:129.

Pagliarussi R, Freitas LAP, Bastos JK. A quantitative method for the analysis of xanthine alkaloids in Paullinia cupana (guarana) by capillary column gas chromatography. Journal of separation science. 2002; 25(5-6):371-4.

Park KS. Raspberry ketone, a naturally occurring phenolic compound, inhibits adipogenic and lipogenic gene expression in 3T3-L1 adipocytes. Pharm Biol. 2015; 53(6):870-5.

Park YS, Lee MK, Heo BG et al. Comparison of the nutrient and chemical contents of traditional Korean Chungtaejeon and green teas. Plant Foods Hum Nutr. 2010; 65(2):186-91.

Parvin R, Pande SV. Enhancement of mitochondrial carnitine and carnitine acylcarnitine translocase-mediated transport of fatty acids into liver mitochondria under ketogenic conditions. J Biol Chem. 1979; 254(12):5423-9.

Preuss HG, Rao CV, Garis R et al. An overview of the safety and efficacy of a novel, natural hydroxycitric acid extract (HCA-SX) for weight management. J Med. 2004; 35(1-6):33-48.

Radad K, Moldzio R, Rausch WD. Ginsenosides and their CNS targets. CNS Neurosci Ther. 2011; 17(6):761-8.

Rebouche CJ. Kinetics, pharmacokinetics, and regulation of L-carnitine and acetyl-L-carnitine metabolism. Ann N Y Acad Sci. 2004; 1033:30-41.

Ripps H, Shen W. Review: taurine: a "very essential" amino acid. Mol Vis. 2012; 18:2673-86.

Sakurai N, Mochizuki K, Kameji H et al. Epigallocatechin gallate enhances the expression of genes related to insulin sensitivity and adipocyte differentiation in 3T3-L1 adipocytes at an early stage of differentiation. Nutrition. 2009; 25(10):1047-56.

Semwal RB, Semwal DK, Vermaak I et al. A comprehensive scientific overview of Garcinia cambogia. Fitoterapia. 2015; 102:134-48.

Shao A, Hathcock JN. Risk assessment for the amino acids taurine, L-glutamine and L-arginine. Regul Toxicol Pharmacol. 2008; 50(3):376-99.

Shara M, Ohia SE, Yasmin T et al. Dose- and time-dependent effects of a novel hydroxycitric acid extract on body weight, hepatic and testicular lipid peroxidation, DNA fragmentation and histopathological data over a period of 90 days. Mol Cell Biochem. 2003; 254(1-2):339-46.

Smellie FW, Davis CW, Daly JW et al. Alkylxanthines: inhibition of adenosine-elicited accumulation of cyclic AMP in brain slices and of brain phosphodiesterase activity. Life Sci. 1979; 24(26):2475-82.

Stephens FB, Constantin-Teodosiu D, Laithwaite D et al. Insulin stimulates L-carnitine accumulation in human skeletal muscle. FASEB J. 2006; 20(2):377-9.

Sullivan AC, Hamilton JG, Miller ON et al. Inhibition of lipogenesis in rat liver by hydroxycitrate. Arch Biochem Biophys. 1972; 150(1):183-90.

Suvi S, Timpmann S, Tamm M et al. Effects of caffeine on endurance capacity and psychological state in young females and males exercising in the heat. Appl Physiol Nutr Metab. 2017; 42(1):68-76.

Tein I. Carnitine transport: pathophysiology and metabolism of known molecular defects. J Inherit Metab Dis. 2003; 26(2-3):147-69.

Tremblay A, Arguin H, Panahi S. Capsaicinoids: a spicy solution to the management of obesity? Int J Obes (Lond). 2016; 40(8):1198-204.

Ueki I, Stipanuk MH. 3T3-L1 adipocytes and rat adipose tissue have a high capacity for taurine synthesis by the cysteine dioxygenase/cysteine sulfinate decarboxylase and cysteamine dioxygenase pathways. J Nutr. 2009; 139(2):207-14.

Van Oudheusden LJ, Scholte HR. Efficacy of carnitine in the treatment of children with attention-deficit hyperactivity disorder. Prostaglandins Leukot Essent Fatty Acids. 2002; 67(1):33-8.

Vasudeva N, Yadav N, Sharma SK. Natural products: a safest approach for obesity. Chin J Integr Med. 2012; 18(6):473-80.

Watanabe T, Kawada T, Iwai K. Effect of capsaicin pretreatment on capsaicin-induced catecholamine secretion from the adrenal medulla in rats. Proc Soc Exp Biol Med. 1988 187(3):370-4.

Westerterp-Plantenga M, Diepvens K, Joosen AM *et al.* Metabolic effects of spices, teas, and caffeine. Physiol Behav. 2006; 89(1):85-91.

Wu CH, Lu FH, Chang CS *et al.* Relationship among habitual tea consumption, percent body fat, and body fat distribution. Obes Res. 2003; 11(9):1088-95.

Xiong Y, Shen L, Liu KJ *et al.* Antiobesity and antihyperglycemic effects of ginsenoside Rb1 in rats. Diabetes. 2010; 59(10):2505-12.

Yang F, Zheng J. Understand spiciness: mechanism of TRPV1 channel activation by capsaicin. Protein Cell. 2017; 8(3):169-77.

Yoshioka M, Lim K, Kikuzato S *et al.* Effects of red-pepper diet on the energy metabolism in men. J Nutr Sci Vitaminol. 1995; 41(6):647-56.

Yoshioka M, St-Pierre S, Drapeau V *et al.* Effects of red pepper on appetite and energy intake. Br J Nutr. 1999; 82(2):115-23.

Yoshioka M, St-Pierre S, Suzuki M *et al.* Effects of red pepper added to high-fat and high-carbohydrate meals on energy metabolism and substrate utilization in Japanese women. Br J Nutr. 1998; 80(6):503-10.

Zimmermann R, Strauss JG, Haemmerle G *et al.* Fat mobilization in adipose tissue is promoted by adipose triglyceride lipase. Science. 2004; 306:1383-6.

# Capítulo 3

# Compensadores Alimentares

Eduardo Medeiros Ferreira Gama, Patricia Soares Rogeri e Antonio Herbert Lancha Jr.

## INTRODUÇÃO

Nas últimas décadas, o mundo passou por diversas modificações que transformaram o modo de vida da população, entre elas, as mudanças nos hábitos alimentares, como a substituição de alimentos *in natura* de origem vegetal (arroz, feijão, mandioca, batata, legumes e verduras) e preparações culinárias à base desses alimentos, por produtos prontos para consumo. Essas alterações contribuíram, pelo menos em parte, para o desequilíbrio na oferta de nutrientes e a ingestão excessiva de calorias, promovendo mudanças na composição corporal.

Paradoxalmente às deficiências de micronutrientes e à desnutrição crônica ainda serem prevalentes em determinados grupos da população, o Brasil vem enfrentando um aumento expressivo de sobrepeso e obesidade em todas as faixas etárias. Segundo o último levantamento do Ministério da Saúde, o sobrepeso atinge 53% da população e 1 em cada 5 brasileiros já apresenta obesidade (Figura 3.1).

A ingestão de nutrientes, propiciada pela alimentação, é essencial para uma boa saúde, entretanto, seu consumo de maneira isolada vem se mostrando progressivamente insuficiente para explicar a relação entre alimentação e saúde. Os estudos indicam que o efeito benéfico na prevenção de doenças advém do alimento em si e de todas as combinações de nutrientes e outros compostos químicos que fazem parte da matriz do alimento, mais do que nutrientes

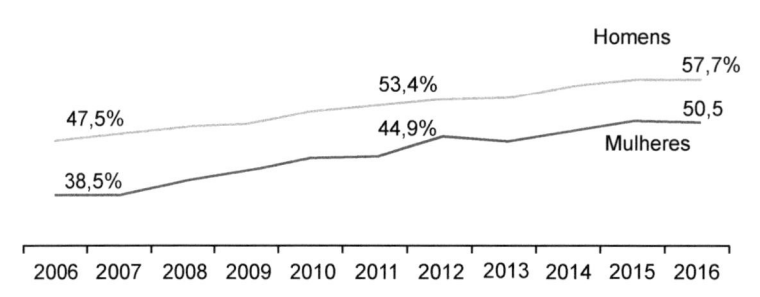

**Figura 3.1** Aumento do sobrepeso entre homens e mulheres no Brasil. O excesso de peso aumentou 26,3% em 10 anos, passando de 42,6%, em 2006, para 53,8%, em 2016. O sobrepeso é mais prevalente em homens. (Adaptada de Vigitel Brasil, 2016.)

isolados. A proteção conferida pelo consumo de frutas, legumes e verduras contra cardiopatias e certos tipos de câncer, por exemplo, não se repete com intervenções baseadas no fornecimento de medicamentos e suplementos que contenham os nutrientes individuais presentes naqueles alimentos.

Uma alimentação saudável e adequada deve atender a aspectos biológicos e sociais do indivíduo, ser referenciada pela cultura alimentar, ser harmônica em quantidade e qualidade, considerando variedade, equilíbrio, moderação e prazer.

Quando colocamos um atleta nesse contexto, será que estamos diante de um grande desafio? Segundo o posicionamento da Academy of Nutrition and Dietetics, Dietitians of Canada e do American College of Sports Medicine: Nutrition and Athletic Performance, aqueles que já se alimentam dessa maneira, saudável e de forma equilibrada, não devem ter que fazer grandes ajustes na sua alimentação para se adequar a uma dieta desportiva, sendo a diferença fundamental quantidades adicionais de fluidos, para repor as perdas no suor, e quantidades adicionais de energia, para abastecer o corpo em função dos desgastes com os exercícios físicos.

Na última década houve um aumento expressivo no número de publicações, artigos científicos, revisões, consensos e posicionamentos na área da nutrição esportiva. Percebemos que o assunto é interessante, gera muitas dúvidas e que o bom senso é sempre muito bem-vindo. Há uma frase clássica do professor Ronald Maughan: *"Some supplements work for some people some of the time. Many supplements don't work for anybody any of the time."* ("Alguns suplementos funcionam para algumas pessoas, algumas vezes. Muitos suplementos não funcionam para ninguém nunca.") O recado implícito nessa afirmação é que as indicações de suplementação são precisas e para uma determinada população. Apesar de existirem no mercado milhares de suplementos à venda nas prateleiras, poucos são aqueles que efetivamente têm evidência científica e que comprovem as alegações e promessas sugeridas nos rótulos de suas embalagens. Além disso, como mencionado, o benefício dos nutrientes está em sua combinação, na forma de alimento, e não no consumo de nutrientes de maneira isolada, salvo situações muito particulares e específicas.

Adotar um padrão saudável não é meramente uma questão de escolhas individuais, e muitos fatores podem influenciar positiva ou negativamente tais escolhas. Morar em bairros onde há feiras e mercados pode facilitar o consumo de frutas, verduras e legumes de boa qualidade, tornando factível a adoção de padrões saudáveis de alimentação; entretanto, os custos mais elevados dos alimentos *in natura versus* os prontos para o consumo, a necessidade de se fazerem refeições em locais onde não são oferecidas opções saudáveis de alimentação e mudanças culturais em relação aos processos de cozinhar (em casa) e comer (em família ou com amigos, sentados à mesa *versus* refeições rápidas, às pressas, com o olhar fixo em *tablets* e celulares) podem ser uma barreira nesse sentido e, ao mesmo tempo, uma oportunidade para a utilização de substitutos de refeições.

Infelizmente, o que deveria ser a "cereja do bolo" tem sido utilizado por muitos em substituição à alimentação. Perda de peso e/ou ganho de massa muscular são sempre preocupações constantes tanto para atletas como para indivíduos comuns, por isso, a utilização de suplementos soa bastante atrativo para muitos. Nos EUA, local onde muitos brasileiros adquirem seus suplementos, a fiscalização governamental é muito pequena em comparação com os medicamentos. Como afirmou Ross há mais de 15 anos, "apesar de as indústrias terem que submeter informações de novos produtos à FDA (Food and Drug Admnistration), essas informações são muito mais para notificação do que para autorização". Dessa forma, a indústria tem muita liberdade para utilizar um "*marketing* agressivo" em suas alegações.

Uma dieta voltada para atletas requer quantidades adequadas de cada macronutriente: carboidratos como fonte de energia imediata; proteínas para reconstrução e reparo das estruturas às adaptações do treinamento; c lipídios, fornecendo ácidos graxos essenciais, contribuindo para a absorção de vitaminas lipossolúveis, assim como fonte de energia e manutenção da massa corporal.

Os micronutrientes também são de extrema importância. Muitas vias metabólicas utilizadas durante o treinamento e que geram adaptações ao exercício, necessitam dos micronutrientes para um ótimo funcionamento. Atletas que frequentemente fazem restrição energética, que utilizam práticas de perda de peso rápida, que eliminam um ou mais grupos alimentares de sua alimentação ou simplesmente não fazem boas escolhas alimentares podem acabar consumindo quantidades inadequadas de micronutrientes, abrindo espaço para a suplementação, principalmente de cálcio, vitamina D, ferro e alguns antioxidantes. É importante salientar que a suplementação, nesse caso, só é válida para correção de deficiências clinicamente comprovadas.

Desta maneira, existem três possibilidades de comprometimento das adaptações ao exercício físico e do desempenho atlético relacionado com a nutrição (Figura 3.2):

- Balanço energético inadequado
- Desequilíbrio entre macronutrientes (carboidratos, proteínas e lipídios)
- Restrição de micronutrientes.

## POSICIONAMENTO DOS COLÉGIOS AMERICANO E CANADENSE SOBRE NUTRIÇÃO E DESEMPENHO ATLÉTICO

De acordo com o último posicionamento sobre nutrição e desempenho atlético da Academy of Nutrition and Dietetics (AND) do Canadá e do American College of Sports Medicine (ACSM), uma ingestão energética adequada é a base de uma dieta desportiva, pois mantém as funções corporais ideais, determina a capacidade de ingestão de macro e micronutrientes e auxilia na manutenção da composição corporal.

Por meio de questionários e/ou recordatórios alimentares, pode-se estimar a ingestão energética do atleta. Quando há equilíbrio entre a ingestão alimentar (total de energia consumida) e o gasto calórico – soma da taxa metabólica basal (TMB), o efeito térmico do alimento (ETA) e o efeito térmico produzido com a atividade física, obtemos o balanço energético. As necessidades energéticas podem sofrer variações diárias em função do volume e intensidade dos treinos, mas também pela periodização do treinamento ou do ciclo de

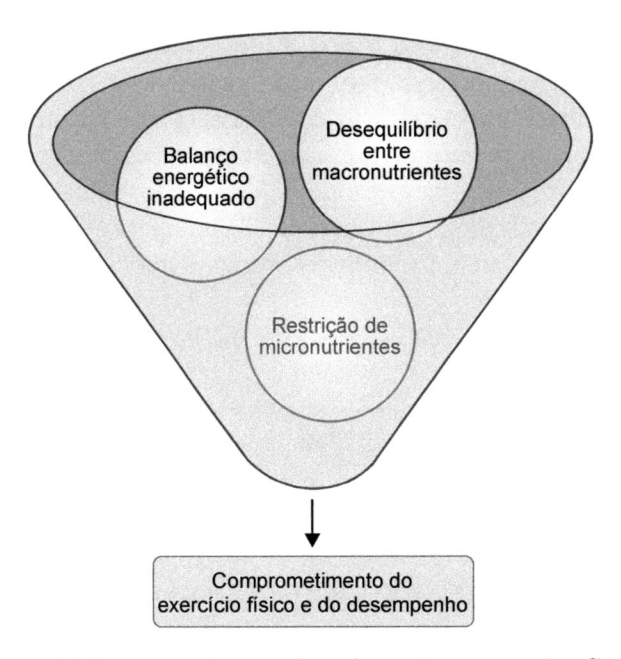

**Figura 3.2** Comprometimento das adaptações ao exercício físico.

competições. Fatores ambientais (mudanças de temperatura excessiva e altitudes elevadas) e de saúde (presença de lesões) também podem interferir positiva ou negativamente nesse sentido.

O reconhecimento das necessidades energéticas é primordial. Dois novos conceitos associados às necessidades energéticas foram estabelecidos e descritos no último posicionamento: disponibilidade energética (*energy availability* [EA]) e deficiência energética relacionada ao esporte (*relative energy deficiency in sports* [RED-S]).

## Disponibilidade energética

Definida como o resultado entre a ingestão alimentar (*energy intake* [EI]) menos o gasto energético produzido pela atividade física (*thermic effect of activity* [TEA]), dividida pela massa livre de gordura (*fat-free mass* [FFM]).

$$EA = \frac{EI - TEA}{FFM}$$

$$\text{Disponibilidade energética} = \frac{\text{Ingestão alimentar} - \text{Gasto com exercício físico}}{\text{Massa livre de gordura}}$$

O resultado seria a quantidade necessária de calorias para o corpo desempenhar todas as suas funções após subtraído o gasto calórico do exercício físico. Os primeiros estudos foram realizados com mulheres e observou-se que valores de 45 kcal/kg de massa livre de gordura/dia foram associados a um balanço energético e saúde ideais, da mesma maneira que uma redução crônica dessa disponibilidade energética, particularmente a valores inferiores a 30 kcal/kg de massa livre de gordura/dia, estava associada a uma variedade de prejuízos às funções corporais (tríade da mulher atleta – diminuição da densidade mineral óssea, risco de amenorreia e transtorno alimentar).

Uma alimentação caloricamente inadequada (menos do que as necessidades diárias) ou excessivamente restrita, um elevado gasto calórico com exercício físico, ou a combinação dos dois, pode levar a baixa disponibilidade energética. Este quadro ainda pode estar associado a distúrbios, má orientação nutricional, perda excessiva de peso de maneira rápida, ou falha em se atingirem as necessidades energéticas durante períodos de treinamento com grandes volumes/intensidades ou em competições.

Exemplo de como calcular a disponibilidade de energia: para um indivíduo com 60 kg de peso corporal, sendo 20% (12 kg) gordura (portanto, FFM de 48 kg), ingestão calórica de 2.400 kcal/dia e gasto calórico adicional do exercício (TEA) de 500 kcal.

## Deficiência energética relacionada com o esporte

Essa expressão foi criada por um grupo de especialistas a convite do Comitê Olímpico Internacional, em substituição à expressão "tríade da mulher atleta", e é considerada mais abrangente e apropriada, principalmente pelo fato de que atletas masculinos também estão envolvidos no contexto. A RED-S – inclui em sua descrição todo o conjunto de complicações fisiológicas observadas em atletas, tanto homens como mulheres, em que há insuficiente ingestão energética para o desempenho das funções fisiológicas corporais já subtraído o gasto calórico do exercício. Especificamente, as consequências para a saúde advindas da RED-S podem afetar negativamente a função menstrual, a saúde óssea, os sistemas endócrino, metabólico, hematológico, do crescimento e desenvolvimento, psicológico, gastrintestinal, cardiovascular e imunológico. O efeito no desempenho do atleta pode incluir queda da resistência, aumento do risco de lesões, fraturas por estresse, diminuição das respostas adaptativas ao treinamento, perda da capacidade de julgamento, perda da coordenação, queda da concentração, irritabilidade, depressão, queda nos estoques de glicogênio e queda na força muscular.

Independentemente da terminologia utilizada, tudo indica que a baixa disponibilidade energética, em ambos os sexos, compromete o desempenho tanto a curto quanto a longo prazo e uma investigação deve ser estabelecida nos casos citados anteriormente. Há evidências de que o aumento da disponibilidade energética possa reverter alguns dos prejuízos às funções fisiológicas. Um estudo com mulheres atletas que apresentavam alterações no ciclo menstrual por um período de 6 meses, tratadas com o aumento da disponibilidade energética (40 kcal/kg massa livre de gordura/dia), tiveram seus ciclos menstruais regularizados após 2,6 meses, em média.

## SUBSTITUTOS DE REFEIÇÕES

Diversos motivos levam atletas e praticantes de atividades físicas a considerar a suplementação necessária para a melhora no desempenho. O crescimento da indústria da suplementação esportiva e a falta de uma boa regulação para a produção e *marketing* podem levar atletas a se tornarem vítimas de propagandas enganosas e afirmações não fundamentadas, sem contar com o risco do consumo de suplementos contaminados por substâncias proibidas e banidas pela World Anti-Doping Agency (WADA).

A prevalência da utilização de suplementos vem crescendo a cada ano e os motivos para a sua utilização incluem: melhora do desempenho e recuperação; melhora ou manutenção da saúde; aumento da energia; como compensadores de dietas pobres em nutrientes; suporte imune; manipulação da composição corporal.

Alguns questionamentos devem ser feitos antes de se consumir qualquer tipo de suplemento (Figura 3.3).

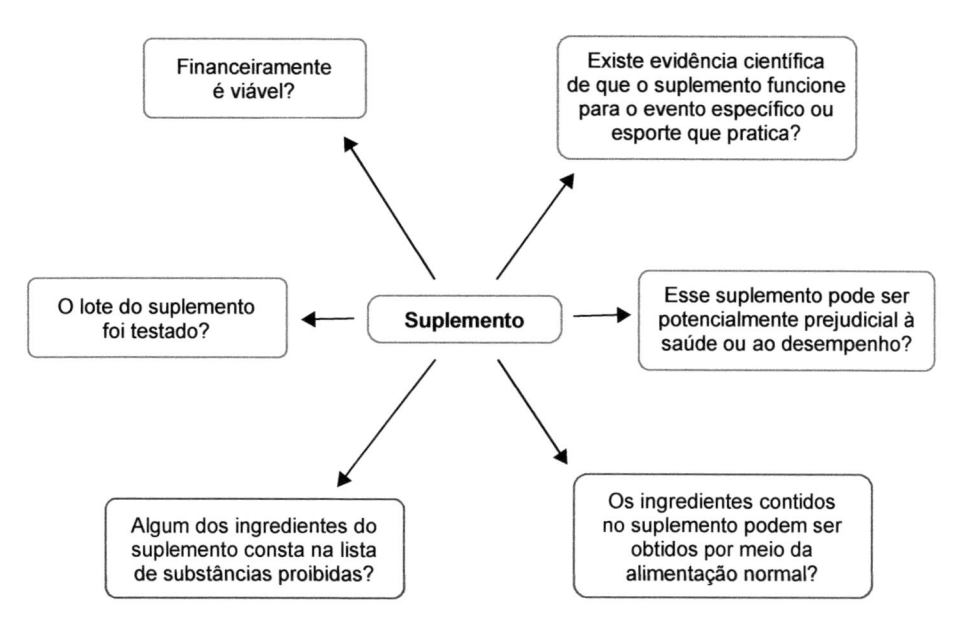

**Figura 3.3** Representação esquemática sobre os questionamentos em relação à utilização dos suplementos.

Infelizmente grande parte dos consumidores de suplementos o fazem por indicação de familiares, amigos, companheiros de equipe, técnicos, internet e revendedores, em vez de nutricionistas esportivos e demais profissionais com conhecimento científico.

A Agência Nacional de Vigilância Sanitária (Anvisa) regulamentou, em março de 1998, o uso e as atribuições legais para a utilização de suplementação alimentar por praticantes de atividades físicas, visando à proteção à saúde da população e à necessidade de fixar a identidade e as características mínimas de qualidade a que devem obedecer tais produtos. Acesso à portaria Anvisa pode ser feito pelo *link*: http://portal.anvisa.gov.br/documents/33864/284972/portaria_222.pdf/275752cc-5f68-4b80-97ce-19e95ce1e44b.

Nessa categoria, encontram-se os substitutos de refeições: produtos com quantidade de calorias bem definida, fortificados ou não com vitaminas e minerais, utilizados para substituir uma ou mais refeições por dia, permitindo que o indivíduo mantenha uma dieta adequada (Tabela 3.1 e Figura 3.4). Sua apresentação pode ser líquida, em barra ou em pó. Utilizados como estratégia de apoio nas dietas de restrição calórica para emagrecimento, auxiliam na aderência inicial ao programa de manutenção de peso corporal por facilitarem o controle das porções e ajudarem no desafio das escolhas alimentares. Entretanto, uma revisão sistemática realizada em 2011 mostrou que os resultados a longo prazo (> 1 ano) foram inconclusivos, sugerindo a realização de mais estudos controlados.

**Tabela 3.1** Comparação de normas e regulamentos para substituições de refeição em vários mercados ao redor do mundo.

| | Codex | Austrália | Brasil | Canadá | Chile | União Europeia | US & China |
|---|---|---|---|---|---|---|---|
| **Energia** | 200 a 400 kcal | ≥ 200 kcal | 200 a 400 kcal | ≥ 225 kcal | 200 a 400 kcal | ≥ 200 a 250 kcal | Nenhum(a) |
| **Proteína** | 25 a 50% do total; ≤ 125 g/dia | ≥ 12 g | 25 a 50% do total; ≤ 125 g/dia | 20 a 40% do total | 25 a 50% do total; ≤ 125 g/dia | 25 a 50% do total | Nenhum(a) |
| **Gordura** | ≤ 30% do total | Nenhum(a) | ≤ 30% do total | ≤ 35% do total | ≤ 30% do total | ≤ 30% do total | Nenhum(a) |
| **Gordura do ácido linoleico** | ≥ 3% da energia total do ácido linoleico | Nenhum(a) | ≥ 3% da energia total do ácido linoleico | ≥ 3% do total | ≥ 3% da energia total do ácido linoleico | ≥ 1 g | Nenhum(a) |
| **Razão entre ácido linoleico e ácido linolênico** | Nenhum(a) | Nenhum(a) | Nenhum(a) | Nenhum(a) | Nenhum(a) | Nenhum(a) | Nenhum(a) |
| **Vitaminas** | 33 a 25% do valor de referência da RDA | Mín. específico indicado | Mín. específico indicado | Mín. específico indicado | Mín. específico indicado | ≥ 30% NRV | Nenhum(a) |
| **Minerais** | 33 a 25% do valor de referência da RDA | Mín. específico indicado | Mín. específico indicado | Mín. específico indicado | Mín. específico indicado | ≥ 30% NRV com limitação específica: Na & K sem limite mínimo: F, Cr, Cl, Mo. | Nenhum(a) |
| **Aminoácidos essenciais** | Nenhum(a) | Nenhum(a) | Nenhum(a) | Nenhum(a) | Nenhum(a) | Sim (WHO, 1995) | Nenhum(a) |

NRV: *nutrient reference values*; RDA: *recommended dietary allowance* (ingestão dietética recomendada).
Adaptada de Shao, 2017.

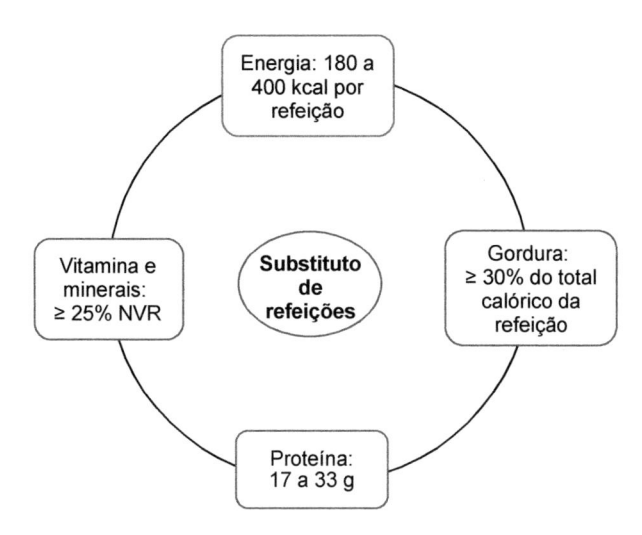

**Figura 3.4** Substituto de refeições. NVR: *nutrient reference values*. (Adaptada de Shao, 2017.)

Algumas revisões e metanálises foram elaboradas, comparando-se o gerenciamento do peso utilizando como uma das estratégias os substitutos de refeições (Figura 3.5). Entretanto, apesar de os resultados terem sido favoráveis, a interpretação dessas conclusões deve ser vista com cautela, em função de possibilidade de viés de publicação (a seleção dos estudos não ficou clara, assim como a presença de conflito de interesse dos autores, com vínculo empregatício nas indústrias de substitutos de refeições ou estudos patrocinados pela indústria) e a heterogeneidade significativa entre os estudos incluídos.

Em 1999/2000, um estudo realizado na Alemanha avaliou os efeitos metabólicos e de peso corporal após restrição dietética com ou sem substitutos de refeições, pelo período de 12 semanas, seguido por 4 anos cm que todos os participantes substituíram uma refeição e um lanche respectivamente por substituto comercialmente disponível. Além da perda de peso, ambos os grupos apresentaram melhoras significativas na glicemia e insulina ($p < 0,001$); entretanto, apenas o grupo que iniciou a pesquisa com a estratégia de substituir duas refeições e dois lanches diariamente apresentou melhora significativa na concentração de triacilgliceróis e nos níveis de pressão arterial sistólica, em comparação com os valores basais ($p < 0,001$) (Figura 3.6).

Em 2014, um grande estudo (*The Look AHEAD Study*) publicado nos EUA avaliou a perda de peso intencional na morbimortalidade cardiovascular de 5.145 adultos (45 a 76 anos), com sobrepeso/obesidade (IMC $\geq$ 25 kg/m²) e diabetes tipo 2. Estes foram divididos, aleatoriamente, em dois grupos (*Intervenção Intensa no Estilo de Vida [ILI]* e *Suporte e Educação para Diabetes [DSE]*) e acompanhados pelo período de 8 anos (Figuras 3.7 e 3.8).

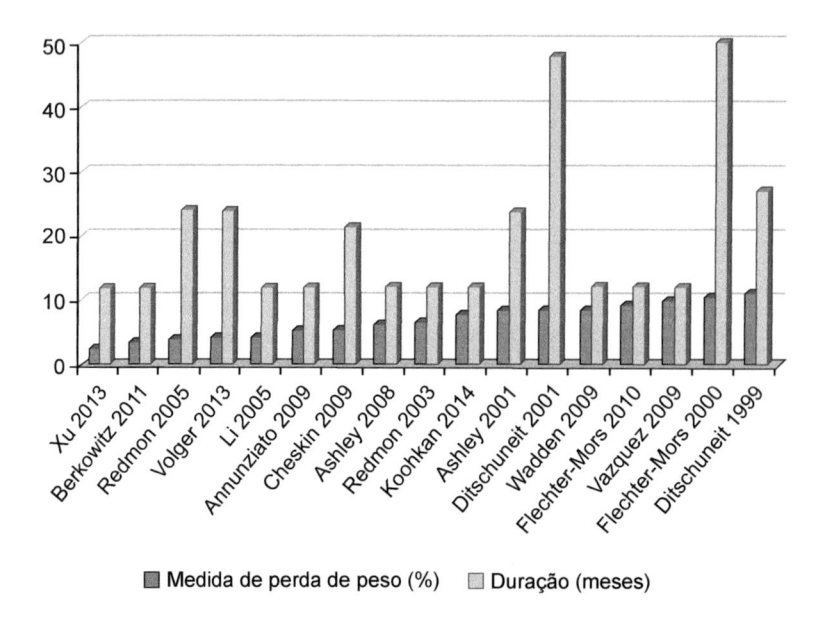

**Figura 3.5** Ensaios randomizados controlados com duração de mais de 1 ano sobre perda de peso e manutenção, envolvendo substituição de refeição. (Adaptada de Shao, 2017.)

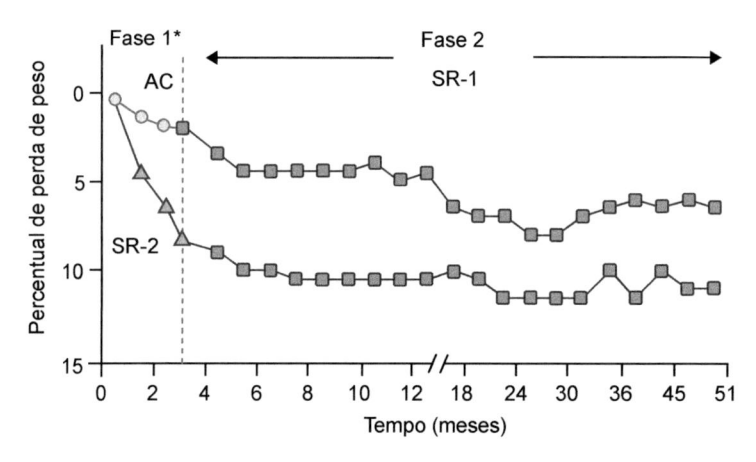

**Figura 3.6** Evolução do peso (%) em 100 pacientes com IMC > 25 ou < 40 kg/m². AC: alimento convencional; SR-1: substituição de 1 refeição + 1 lanche/dia; SR-2: substituição de 2 refeições + 2 lanches/dia. *Com base em uma dieta de 1.200 a 1.500 kcal/dia. (Adaptada Flechtner-Mors *et al.*, 2000; Ditschuneit *et al.*, 1999.)

No ILI, grupo em que a intervenção do estilo de vida foi abrangente, os participantes foram orientados por nutricionistas, psicólogos e especialistas em exercícios. Participaram de terapia comportamental cognitiva, incorporaram elementos de resolução de problemas e entrevistas motivacionais (Tabela 3.2). Foram ainda encorajados a substituírem duas refeições e um lanche diariamente por substitutos de refeições (líquidas e barras) nos primeiros 4 meses, e uma refeição e um lanche até o final do estudo (8 anos).

No grupo DSE, a frequência das reuniões foi bem menor, apenas três durante o primeiro ano e em grupo. Foram discutidos dieta, atividade física e suporte social, respectivamente. As sessões ofereceram apenas informações e não foram elaboradas estratégias comportamentais específicas para aderir à dieta e recomendações de atividade física. Nos anos 5 a 8, foi fornecida uma dessas sessões por ano e os participantes que desejassem mais ajuda na perda de peso foram encaminhados para seus médicos de família, que foram livres para recomendar quaisquer intervenções que considerassem apropriadas.

Os autores concluíram que, embora não tenha havido diferença significativa entre os grupos com relação a morbimortalidade cardiovascular, a perda de peso produzida pela intervenção no estilo de vida foi clinicamente significativa (ver Figuras 3.7 e 3.8 e Tabela 3.2), devendo ser utilizada como estratégia para administrar outras comorbidades relacionadas com a obesidade. Entretanto, quando analisamos o comportamento do controle de peso entre os participantes do grupo ILI que mantiveram a perda de peso $\geq$ 10% alcançada no 1º ano *versus* os que recuperaram o peso inicial, vimos que o os substitutos de refeições não tiveram influência significativa nos resultados (Tabelas 3.3 e 3.4).

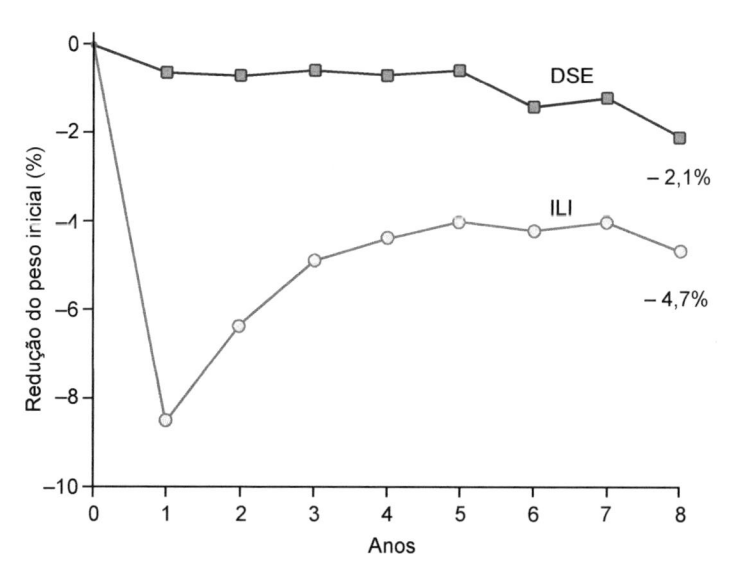

**Figura 3.7** Acompanhamento de perdas médias de peso ($\pm$ EP) ao longo de 8 anos para participantes aleatoriamente atribuídos a uma intervenção intensiva de estilo de vida (ILI) ou suporte e educação para diabetes (DSE, grupo de cuidados habituais) $p < 0,001$. (Adaptada de LAR, 2014.)

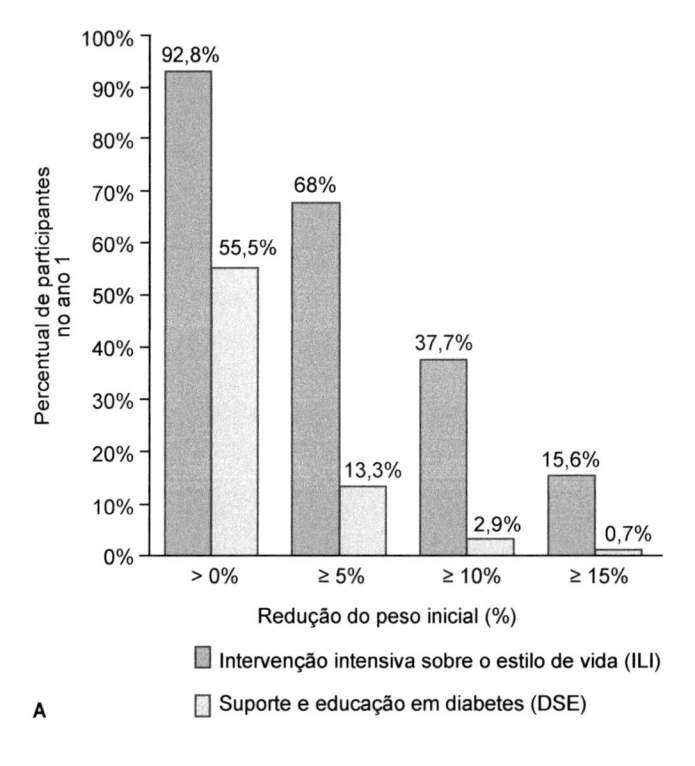

A

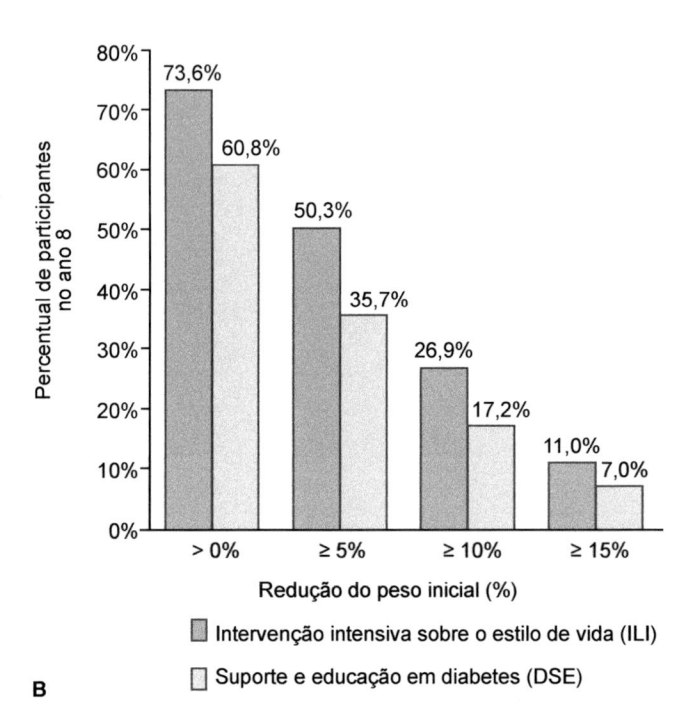

B

**Figura 3.8** Porcentagem de participantes nos grupos ILI e DSE que alcançaram diferentes perdas de peso no ano 1 (**A**) e no ano 8 (**B**). (Adaptada de LAR, 2014.)

**Tabela 3.2** Características do acompanhamento do grupo ILI.

| ILI | Frequência das visitas no local | Formato de sessões de tratamento | Meta de perda de peso | Objetivo de atividade | Características especiais |
|---|---|---|---|---|---|
| **Fase I** | | | | | |
| Meses 1 a 6 | Semanal | 3 grupos, 1 indivíduo | Perder ≥ 10% do peso inicial | Exercício ≥ 175 min/semana por 6 meses | Caixa de ferramentas de tratamento |
| Meses 7 a 12 | 3 vezes/mês | 2 grupos, 1 indivíduo 2 grupos, 1 indivíduo | Continuação de perda ou manutenção de peso | Aumentar min/semana de atividade; objetivo de 10.000 passos/dia | Opções avançadas de caixa de ferramentas; orlistate |
| **Fase II** | | | | | |
| Anos 2 a 4 | Mínimo de 1/mês | 1 pessoa com um mínimo de 1 contato adicional por telefone, correio ou *e-mail* | Manutenção de peso, aumento de peso reverso à medida que ocorre | Manter altos níveis de atividade física | Grupos de atualização para reverter o ganho de peso; campanhas nacionais em 16 centros |
| **Fase III** | | | | | |
| Ano 5 + | Recomendado mensalmente | Individual | Prevenção do aumento de peso | Prevenção da inatividade | Grupos de atualização; campanhas; grupos abertos |

Adaptada de LAR, 2014.

Os substitutos de refeições também têm a sua aplicação no esporte. Especialistas da área na Austrália utilizam uma classificação ABCD, na qual alimentos e suplementos esportivos são distribuídos com base nas evidências científicas e outras considerações práticas, para determinar se o produto é seguro, legal e efetivo na melhora do desempenho, sem causar risco de violação às regras *antidoping*. A categoria "A", na qual os substitutos de refeições se inserem, inclui produtos indicados para uso em situações específicas no esporte, utilizando-se protocolos baseados em evidência. Tais produtos devem ser utilizados para fornecer nutrientes de forma prática, quando o seu consumo por meio da alimentação seja impraticável.

## Visão geral

Ricos em carboidratos, proteínas e com baixo teor de gorduras (pó ou líquidos), os substitutos são consumidos misturados com água ou leite. Fornecem energia e uma suplementação rica em nutrientes, pois geralmente são fortificados com uma gama de vitaminas e minerais.

**Tabela 3.3** Relatórios dos participantes de ILI e DSE sobre sua atividade física, restrição de calorias e outros comportamentos de controle de peso.

| Variável | Linha de base | | | Ano 1 | | | Ano 4 | | | Ano 8 | | |
|---|---|---|---|---|---|---|---|---|---|---|---|---|
| | ILI | DSE | Valor $p$ | ILI | DSE | Valor $p$ | ILI | DSE | Valor $p$ | ILI | DSE | Valor $p$ |
| Atividade física (kcal/semana) | 859,5 ± 31,9 | 862,4 ± 34,3 | 0,376 | 1.737,8 ± 47,6 | 968,9 ± 40,9 | < 0,001 | 1.245,4 ± 43,2 | 974,7 ± 36,0 | < 0,001 | 1.040,2 ± 35,3 | 853,2 ± 27,3 | 0,001 |
| Aumento do exercício (nº semana/ano) | 10,3 ± 0,3 | 10,1 ± 0,3 | 0,696 | 35,6 ± 0,4 | 12,2 ± 0,4 | < 0,001 | 13,8 ± 0,4 | 10,2 ± 0,4 | < 0,001 | 10,9 ± 0,4 | 8,7 ± 0,4 | < 0,001 |
| kcal reduzida (nº semana/ano) | 8,8 ± 0,3 | 9,3 ± 0,3 | 0,222 | 40,1 ± 0,4 | 12,6 ± 0,4 | < 0,001 | 21,0 ± 0,4 | 12,1 ± 0,4 | < 0,001 | 17,9 ± 0,4 | 11,0 ± 0,4 | < 0,001 |
| Redução de gordura (nº semana/ano) | 12,6 ± 0,4 | 12,8 ± 0,4 | 0,627 | 41,2 ± 0,4 | 16,4 ± 0,4 | < 0,001 | 24,4 ± 0,5 | 16,2 ± 0,5 | < 0,001 | 20,8 ± 0,5 | 14,1 ± 0,5 | < 0,001 |
| Substituições de refeições (nº semana/ano) | 1,6 ± 0,1 | 1,6 ± 0,1 | 0,720 | 39,0 ± 0,3 | 3,5 ± 0,3 | < 0,001 | 24,3 ± 0,4 | 2,0 ± 0,4 | < 0,001 | 17,2 ± 0,4 | 1,8 ± 0,4 | < 0,001 |
| **Peso monitorado** | | | | | | | | | | | | |
| Semanal, N (%) | 1.041 (40,5) | 1.052 (40,9) | 0,798 | 2.290 (91,1) | 1.085 (43,7) | < 0,001 | 1.769 (73,1) | 1.045 (43.5) | < 0,001 | 1.555 (67,2) | 1.027 (45,1) | < 0,001 |
| Diário, N (%) | 301 (11,7) | 318 (12,3) | 0,479 | 1.162 (46,2) | 318 (12,8) | < 0,001 | 822 (34,0) | 315 (13,1) | < 0,001 | 754 (32,6) | 319 (14,0) | < 0,001 |

**Tabela 3.4** Comportamentos de controle de peso no ano 8 entre os participantes de *Intervenção Intensa no Estilo de Vida* que mantiveram (N = 324) *versus* recuperaram (N = 117) seu percentual de perda de peso ≥ 10%, alcançada no ano 1.

| | Ano 8 – mudança de peso | | |
|---|---|---|---|
| Comportamento no ano 8 | Mantidos ≥ 10% perda | Ganho acima do peso basal | Valor p |
| Atividade física (kcal/semana) | 1.471,9 ± 121,2 | 799,9 ± 100,9 | 0,001 |
| kcal reduzida (nº semana/ano) | 20,4 ± 1,4 | 11,9 ± 2,1 | < 0,001 |
| Redução de gordura (nº semana/ano) | 24,2 ± 1,5 | 15,6 ± 2,2 | < 0,001 |
| Aumento do exercício (nº semana/ano) | 12,9 ± 1,3 | 8,2 ± 1,8 | 0,013 |
| Substituições de refeições (nº semana/ano) | 22,8 ± 2,0 | 17,3 ± 2,9 | 0,072 |
| **Peso monitorado** | | | |
| Semanal, N (%) | 262 (82,4) | 81 (69,8) | 0,001 |
| Diário, N (%) | 152 (47,8) | 33 (28,4) | < 0,001 |

Adaptada de LAR, 2014.

## Produtos e protocolos

Existe uma gama de substitutos de refeições líquidos disponíveis no mercado (Tabela 3.5). As características que os diferem incluem: quantidade e tipo de macronutrientes (proteína e carboidratos, gorduras e fibras), sabores, enriquecidos com vitaminas e minerais, e a presença de outros "ingredientes ativos". Podem ser usados como líquido pronto a beber, misturado como bebida de ingrediente único com leite ou água, ou adicionado a uma bebida multi-ingrediente (p. ex., *smoothie* ou *milk-shake*).

Quando usado para alcançar objetivos de nutrição esportiva, podem melhorar as adaptações ao treinamento e os resultados da competição.

## Situações para uso no esporte

Os substitutos podem ser usados em vários cenários, para fornecer de forma prática energia e mistura de macronutrientes (Figura 3.9):

- Após as principais sessões de treinamento ou competição, para fornecer quantidades direcionadas de proteínas e carboidratos, promovendo simultaneamente reparo, adaptação e reabastecimento:
  - Treinamento de resistência
  - Sessões de treinos prolongados e de alta intensidade
  - Eventos espotivos ou competições extenuantes
- Situações que requeiram consumo de energia (macronutrientes) sem a necessidade de preparar ou ingerir alimentos ou refeições adicionais:
  - Programa para aumentar a massa corporal magra
  - Cargas de treinamento pesado
  - Estirão do crescimento
  - Supressão do apetite

**Tabela 3.5** Composição nutricional de uma variedade de suplementos de refeição líquidos disponíveis na Austrália.

| Suplementos de refeições líquidos | Porção | Sabor | Energia (kcal) | Proteína (g) | Carboidrato (g) | Gordura (g) | Cálcio (mg) | Ferro (mg) | Fibra (g) |
|---|---|---|---|---|---|---|---|---|---|
| **Suplementos em pó** | | | | | | | | | |
| PowerBar® Protein Plus | 65 g em pó + 200 mℓ de leite desnatado | Chocolate | 314 | 22 | 54 | 0 | 658 | 5 | 0 |
| PowerBar® Protein Plus | 65 g em pó + água | Chocolate | 244 | 15 | 44 | 0 | 400 | 5 | 0 |
| Sustagem® Sport | 65 g em pó + 200 mℓ de água | Chocolate, baunilha | 225 | 15 | 39 | 1 | 400 | 6 | 0 |
| Ensure® | 45 g em pó + 200 mℓ de água | Baunilha | 200 | 8 | 26 | 6 | 201 | 2 | 2 |
| **Suplementos prontos para beber** | | | | | | | | | |
| Gatorade® G Series Recovery | Garrafa com 500 mℓ | Frutas vermelhas, lima-limão | 75 | 16 | 14 | 0 | 100 | 0 | 0 |
| Sustagen® | 250 mℓ tetra | Chocolate holandês | 250 | 12,5 | 41,2 | 3,7 | 400 | 3 | 0 |
| **Leite convencional aromatizado tratado com UHT** | | | | | | | | | |
| Up & Go® | 250 mℓ tetra | Chocolate, baunilha, banana, morango | 190 | 9 | 28 | 4 | 285 | NA | 4 |
| So Good® | 250 mℓ tetra | Chocolate e baunilha | 150 | 8 | 21 | 4 | 300 | NA | 0 |

UHT: *ultra high temperature*. Adaptada de Goverment A-A and comission AS, 2014.

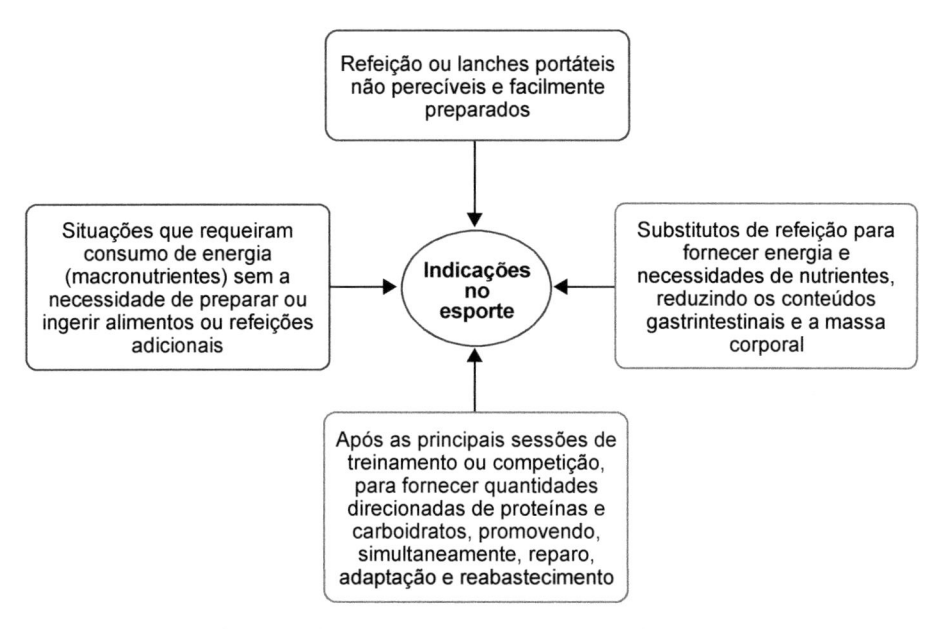

**Figura 3.9** Indicações dos suplementos e substitutos de refeições no esporte.

- Substitutos de refeição para fornecer energia e necessidades de nutrientes, reduzindo os conteúdos gastrintestinais e a massa corporal:
  - Plano de refeição de baixo teor de resíduo para ganho de peso ou redução de massa corporal antes da competição
  - Plano de refeições com baixo teor de resíduos a fim de reduzir a necessidade de evacuações no dia do evento
  - Refeição pré-evento para atletas com alto risco de transtorno gastrintestinal
- Refeição ou lanches portáteis, não perecíveis e facilmente preparados:
  - Ambientes com facilidades mínimas para preparação/armazenamento de alimentos
  - Viajar para países com disponibilidade inadequada ou de difícil acesso, ou ainda onde a higiene dos alimentos possa ser uma preocupação
  - Viajar para destinos interestaduais/internacionais sem violar os regulamentos aduaneiros. Nota: isto deve ser verificado antes da partida. As formulações em pó podem ser preferidas quando for importante reduzir o peso da bagagem ou a fim de cumprir as restrições de transporte de líquidos durante as viagens aéreas.

## PREOCUPAÇÕES ASSOCIADAS AO USO DE SUPLEMENTO E CONSIDERAÇÕES FINAIS

Os substitutos de refeições podem ser frequentemente usados em excesso, levando a uma substituição inadequada de uma alimentação balanceada e a uma dependência excessiva de uma alternativa cara. A sua utilização deve ser precisa e pontual, não devendo substituir uma alimentação balanceada, composta por alimentos de alto valor biológico. As fontes de alimentos sempre devem ser consideradas como a primeira opção para refeições e lanches.

Outro problema associado ao seu uso é que a forma compacta dos compensadores alimentares pode levar ao excesso de consumo energético e aumento de peso indesejado. Além disso, o produto livre de lactose deve ser escolhido quando o atleta for intolerante à lactose.

A estratégia de redução de peso com baixo teor de resíduo pode não ser efetiva se o atleta já estiver restringindo a ingestão dietética e reduzindo os conteúdos gastrintestinais. Os atletas devem sempre procurar o aconselhamento de um profissional (médico ou nutricionista), especializado em nutrição esportiva, antes de desenvolverem estratégias dietéticas.

O consumidor também deve sempre estar atento à correta forma de preparo do produto. O não cumprimento das instruções para a preparação do substituto pode produzir uma bebida que não alcance o perfil de energia e nutrientes necessários para atingir um objetivo dietético específico.

## BIBLIOGRAFIA

Brasil. Ministério da Saúde. Guia Alimentar para a População Brasileira. 2ª edição. Brasília: MS, 2014.

Ditschuneit HH, Flechtner-Mors M, Johnson TD et al. Metabolic and weight-loss effects of a long-term dietary intervention in obese patients. Am J Clin Nutr. 1999; 69(2):198-204.

Flechtner-Mors M, Ditschuneit HH, Johnson TD et al. Metabolic and weight loss effects of long-term dietary intervention in obese patients: four-year results. Obes Res. 2000; 8(5):399-402.

Government A-A, Comission AS. AIS Australian Sports Supplement Program 2000-2013. Disponível em: http://ausport.gov.au/ais/nutrition/supplements.

Guebels CP, Kam LC, Maddalozzo GF et al. Active women before/after an intervention designed to restore menstrual function: resting metabolic rate and comparison of four methods to quantify energy expenditure and energy availability. Int J Sport Nutr Exerc Metab. 2014; 24(1):37-46.

Heymsfield SB, van Mierlo CA, van der Knaap HC et al. Weight management using a meal replacement strategy: meta and pooling analysis from six studies. Int J Obes Relat Metab Disord. 2003; 27(5):537-49.

Look Ahead Research Group (LAR). Eight-year weight losses with an intensive lifestyle intervention: the look AHEAD study. Obesity (Silver Spring). 2014; 22(1):5-13.

Outram S, Stewart B. Doping through supplement use: a review of the available empirical data. Int J Sport Nutr Exerc Metab. 2015; 25(1):54-9.

Rodriguez NR, Di Marco NM, Langley S et al. American College of Sports Medicine position stand. Nutrition and athletic performance. Med Sci Sports Exerc. 2009; 41(3):709-31.

Scott HA, Gibson PG, Garg ML et al. Determinants of weight loss success utilizing a meal replacement plan and/or exercise, in overweight and obese adults with asthma. Respirology. 2015; 20(2):243-50.

Shao A. Role of meal replacements on weight management, health and nutrition. In: Waisundara V, Shiomi N (eds). Superfood and functional food – an overview of their processing and utilization. Chap. 12. Rijeka: InTech; 2017.

Thomas DT, Erdman KA, Burke LM. Position of the Academy of Nutrition and Dietetics, Dietitians of Canada, and the American College of Sports Medicine: Nutrition and Athletic Performance. J Acad Nutr Diet. 2016; 116(3):501-28.

# Capítulo 4

# Suplementos Tamponantes

Marcus Vinicius Lucio dos Santos e Ronaldo Vagner Thomatieli dos Santos

## INTRODUÇÃO

O exercício físico representa um desafio ao organismo. De acordo com a intensidade de sobrecarga, a homeostase é quebrada e, para atender à demanda imposta pela maior necessidade de produção de energia, substratos e oxigênio devem ser disponibilizados. Ao mesmo tempo, remover metabólitos considerados tóxicos aos tecidos é fundamental para garantir o bom funcionamento celular. Para tanto, alterações fisiológicas e bioquímicas acontecem, resultando em maior disponibilidade de glicose e ácidos graxos e reordenamento das vias de utilização desses substratos para a produção de energia.

Durante o exercício moderado, a liberação de hormônios lipolíticos associada à demanda maior por energia faz com que as vias aeróbias de produção de energia sejam predominantes, tendo as vias oxidativas e a cadeia transportadora de elétrons papel fundamental na execução dos exercícios moderados por períodos prolongados. Por outro lado, quando a intensidade do exercício aumenta a ponto de as vias aeróbias não serem capazes de suprir a maior demanda por energia em curto espaço de tempo, as vias anaeróbias passam a ter papel crucial na síntese de novas moléculas de adenosina trifosfato (ATP). Por conseguinte, cresce a importância da glicólise, que produz elevada quantidade de ATP a despeito de este ser fruto dos estoques endógenos de glicogênio e glicose e, portanto, limitados.

A realização de um exercício com intensidade elevada exige mais hidrólise de ATP que, conjuntamente com a maior atividade da via glicolítica, resulta em diminuição no pH muscular e, consequentemente, risco de acidose metabólica. Apesar de alguns efeitos benéficos ao metabolismo muscular, a acidose metabólica no músculo esquelético tem sido classicamente associada à fadiga e à piora do desempenho. A causa mais aceita para a diminuição do pH muscular durante o exercício é o desequilíbrio entre a liberação de $H^+$ e a capacidade de tamponá-lo ou removê-lo.

Como defesa contra a diminuição do pH, o organismo ativa o sistema de tamponamento que inclui principalmente o bicarbonato de sódio, mas também aminoácidos, hidrólise de fosforilcreatina e outros. Os prótons responsáveis pela diminuição do pH também podem ser removidos do citoplasma. Em tese, quando esses mecanismos são suficientes, o pH fica em margem aceitável, sem risco de prejuízo para o desempenho; todavia, quando a produção de $H^+$ é maior que a capacidade de remoção a partir do músculo ou de tamponamento, a acidez pode ocorrer. Nessas condições tem sido sugerido que intervenções nutricionais possam desempenhar um papel de tamponamento, auxiliando os sistemas endógenos. Estudos clássicos indicam a importância da suplementação com bicarbonato ou citrato de sódio. Estudos mais recentes têm apontado, também, para a utilização da beta-alanina e do lactato de sódio e de cálcio, todos discutidos neste capítulo.

## BETA-ALANINA

A beta-alanina (BA) é um aminoácido não essencial e não proteogênico produzido no fígado, a partir do metabolismo de degradação da uracila. Outra forma de obtenção da BA é por meio da alimentação (fontes de proteína animal) ou pela suplementação nutricional. Há alguns anos, a utilização deste suplemento vem sendo estudada e ganhando destaque por conta da sua capacidade de maximizar a síntese de carnosina, um dipeptídio responsável pelo tamponamento do $H^+$ intramuscular.

A síntese da carnosina é mediada por uma enzima chamada carnosina sintetase, unindo dois aminoácidos, a BA e a L-histidina, sendo a ação desta enzima um dos principais fatores limitantes para a produção de carnosina. A maior parte da carnosina no organismo encontra-se no músculo esquelético, embora existam pequenas quantidades presentes em outros sítios, tais como sistema nervoso central.

O músculo não é capaz de absorver carnosina diretamente da corrente sanguínea, além disso, uma vez que as quantidades de BA são menores no músculo esquelético em comparação com as concentrações de L-histidina, propõe-se que a síntese desse dipeptídio seja limitada essencialmente pela disponibilidade de BA e pela atividade da enzima carnosina sintetase. Assim, a suplementação com BA é capaz de elevar a concentração de carnosina intramuscular em ambas fibras dos tipos I e II.

Neste sentido, recentes trabalhos vêm demonstrando a eficácia da BA para melhora do desempenho em inúmeras modalidades esportivas, notadamente aquelas cuja execução da tarefa ocorre em elevada intensidade de esforço. No que concerne ao seu efeito ergogênico, elenca-se, principalmente, sua capacidade de tamponamento de íons de $H^+$, regulação de cálcio ou a combinação destes mecanismos. Alguns autores apontam que a carnosina seria a primeira linha de defesa contra as mudanças locais de pH oriundas do desequilíbrio acidobásico. Seu efeito de tamponamento se dá pela presença do anel imidazol (presente na L-histidina) em sua estrutura, um alcaloide com p$K$a de 6,83. Este anel, com característica alcalina, pode captar $H^+$ do meio intracelular.

O efeito ergogênico da BA é inerente ao tempo de realização do exercício físico. Em recente metanálise publicada em 2012 por Hobson *et al.*, os autores estratificaram as seguintes durações: exercícios físicos < 60 segundos, entre 60 e 240 segundos e > 240 segundos. Em modalidades com duração inferior a 60 segundos, não há efeito da suplementação, enquanto em modalidades realizadas entre 60 até 240 segundos o efeito da suplementação é observado. Já em modalidades com duração superior a 240 segundos, embora haja efeito ergogênico, este é menos proeminente em comparação a modalidades com duração entre 60 e 240 segundos. Portanto, seu efeito no desempenho esportivo será mais efetivo em exercícios realizados entre 1 e 4 minutos, período em que as fontes anaeróbias para ressíntese de ATP são mais importantes. Por outro lado, Saunders *et al.* (2017) sugeriram que há diversos fatores controversos sobre o efeito ergogênico da BA, dentre eles o tipo e a duração do exercício, além da população estudada. Além disso, os autores mostraram que o efeito ergogênico da BA é substancial no exercício físico realizado entre 30 segundos e 10 minutos, não sendo verificado efeito no desempenho em exercícios físicos com tempo de duração inferir a 30 segundos.

Em 2007, no clássico trabalho de Hill *et al.*, os autores investigaram os efeitos da suplementação de BA em dois grandes blocos (4 a 10 semanas). Inicialmente, 25 homens (25 a 29 anos) que praticavam exercício de forma recreacional foram divididos em dois grupos, sendo 13 indivíduos no grupo BA e 12 no grupo placebo (maltodextrina). Durante as primeiras 4 semanas o protocolo de suplementação foi estabelecido da seguinte maneira: 4 g/dia durante os primeiros 7 dias; 4,8 g/dia na segunda semana, 5,6 g/dia na terceira semana e, finalmente, 6,4 g/dia na última semana. No segundo bloco (5ª a 10ª semana), os voluntários consumiram 6,4 g/dia. A Tabela 4.1 mostra o protocolo de suplementação feito ao longo do dia.

É importante notar que, para que se obtenham os efeitos ergogênicos da suplementação de BA, o consumo deve ser feito de forma crônica, ao longo do dia e semanas (Figura 4.1). Além disso, para realização deste tipo de protocolo na prática clínica, o esportista/atleta em questão deverá ser disciplinado, uma vez que exigirá necessidade de adaptação ao consumo da suplementação. Para tanto, o nutricionista deverá orientá-lo sobre o método de uso da BA.

**Tabela 4.1** Protocolo de suplementação feito ao longo do dia.

| Semana | 09:00 | 10:00 | 11:00 | 12:00 | 15:00 | 16:00 | 17:00 | 18:00 | Qtd/dia |
|---|---|---|---|---|---|---|---|---|---|
| 1 | 800 mg | 400 mg | 400 mg | 400 mg | 800 mg | 400 mg | 400 mg | 400 mg | 4,0 g |
| 2 | 800 mg | 400 mg | 400 mg | 800 mg | 800 mg | 400 mg | 400 mg | 800 mg | 4,8 g |
| 3 | 800 mg | 400 mg | 800 mg | 800 mg | 800 mg | 400 mg | 800 mg | 800 mg | 5,6 g |
| 4 | 800 mg | 800 mg | 800 mg | 800 mg | 800 mg | 800 mg | 800 mg | 800 mg | 6,4 g |
| 5 a 10 | 800 mg | 800 mg | 800 mg | 800 mg | 800 mg | 800 mg | 800 mg | 800 mg | 6,4 g |

(Momentos de consumo)

mg: miligramas; Qtd: quantidade. (Fonte: Hill *et al.*, 2007.)

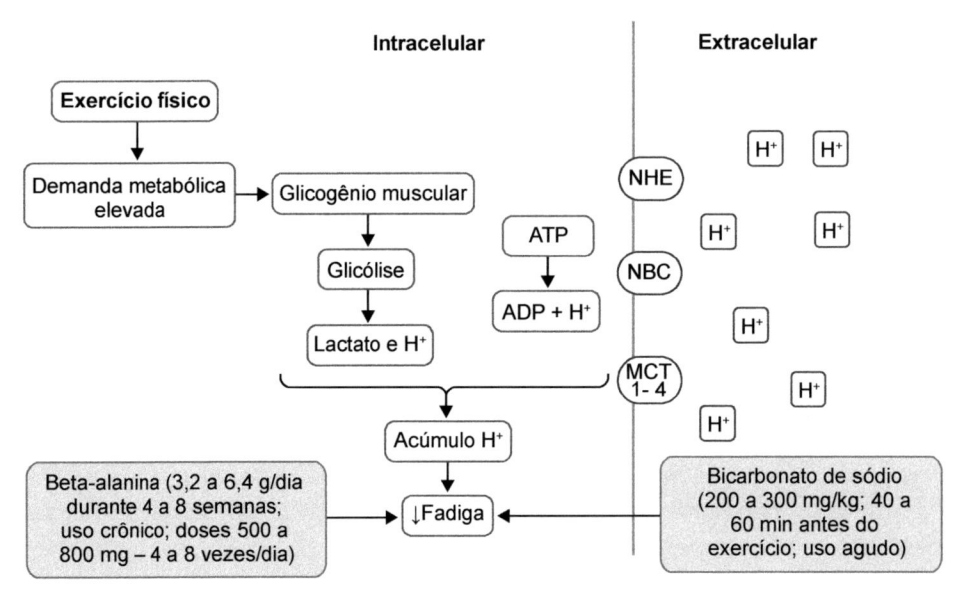

**Figura 4.1** O exercício físico intenso aumenta a demanda energética no músculo esquelético, culminando na produção e acúmulo de $H^+$. Pode-se obter um efeito tamponante por meio da carnosina que, via anel imidazol, torna-se um aceptor de íons $H^+$, bem como via suplementação de bicarbonato de sódio, em nível extracelular. NHE: trocador sódio $H^+$; NBC: cotransportador de bicarbonato de sódio; MCT1-4: transportador monocarboxílico 1 e 4. (Adaptada de Lancha *et al.*, 2015.)

Os voluntários fizeram dois testes em cicloergômetro (o primeiro antes da suplementação e o outro após 4 ou 10 semanas de suplementação) a 110% da potência máxima. A partir do teste realizado, foi calculada a capacidade total de trabalho, utilizando as variáveis potência em watts e tempo em segundos. Os autores não verificaram diferença no tempo do teste. No entanto, após 4 a 10 semanas de suplementação verificou-se melhora da capacidade total de trabalho em média de 7,3% (máximo 13%) e 8,6% (máximo 16%), respectivamente, não sendo verificada diferença na capacidade total trabalho no grupo placebo.

Em 2010, Walter *et al.* verificaram o efeito ergogênico da BA em 33 mulheres que praticavam exercício físico de forma recreacional. As voluntárias foram divididas em dois grupos, sendo 14 BA *vs.* 19 placebo. O protocolo de suplementação foi de 3 e 6 semanas (21 e 42 dias), sendo suplementados 6 g de BA por dia, totalizando 126 g nos primeiros 21 dias e 3 g/dia nos 21 dias subsequentes, totalizando 189 g ao final da sexta semana. Inicialmente as participantes fizeram dois testes de desempenho, sendo verificados o consumo pico de oxigênio ($V_{O_2}$ pico) e o limiar ventilatório. Durante as primeiras 6 semanas, as participantes iam ao laboratório 3 vezes/semana para realizar treinamento específico de exercício intervalado de alta intensidade (HIIT), sendo reavaliadas com os testes de desempenho na quarta e oitava semanas. Embora não tenha sido verificada diferença significativa entre as condições, os autores encontraram melhora de aproximadamente 4% na quarta semana para os indivíduos suplementados com BA em relação ao placebo e 18% na oitava semana para os indivíduos suplementados com BA em comparação a 16% para o grupo placebo, evidenciando melhora da capacidade cardiorrespiratória após o protocolo de treinamento e suplementação.

Em 2009, Van Thienen *et al.* verificaram o efeito da suplementação de BA por 8 semanas em 17 ciclistas (2 g/dia, semanas 1 e 2; 3 g/dia, semanas 3 e 4; 4 g/dia, semana 5 até o final do protocolo) (cápsulas de 500 mg ao longo do dia). Inicialmente, os voluntários fizeram um teste durante 110 minutos de exercício intermitente com intensidade variando entre 50 e 90% da intensidade equivalente à máxima fase estável do lactato. Após o término desta etapa, eles foram submetidos (logo em seguida) a um teste de 10 minutos contrarrelógio, com intensidade inicial de 100% da máxima fase estável do lactato, correspondendo a 89 ± 1% do $V_{O_{2máx}}$. Logo em seguida, os sujeitos avaliados ficaram cinco minutos em atividade a 50% da máxima fase estável do lactato. Após esse período fizeram um teste de *sprint* durante 30 segundos.

No teste incremental de exercício intermitente, os autores evidenciaram que o grupo suplementado com BA teve melhora de 10%, já no teste contrarrelógio de 10 minutos os indivíduos suplementados com BA apresentaram inicialmente desempenho melhor em relação ao placebo (281 ± 15 *vs.* 289 ± 19 W, respectivamente). Após o teste de *sprint* os autores verificaram melhor desempenho (11,4%) no grupo suplementado com BA.

Outro fator determinante para se verificar efeito ergogênico com a suplementação de BA é a dosagem. Há uma grande heterogeneidade nos protocolos utilizados nos estudos, variando majoritariamente de 2,4 a 6,4 g para doses diárias entre 800 e 2.000 mg para doses agudas. Tem sido demonstrado que com esse consumo alcançamos aumento das concentrações de carnosina intramuscular de aproximadamente 64% em 4 semanas e 80% após 10 semanas. Assim, os protocolos de prescrição poderiam ser estabelecidos de diferentes formas. Neste sentido, a suplementação de aproximadamente 179 g de BA em um período de 28 dias pode resultar em melhora do desempenho de até 10,49% quando comparado ao placebo. Assim, se assumirmos os resultados dos 1.500 m rasos nos jogos olímpicos de Pequim em 2008, a melhora de 2,85% poderia fazer com que o último colocado conquistasse a medalha de bronze. Por fim, Saunders *et al.* (2017), concluíram que o efeito da BA em atletas treinados é menor em comparação aos não treinados, bem como mostraram que, em alguns casos, o uso concomitante de BA e bicarbonato de sódio (BS) pode ser uma estratégia para potencializar o efeito ergogênico da BA.

## BICARBONATO DE SÓDIO

O BS é um dos suplementos ergogênicos estudados há mais tempo. Seu mecanismo de ação se dá por sua capacidade de tamponamento extracelular, na corrente sanguínea, uma vez que ele não é capaz de permear a membrana sarcoplasmática. Sabe-se que, em condições de repouso, as concentrações de bicarbonato giram em torno de 25 mmol/$\ell$. Neste sentido, semelhante a BA os protocolos de suplementação de BS são diversos e heterogêneos. Estudos relativizam a suplementação de BS de acordo com a massa corporal, sendo sugeridas quantidades entre 0,1 e 0,5 g/kg de massa corporal total.

À medida que a intensidade de exercício aumenta, observa-se paralelamente uma elevação do gradiente de $H^+$ intracelular/extracelular, aumentando, por sua vez, a atividade de transportadores de lactato e $H^+$ à corrente sanguínea. Neste sentido, a suplementação de BS favorece um efeito tamponante na corrente sanguínea (extracelular), neutralizando o acúmulo de $H^+$ intracelular e, portanto, auxiliando a manutenção do pH intramuscular. Assim, esse processo pode manter a atividade da via glicolítica em um patamar mais elevado por período mais prolongado, culminando em melhores condições para realização do exercício.

Carr, Hopkins e Gore (2011) mostraram que a suplementação de BS pode maximizar o desempenho esportivo em torno de 2%, podendo chegar a 8% quando consumidas doses de aproximadamente 0,3 g/kg de massa corporal 60 minutos antes do exercício. Muito embora o percentual de melhora possa ser pequeno, não causa estranheza a frequente utilização do BS pois, como já discutido, em eventos de curta duração e elevada intensidade, a diferença de 2% no desempenho pode representar estar ou não no pódio.

Em 2004, Bishop *et al.* analisaram 10 mulheres competidoras de esportes coletivos. Após o período de familiarização dos testes de desempenho que determinaram o limiar de lactato e o $V_{O_{2máx}}$, as voluntárias foram submetidas a cinco tiros de *sprints* com intensidade máxima de 6 segundos com intervalos de 30 segundos entre eles. As voluntárias foram divididas de forma randomizada, suplementadas com 0,3 g/kg de BS ou placebo. Os autores verificaram melhora de aproximadamente 5% na capacidade total de trabalho no grupo suplementado com BS em comparação ao grupo placebo, evidenciando o efeito ergogênico tamponante após o uso agudo de BS.

Recentemente, Egger *et al.* (2014) verificaram em um estudo duplo-cego e randomizado o efeito ergogênico da suplementação de BS em 21 voluntários treinados. A amostra consistia em 18 ciclistas e 3 triatletas, sendo comparados os efeitos de 0,3 g/kg de BS com placebo (4 g de cloreto), ambos dissolvidos em 700 m$\ell$ de água e consumidos entre 60 e 120 minutos antes dos testes. Após análise do $V_{O_2 pico}$ e limiar anaeróbio, o protocolo consistia em pedalar 30 minutos a 95% do limiar anaeróbio seguidos de 110% até exaustão. Após o protocolo, os autores verificaram melhora de aproximadamente 10% no desempenho no tempo até exaustão, sendo 49,5 ± 11,5 minutos (BS) e 45 ± 9,5 minutos (placebo).

Além disso, alguns estudos evidenciaram que a suplementação de BS parece melhorar o desempenho em modalidades esportivas com predomínio do sistema anaeróbio, como judô, natação, boxe e polo aquático, sendo possível extrapolar para outras modalidades esportivas específicas. A ingestão de 0,3 g/kg de BS deve ser feita 60 minutos antes do exercício. Doses menores, tais como 0,2 g/kg, devem ser consumidas aproximadamente 45 minutos antes do exercício para maximizar o desempenho (ver Figura 4.1). No entanto, apesar de um robusto corpo de evidências científicas terem demonstrado a eficácia da suplementação de BS, recentemente Araujo *et al.* (2015) trouxeram à tona a possível inconsistência do efeito ergogênico com a suplementação de BS em ciclismo de alta intensidade, sugerindo a necessidade de interpretações mais cautelosas dos dados.

## CITRATO DE SÓDIO

Embora não tão estudado quanto o BS, o citrato de sódio (CS) ganhou notoriedade nos últimos anos. Este também tem função tamponante no meio extracelular, uma vez que, quando consumido, é rapidamente dissociado. O ânion citrato, ao ser liberado do plasma, modifica seu equilíbrio elétrico, assim, para reversão desse desequilíbrio, há redução e elevação das concentrações de $H^+$ e bicarbonato no plasma, respectivamente, maximizando o efeito tamponante. A elevação do pH por meio da suplementação de citrato de sódio (efeito alcalinizante) faz com que haja aumento do efluxo de $H^+$ e lactato à corrente sanguínea via utilização dos transportadores monocarboxílicos, reduzindo sua concentração intramuscular.

Em um clássico estudo publicado por Potteiger *et al.* (1996), os autores observaram, após 100 a 120 minutos da ingestão de 0,5 g/kg de peso de citrato de sódio, valores pico de pH e bicarbonato, sugerindo um momento ideal para o consumo. A respeito do contexto de utilização do CS, sugere-se que o mesmo possa exercer efeito ergogênico em exercícios de no máximo sete minutos, semelhante ao BS. Há uma gama de estudos que verificaram o seu efeito sobre o desempenho esportivo. Apesar de alguns autores mostrarem benefícios, outros não encontraram melhora no desempenho. Neste sentido, Carr,

Hopkins e Gore (2011), em sua metanálise, evidenciaram que não há, até o presente momento, dados robustos a respeito do uso de CS, tendo em vista a inconsistência dos achados.

## LACTATO DE SÓDIO E LACTATO DE CÁLCIO

Embora alguns acreditem ser "antagônica", a suplementação de lactato tem sido sugerida para maximizar a capacidade tamponante extracelular. Sua suplementação é possível, uma vez que o organismo possui transportadores específicos de lactato (SLC5A8). O lactato consumido pode ser captado pelo músculo esquelético e pelo fígado, onde será oxidado e convertido em glicose (gliconeogênese), respectivamente. Em ambas as vias há o consumo de $H^+$, economizando bicarbonato e aumentando o pH. Com este efeito alcalinizante, pode ocorrer o aumento do efluxo de lactato e $H^+$ à corrente sanguínea, reduzindo suas concentrações intramusculares. Porém em recente estudo publicado por Salles *et al.* (2014), os autores verificaram que o consumo entre 150 e 300 mg/kg de massa corporal de lactato de cálcio gerou ligeiro efeito sobre o aumento do pH e bicarbonato, sendo observado pico plasmático do suplemento após 90 minutos do consumo. Nesse estudo, os autores não encontraram diferença significativa entre 150 e 300 mg/kg de massa corporal, sugerindo que 150 mg/kg seriam o suficiente para exercer o efeito tamponante.

Morris *et al.* (2011) suplementaram ciclistas com 120 mg/kg de lactato de sódio 80 minutos antes da realização do exercício. Nesse estudo, os autores identificaram melhora de 17% no desempenho quando comparado ao placebo. Em outro estudo publicado por Van Montfoort *et al.* (2004), os autores suplementaram indivíduos com 400 mg/kg de massa corporal de lactato de sódio 90 minutos antes de um teste e corrida até a exaustão. Os autores observaram uma tênue melhora no desempenho de aproximadamente 2% em comparação ao placebo. Em outro recente estudo publicado por Northgraves *et al.* (2014), os autores compararam a suplementação de bicarbonato (300 mg/kg de massa corporal) com lactato de cálcio (14,1 mg/kg de massa corporal) 60 minutos antes do exercício (exercício contrarrelógio de 40 km de ciclismo). Nesse estudo os autores não identificaram melhora do desempenho com o uso do lactato em comparação ao bicarbonato, no entanto, apontam que a ausência de desconforto gastrintestinal com a sua utilização possa favorecer melhor aplicação deste suplemento na prática clínica. Todavia, é importante destacar que nem todos os indivíduos são responsivos à suplementação de lactato; apenas quatro dos sete indivíduos suplementados tiveram aumento de bicarbonato após a suplementação de lactato. Além disso, os autores colocam que a quantidade utilizada nesse estudo foi menor que as quantidades utilizadas por Morris *et al.* (120 mg/kg) e Van Montfoort *et al.* (400 mg/kg).

## EFEITOS ADVERSOS DOS SUPLEMENTOS TAMPONANTES

A despeito do elevado número de estudos atestando que a suplementação com tamponantes é segura, poucos estudos têm sugerido alguns efeitos adversos leves. Dentre eles o mais proeminente é a parestesia (sensação de formigamento) oriunda do uso de BA, em especial nos indivíduos que consomem grandes quantidades de forma aguda, sendo percebida após 10 a 20 minutos do consumo, desaparecendo cerca de 1 hora após a ingestão. Com intuito de atenuar a percepção de parestesia em seres humanos, Harris *et al.* (2006) sugerem a suplementação com 800 mg de BA a cada 3 horas ao longo do dia. Os autores verificaram redução de tal sensação, sugerindo um possível protocolo de prescrição para atenuar este efeito. No que concerne o uso do BS, é interessante destacar que a suplementação deve ser "treinada" previamente, principalmente por conta dos possíveis desconfortos gastrintestinais observados com o seu uso, destacando dores estomacais e diarreia. Para tanto, sugere-se que se faça o consumo de BS associado a uma refeição contendo principalmente carboidrato e líquidos para minimizar os desconfortos gastrintestinais (Carr *et al.*, 2011).

Em suma, existe uma importante preocupação a respeito das estratégias nutricionais capazes de maximizar o efeito de tamponamento durante o exercício físico (Lancha Jr. *et al.*, 2015). No entanto, até o presente momento apenas a BA e o BS possuem respaldo científico para prescrição, embora ainda existam falhas no que diz respeito à interpretação e à análise de todos os possíveis efeitos confundidores. Todavia, é importante considerar que, embora ambos atuem como tamponantes, os mesmos agem em contextos distintos (intra e extracelular), sendo imprescindível respeitá-los para se obter melhora do desempenho esportivo por meio da sua utilização.

## BIBLIOGRAFIA

Araujo DGF, Silva VE, Salles PV *et al.* (In)consistencies in responses to sodium bicarbonate supplementation: a randomised, repeated measures counterbalanced and Double-Blind Study. PLoS One. 2015; 10(11):e0143086.

Baguet A, Bourgois J, Vanhee L *et al.* Important role of muscle carnosine in rowing performance. J Appl Physiol. 2010; 109:1096-101.

Baguet A, Reyngoudt H, Pottier A *et al.* Carnosine loading and washout in human skeletal muscles. J Appl Physiol. 2009; 106:837-42.

Bate-Smith EC. The buffering of muscle in rigor: protein, phosphate and carnosine. J Physiol. 1938; 92:336-43.

Bishop D, Edge J, Davis C *et al.* Induced metabolic alkalosis affects muscle metabolism and repeated-sprint ability. Med Sci Sports Exerc. 2004; 36:807-13.

Broxterman RM, Layec G, Hureau TJ *et al.* Skeletal muscle bioenergetics during all-out exercise: mechanistic insight into the oxygen uptake slow component and neuromuscular fatigue. J Appl Physiol. 2017; 122(5):1208-17.

Burke LM, Pyne DB. Bicarbonate loading to enhance training and competitive performance. Int J Sports Physiol Perform. 2007; 2:93-7.

Carr AJ, Hopkins WG, Gore CJ. Effects of acute alkalosis and acidosis on performance: a meta-analysis. Sports Med. 2011; 41(10):801-14.

Carr AJ, Slater GJ, Gore CJ et al. Effects of sodium bicarbonate on ($H_3O_3^-$), pH and gastro-intestinal symptoms. Int J Sport Nutr Exerc Metab. 2011; 21:189-94.

Dang VH, Kendrick IP, Kim CK et al. The effect of β-alanine (Carnosyn™) supplementation on muscle carnosine synthesis during a 10 week program of strength training. Intern Conf Biochem Ex, Seoul. 2006.

Derave W, Ozdemir MS, Harris RC et al. β-alanine supplementation augments muscle carnosine content and attenuates fatigue during repeated isokinetic contraction bouts in trained sprinters. J Appl Physiol. 2007; 103:1736-43.

Egger F, Meyer T, Such U et al. Effects of sodium bicarbonate on high-intensity endurance performance in cyclists: a double-blind, randomized cross-over trial. PLoS One. 2014; 9(12):e114729.

Gledhill N. Bicarbonate ingestion and anaerobic performance. Sports Med. 1984; 1:177-80.

Hargreaves M. Exercise, muscle, and CHO metabolism. Scand J Med Sci Sports. 2015; 25(Suppl 4):29-33.

Harris RC, Jones G, Wise JA. The plasma concentration-time profile of beta-alanine using a controlled release formulation (Carnosyn™). FASEB J. 2008; 22:701-9.

Harris RC, Marlin DJ, Dunnett M et al. Muscle buffering capacity and dipeptide content in the throughbred horse, greyhound dog and man. Comp Biochem Physiol. 1990; 97:249-51.

Harris RC, Tallon MJ, Dunnett M et al. The absorption of orally supplied beta-alanine and its effect on muscle carnosine synthesis in human vastus lateralis. Amino Acids. 2006; 30:279-89.

Heller MD, Kern F Jr. Absorption of lactic acid from an isolated intestinal segment in the intact rat. Proc Soc Exp Biol Med. 1968; 127:1103-6.

Hill CA. b-alanine supplementation and high intensity exercise. Unpublished PhD Thesis, University of Southampton. Hill CA, Harris RC, Kim HJ et al. Influence of b-alanine supplementation on skeletal muscle carnosine concentrations and high intensity cycling capacity. Amino Acids. 2007; 32:225-33.

Hobson RM, Harris RC, Martin D et al. Effect of beta-alanine, with and without sodium bicarbonate, on 2000-m rowing performance. Int J Sport Nutr Exerc Metab. 2013; 23:480-7.

Hobson RM, Saunders B, Ball G et al. Effects of β-alanine supplementation on exercise performance: a meta-analysis. Amino Acids. 2012; 43(1):25-37.

Iwanaga T, Takebe K, Kato I et al. Cellular expression of monocarboxylate transporters (MCT) in the digestive tract of the mouse, rat, and humans, with special reference to slc5a8. Biomed Res. 2006; 27:243-54.

Kowalchuk JM, Maltais SA, Yamaji K et al. The effect of citrate loading on exercise performance, acid-base balance and metabolism. Eur J Appl Physiol Occup Physiol. 1989; 58:858-64.

Lancha Junior AH, Salles Painelli V, Saunders B et al. Nutritional strategies to modulate intracellular and extracellular buffering capacity during high-intensity exercise. Sports Medicine. 2015; 45:71-81.

MacInnis MJ, Gibala MJ. Physiological adaptations to interval training and the role of exercise intensity. J Physiol. 2017; 595(9):2915-30.

Matson LG, Tran ZV. Effects of sodium bicarbonate ingestion on anaerobic performance: a meta-analytic review. Int J Sport Nutr. 1993; 3(1):2-28.

McNaughton L, Cedaro R. Sodium citrate ingestion and its effects on maximal anaerobic exercise of different durations. Eur J Appl Physiol Occup Physiol. 1992; 64:36-41.

McNaughton L, Strange N, Backx K. The effects of chronic sodium bicarbonate ingestion on multiple bouts of anaerobic work and power output. J Hum Move Stud. 2000; 38:307-22.

Morris DM, Shafer RS, Fairbrother KR et al. Effects of lactate consumption on blood bicarbonate levels and performance during high-intensity exercise. Int J Sport Nutr Exerc Metab. 2011; 21:311-7.

Naderi A, Oliveira EP, Ziegenfuss TN et al. Timing, optimal dose and intake duration of dietary supplements with evidence-based use in sports nutrition. J Exerc Nutrition Biochem. 2016; 20(4):1-12.

Ng RH, Marshall FD. Regional and subcellular distribution of homocarnosine-carnosine synthetase in the central nervous system of rats. J Neurochem. 1978; 30:187-90.

Northgraves MJ, Peart DJ, Jordan CA et al. Effect of lactate supplementation and sodium bicarbonate on 40-km cycling time trial performance. J Strength Cond Res. 2014; 28(1):273-80.

Oopik V, Saaremets I, Medijainen L et al. Effects of sodium citrate ingestion before exercise on endurance performance in well trained college runners. Br J Sports Med. 2003; 37:485-9.

Parry-Billings M, MacLaren DP. The effect of sodium bicarbonate and sodium citrate ingestion on anaerobic power during intermittent exercise. Eur J Appl Physiol Occup Physiol. 1986; 55:524-9.

Potteiger JA, Nickel GL, Webster MJ et al. Sodium citrate ingestion enhances 30 km cycling performance. Int J Sports Med. 1996; 17:7-11.

Quesnele JJ, Laframboise MA, Wong JJ et al. The effects of beta-alanine supplementation on performance: a systematic review of the literature. Int J Sport Nutr Exerc Metab. 2014; 24(1):14-27.

Robergs RA, Ghiasvand F, Parker D. Biochemistry of exercise-induced metabolic acidosis. Am J Physiol Regul Integr Comp Physiol. 2004; 287(3):R502-16.

Sale C, Saunders B, Hudson S et al. Effect of β-alanine plus sodium bicarbonate on high-intensity cycling capacity. Med Sci Sports Exerc. 2011; 43:1972-8.

Salles PV, Silva RP et al. The effects of two different doses of calcium lactate on blood pH, bicarbonate and repeated high-intensity exercise performance. Int J Sport Nutr Exerc Metab. 2014; 24:286-95.

Saunders B, Elliott-Sale K, Artioli GG et al. β-alanine supplementation to improve exercise capacity andperformance: a systematic review and meta-analysis. Br J Sports Med. 2017; 51(8):658-69.

Siegler JC, Marshall PW, Bishop D et al. Mechanistic insights into the efficacy of sodium bicarbonate supplementation to improve athletic performance. Sports Med Open. 2016; 2(1):41.

Shave R, Whyte G, Siemann A et al. The effects of sodium citrate ingestion on 3,000-meter time-trial performance. J Strength Cond Res. 2001; 15:230-4.

Skaper SD, Das S, Marshall FD. Some properties of a homocarnosine-carnosine synthetase isolated from rat brain. J Neurochem. 1973; 21:1429-45.

Smiles WJ, Conceição MS, Telles GD et al. Acute low-intensity cycling with blood-flow restriction has no effect on metabolic signaling in human skeletal muscle compared to traditional exercise. Eur J Appl Physiol. 2017; 117(2):345-58.

Tiryaki GR, Atterbom HA. The effects of sodium bicarbonate and sodium citrate on 600 m running time of trained females. J Sports Med Phys Fitness. 1995; 35:194-8.

van Hall G. The physiological regulation of skeletal muscle fatty acid supply and oxidation during moderate-intensity exercise. Sports Med. 2015; 45(Suppl 1):S23-32.

Van Montfoort MCE, Van Dieren L, Hopkins WG *et al*. Effects of ingestion of bicarbonate, citrate, lactate, and chloride on sprint running. Med Sci Sports Exerc. 2004; 36:1239-43.

Van Thienen R, Van Proeyen K, Vanden Eynde B *et al*. Beta-alanine improves sprint performance in endurance cycling. Med Sci Sports Exerc. 2009; 41(4):898-903.

Walter AA, Smith AE, Kendall KL *et al*. Six weeks of high-intensity interval training with and without b-alanine supplementation for improving cardiovascular fitness in women. J Strength Cond Res. 2010; 24:1199-207.

# Capítulo 5

# Hidratação

Marcelo Luis Marquezi, Antonio Herbert Lancha Jr. e Luciana Oquendo Pereira-Lancha

## INTRODUÇÃO

A água, nutriente essencial para a vida, desempenha diferentes funções no organismo: sustenta grande parte da estrutura das células e preenche o espaço entre elas; atua como solvente para diversas substâncias; participa da maior parte das reações bioquímicas do corpo; e desempenha importante papel durante a digestão, a absorção, o transporte e a utilização de nutrientes. Além disso, atua como regulador da temperatura corporal e do equilíbrio acidobásico.

Aproximadamente 60% de nossa massa corporal é constituída pela água, correspondendo a 42 $\ell$ em um indivíduo adulto de 70 kg. No corpo, a água é distribuída entre os fluidos dos espaços intra (40% da massa corporal) e extracelulares (20% da massa corporal). O conteúdo hídrico intracelular tem como função manter a integridade e a funcionalidade das células, enquanto o conteúdo extracelular promove manutenção das condições necessárias para a constante atividade destas. O fluido extracelular é composto pelo fluido intersticial (15% da massa corporal) e plasma sanguíneo (5% da massa corporal).

A água se move entre os espaços celulares em resposta às alterações das pressões hidrostática e osmótica. Tanto o exercício físico quanto a exposição ao calor influenciam a circulação e a osmolalidade do fluido corporal, acarretando redistribuição da água entre os espaços celulares, modulando a sede e a ingestão de líquidos.

A água constitui 65 a 75% do tecido muscular e aproximadamente 10% do tecido adiposo. Em consequência, o volume hídrico corporal dos homens é tipicamente maior do que das mulheres de mesma massa corporal, uma vez que os homens tendem a ter uma proporção mais baixa de tecido adiposo em relação ao tecido muscular.

O estado normal de hidratação, ou euidratado, representa a quantidade de água presente em nosso organismo. Hiperidratação ou hipoidratação definem novas condições com respectivo aumento ou redução do conteúdo hídrico corporal. Desidratação se refere ao processo de perda hídrica, que pode ocorrer do estado hiperidratado para o estado euidratado, e a continuação desta perda até atingir o estado hipoidratado. A reidratação é o processo de aumento de água do estado hipoidratado até o euidratado, mas este termo não é usado para descrever o aumento de água corporal do estado euidratado para hiperidratado.

## PERDAS HÍDRICAS DURANTE O EXERCÍCIO

Alterações do conteúdo hídrico corporal podem ocorrer devido a hemorragias, vômito, diarreias, uso de diuréticos, sudorese com ou sem exercício físico, entre outros fatores. Pequenas reduções do conteúdo hídrico corporal, mesmo ao redor de 0,5% da massa corporal pré-exercício, já são capazes de afetar negativamente as adaptações fisiológicas e metabólicas frente ao exercício e limitar a capacidade de desempenho.

O principal mecanismo envolvido com as perdas hídricas durante o exercício é o processo de termorregulação, a partir da evaporação do suor. A evaporação do suor contribui com a dissipação do calor metabólico gerado e ambiental absorvido, sendo a principal via de perda de calor do corpo durante o exercício realizado em ambientes quentes. A taxa de sudorese entre indivíduos varia de acordo com as condições ambientais (temperatura, umidade relativa do ar, velocidade do vento), roupas (permeabilidade), intensidade e duração da atividade física. Por exemplo, um indivíduo de 70 kg que corre uma maratona em duas horas e 30 minutos evapora cerca de 1,6 a 2,0 $\ell$/h de suor a partir da pele para manter sua temperatura interna relativamente constante e, em consequência, perde aproximadamente 7% de sua massa corporal pré-exercício em fluidos.

Durante o exercício prolongado, principalmente quando realizado em ambientes quentes e úmidos, as perdas hídricas podem variar entre 6 e 8% da massa corporal pré-exercício, implicando grave desidratação. Perdas hídricas de 2 a 4% da massa corporal pré-exercício alteram o volume do espaço intersticial e intracelular e, em consequência, reduzem a capacidade de desempenho drasticamente, uma vez que as vias de transferência de energia para atividades prolongadas, em que há maior probabilidade de estes níveis de desidratação ocorrerem, estão relacionadas à hidrólise de substratos, ou seja, diretamente dependentes do conteúdo hídrico intracelular.

Com o aumento das perdas hídricas para 7% da massa corporal pré-exercício, há grave alteração do volume plasmático e, consequentemente, do volume sistólico. Para evitar alterações no débito cardíaco e redução da pressão arterial, o organismo promove aumento da frequência cardíaca; quando esta taquicardia não for mais suficiente para manter o débito cardíaco, haverá a secreção progressiva dos hormônios antidiuréticos vasopressina e angiotensina, promovendo vasoconstrição periférica a fim de aumentar a resistência vascular e manter a pressão arterial estável. Esta consequente vasoconstrição dificultará a sudorese e a termorregulação do indivíduo; logo, quanto mais hipoidratado estiver o indivíduo, menor a eficiência dos mecanismos de termorregulação. É importante ressaltar que a secreção desses hormônios também é modulada pela intensidade do exercício, ou seja, quanto maior a intensidade de esforço, maior a secreção hormonal.

## REIDRATAÇÃO

A principal razão para ingestão de líquidos durante eventos esportivos é a atenuação da perda de fluidos corporais pela sudorese e postergação da fadiga. O consumo de fluidos durante eventos esportivos com duração superior a 45 minutos proporciona manutenção da capacidade de desempenho pela oferta de carboidratos, eletrólitos e cafeína, assim como a otimização do processo termorregulatório.

A literatura tem descrito diferentes protocolos de reposição hídrica como modo de manter os volumes hídricos corporais e postergar a fadiga resultante. Entretanto, o protocolo de reidratação a ser adotado dependerá do tipo de atividade realizada, de sua intensidade e, principalmente, do volume hídrico perdido pelo indivíduo.

Deste modo, nas situações em que as perdas hídricas atingem até 2% da massa corporal pré-exercício apenas a ingestão de água é suficiente para a reposição hídrica, já que até este valor a perda de eletrólitos é muito pequena e não há a necessidade de reposição destes.

Quando a desidratação supera este valor, há necessidade de reposição também dos eletrólitos perdidos, particularmente sódio. Se neste caso apenas ocorrer ingestão de água, o indivíduo poderá sofrer hiponatremia, isto é, haverá uma quantidade de água superior à adequada, diluindo os eletrólitos presentes no fluido do espaço intracelular. A hiponatremia interfere na capacidade de transporte seletivo da membrana, facilitando a difusão de substâncias que deveriam ficar somente no meio intersticial, como os cloretos, e dificultando a saída de produtos resultantes das vias metabólicas para transferência de energia, como lactato e piruvato.

A reposição hídrica, contudo, deverá ser realizada a partir de soluções isotônicas contendo, além de água, glicose, sódio e demais eletrólitos. A capacidade biológica da ingestão oral de fluidos é determinada por esvaziamento gástrico, absorção intestinal, palatabilidade e subsequente retenção do líquido ingerido. O esvaziamento gástrico e a absorção intestinal constituem a primeira barreira contra a disponibilidade dos fluidos consumidos, já que ambos os processos são dependentes principalmente da composição e do volume das soluções ingeridas, porém também sensíveis a temperatura e pH, além de intensidade do exercício.

É extremamente importante que a reposição hídrica ocorra antes do estímulo da sede, o que minimiza os efeitos da desidratação. De modo semelhante, a ingestão de líquidos deve ocorrer antes, durante e depois da atividade física, evitando, assim, o comprometimento da saúde do indivíduo. O volume de água ingerido após o exercício, como modo de manter o estado euidratado, deverá ser igual à variação de peso ocorrida; por exemplo, se a diferença for de 500 g em 1 hora de atividade, o indivíduo deverá ingerir este volume no mesmo período de tempo.

Como comentado, a reposição de fluidos para perdas hídricas maiores que 2% da massa corporal pré-exercício deve ocorrer a partir de soluções isotônicas contendo, entre outras substâncias, eletrólitos (particularmente sódio) e glicose a fim de acelerar a absorção de água e fornecer substrato exógeno. Estas medidas são importantes para manutenção do desempenho durante a atividade e recuperação pós-exercício. Porém, ao introduzir estes componentes à solução é preciso tomar alguns cuidados para que o esvaziamento gástrico, a absorção intestinal e a palatabilidade não sejam prejudicados, dificultando seu consumo.

Entre outros cuidados, podemos citar: (a) a temperatura da solução deve variar entre 6 e 20°C, para facilitar a ingestão; (b) a osmolalidade da solução pode acelerar ou retardar o esvaziamento gástrico e a absorção intestinal do fluido. Deste modo, uma solução contendo entre 6 e 10% de carboidrato é mais eficiente quanto aos dois aspectos; (c) a concentração ideal de sódio para aumentar a taxa de esvaziamento gástrico é muito elevada, aproximadamente 5:1 ($CHO:Na^+$), o que torna a solução intolerável. Assim, a relação $CHO:Na^+$ deve assumir valores semelhantes aos dos fluidos corporais, 12:1; (d) o volume de líquido ingerido varia de acordo com a atividade e com o ambiente onde está sendo praticada. Em ambientes quentes e úmidos, a necessidade de ingestão é maior do que em ambientes quentes e secos, onde a termorregulação é mais eficiente. Genericamente, é importante que a ingestão seja fracionada a cada 15 minutos a fim de facilitar os processos de esvaziamento gástrico e absorção intestinal.

## RECOMENDAÇÕES E ESTRATÉGIAS DE REPOSIÇÃO HÍDRICA

Recentemente a literatura tem demonstrado diferentes diretrizes para reposição hídrica com base em padrões adotados durante diversos eventos esportivos e/ou na utilização de outras substâncias, além de eletrólitos e carboidratos apenas. Entretanto, em artigo de revisão, Garth e Burke (2013) discutem a aplicação no "mundo real" de algumas dessas diretrizes, salientando a existência de grande variabilidade de padrões de reposição e perdas hídricas nos eventos esportivos observados, apesar de estudos como os de Goulet *et al.* (2008) e Beis *et al.* (2011) descreverem melhora do desempenho e alteração de parâmetros cardiovasculares com, por exemplo, hiper-hidratação pré-exercício, a partir de soluções contendo glicerol apenas ou glicerol mais creatina, respectivamente.

A possível explicação para este fato é a existência de um conjunto complexo de fatores que influenciam as oportunidades de hidratação durante algumas atividades competitivas, muitas das quais estão fora do controle do atleta: regras da modalidade, táticas empregadas, disponibilidade regulada de fluido, necessidade de manter a técnica ou velocidade ideal e o conforto gastrintestinal. Além disso, alguns formatos de competição refletem um déficit hídrico corporal de atletas logo no início do evento, seja devido à sua incapacidade de reidratar a partir de um período anterior de treinamento/competição ou a estratégias de alteração de composição corporal empregadas.

Outro argumento que reforça tais considerações é o fato de as soluções consumidas durante o exercício serem também fonte de diversas substâncias (carboidratos, eletrólitos e/ou cafeína, entre outras) ou características (temperatura) que potencialmente aumentam sua palatabilidade ou o próprio desempenho, possibilitando tanto inúmeros volumes desejáveis quanto padrões de ingestão que são independentes do contexto de hidratação ou sede, bem como os benefícios de realizar uma estratégia de reposição hídrica.

As recomendações mais indicadas pela literatura como estratégias de reposição hídrica, considerando a duração da atividade realizada, o que possibilita sua aplicação em diferentes contextos, são descritas nas Tabelas 5.1 a 5.3. Assim, as orientações a seguir estão divididas em atividades com duração de até 1 hora (Tabela 5.1), atividades com duração entre 1 e 3 horas (Tabela 5.2) e atividades com duração acima de 3 horas (Tabela 5.3). Além disso, houve também a preocupação de formular uma estratégia para o período de recuperação (Tabela 5.4).

Em cada contexto há indicação da quantidade necessária de carboidratos e eletrólitos para formulação das soluções de reposição, além dos volumes e das frequências de ingestão. Os carboidratos utilizados devem ter baixo a moderado índice glicêmico, baixa osmolalidade e minimizar a secreção de insulina, principalmente quando consumidos antes ou durante o exercício.

**Tabela 5.1** Orientações para atividades com duração de até 1 hora.

| Intensidade do exercício | 80 a 130% $V_{O_2\ máx}$ |
| --- | --- |
| Finalidade básica | Reposição hídrica como forma de otimizar os mecanismos de termorregulação |
| Composição da solução | |
| *Antes* | Água; carboidratos (0,4 a 0,7 g/kg) |
| *Durante* | Água |

*(continua)*

**Tabela 5.1** Orientações para atividades com duração de até 1 hora. (*continuação*)

| Volume e frequência de ingestão | |
| --- | --- |
| *Antes* | 300 a 500 m$\ell$/h (75 a 125 m$\ell$/15 min) |
| *Durante* | 500 a 1.000 m$\ell$/h (125 a 250 m$\ell$/15 min) |
| **Justificativa** | |
| *Antes* | Carboidratos: fonte exógena de substratos a fim de manter o desempenho nas atividades que produzem depleção do glicogênio muscular em menos de 1 h<br>Fluido: atenuar o processo de desidratação e seus efeitos durante o exercício |
| *Durante* | Fluido: ingestão de água para repor as perdas hídricas e atenuar o aumento da temperatura interna |

**Tabela 5.2** Orientações para atividades com duração entre 1 e 3 horas.

| | |
| --- | --- |
| **Intensidade do exercício** | 60 a 90% $V_{O_2 máx}$ |
| **Finalidade básica** | Reposição hídrica, oferta de carboidratos e eletrólitos |
| **Composição da solução** | |
| *Antes* | Água |
| *Durante* | Água; sódio: 10 a 20 mEq/$\ell$ (230 a 460 mg/$\ell$); cloreto: 10 a 20 mEq/$\ell$ (355 a 710 mg/$\ell$); carboidratos: 6 a 10% |
| **Volume e frequência de ingestão** | |
| *Antes* | 300 a 500 m$\ell$/h para oferta de água (75 a 125 m$\ell$/15 min) |
| *Durante* | 500 a 1.000 m$\ell$/h para oferta de água, carboidratos e eletrólitos (125 a 250 m$\ell$/15 min) |
| **Justificativa** | |
| *Antes* | Fluido: atenuar o processo de desidratação e seus efeitos durante o exercício |
| *Durante* | Carboidratos: fonte exógena de substratos para manutenção da glicemia e atividade oxidativa muscular, uma vez que durante o exercício com estas características ocorre depleção do glicogênio muscular<br>Fluido: atenuar o processo de desidratação, uma vez que a taxa de sudorese aumenta proporcionalmente em relação à duração da atividade<br>Sódio: otimizar a absorção intestinal de água e carboidratos, melhorar a palatabilidade e manter o volume extracelular.<br>Cloreto: otimizar a absorção intestinal de água |

**Tabela 5.3** Orientações para atividades com duração acima de 3 horas.

| | |
|---|---|
| **Intensidade do exercício** | 30 a 70% $V_{O_2\,máx}$ |
| **Finalidade básica** | Reposição hídrica e oferta de carboidratos e sódio |
| **Composição da solução** | |
| *Antes* | Água |
| *Durante* | Água; sódio: 20 a 30 mEq/$\ell$ (460 a 690 mg/$\ell$); cloreto: 20 a 30 mEq/$\ell$ (710 a 1.065 mg/$\ell$); carboidratos: 6 a 10% |
| **Frequência e volume da ingestão** | |
| *Antes* | 300 a 500 m$\ell$/h para oferta de água (75 a 125 m$\ell$/15 min) |
| *Durante* | 500 a 1.000 m$\ell$/h para oferta de água, carboidratos e eletrólitos (125 a 250 m$\ell$/15 min) |
| **Justificativa** | |
| *Antes* | Fluido: atenuar o processo de desidratação e seus efeitos durante o exercício |
| *Durante* | Carboidratos: fonte exógena de substratos para manutenção da glicemia e atividade oxidativa muscular; durante o exercício com estas características ocorre depleção do glicogênio hepático e muscular<br>Fluido: atenuar o processo de desidratação, uma vez que a taxa de sudorese aumenta proporcionalmente em relação à duração da atividade<br>Sódio: otimizar a absorção intestinal de água e carboidratos, melhorar a palatabilidade, manter o volume extracelular e evitar a hiponatremia<br>Cloreto: otimizar a absorção intestinal de água |

**Tabela 5.4** Orientações para o período de recuperação.

| | |
|---|---|
| **Finalidade básica** | Síntese de glicogênio, reposição hídrica e reposição de eletrólitos |
| **Composição da solução** | Água; sódio: 30 a 40 mEq/$\ell$ (690 a 920 mg/$\ell$); cloreto: 30 a 40 mEq/$\ell$ (1.065 a 1.420 mg/$\ell$); carboidratos: 75 g/h |
| **Frequência e volume da ingestão** | O volume a ser ingerido deverá ser igual à variação da massa corporal ocorrida ao longo da atividade. Por exemplo, se a diferença for de 500 g em uma hora de atividade, o indivíduo deverá ingerir este volume ao longo do mesmo período |
| **Justificativa** | A reidratação deverá ocorrer preferencialmente nos primeiros 20 min do período de recuperação. A solução deve ter boa palatabilidade, a fim de encorajar seu consumo e conter adequada concentração de carboidratos e sódio para reposição das reservas de glicogênio e manutenção do seu volume extracelular, respectivamente |

## BIBLIOGRAFIA

Armstrong LE, Costill DL, Fink WJ. Influence of diuretic-induced dehydration on competitive running performance. Medicine and Science in Sports and Exercise. 1985; 17:456-61.

Beals KA, Mitchell A. Recent recommendations and current controversies in sport nutrition. American Journal of Lifestyle Medicine. 2015; 9(4):288-97.

Beis LY, Polyviou T, Malkova D *et al*. The effects of creatine and glycerol hyperhydration on running economy in well trained endurance runners. Journal of the International Society of Sports Nutrition. 2011; 8(1):24.

Brandenberger G, Candas V, Follenius M *et al*. Vascular fluid shifts and endocrine responses to exercise in the heat. European Journal of Applied Physiology. 1986; 55:123-9.

Cleary MA, Sitler MR, Kendrick ZV. Dehydration and symptoms of delayed-onset muscle soreness in normothermic men. Journal of Athletic Training. 2006; 41(1):36-45.

Convertino VA. Fluid shifts and hydration state: effects of long-term exercise. Canadian Journal of Sports Sciences. 1987; 12:1365-95.

Convertino VA, Keil LC, Greenleaf JE. Plasma volume, renin and vasopressin responses to graded exercise after training. Journal of Applied Physiology. 1983; 54:508-14.

Costill DL, Colé R, Fink W. Muscle water and electrolytes following varied levels of dehydration in men. Journal of Applied PhysioIogy. 1976; 40:6-11.

Costill DL, Saltin B. Factors liminting gastric emptying during rest and exercise. Journal of Applied Physiology. 1974; 37:679-83.

Duchman SM, Bleiler TL, Schedl HP *et al*. Effects of gastric function on intestinal composition of oral rehydration solutions. Medicine and Science in Sports and Exercise. 1990; 22(2):S89.

Francesconi RP, Sawka MN, Pandolf KB. Hypohydration and heat acclimation: plasma renin and aldosterane during exercise. Jouthof Applied Physiology. 1983; 55:1790-4.

Francesconi RP, Sawka MN, Pandolf KB *et al*. Plasma hormonal responses at graded hypohydration levels during exercise-heat stress. Journal of Applied Physiology. 1985; 59:1855-60.

Garth AK, Burke LM. What do athletes drink during competitive sporting activities? Sports Medicine. 2013; 43:539-64.

Gisolfi CV, Summers RD, Schedl HP *et al*. Effect of sodium concentration in a carbohydrate-electrolyte solution on intestinal absorption. Medicine and Science in Sports and Exercise. 1995; 27(10):1414-20.

Gisolfi CV, Wenger CB. Temperature regulation during exercise: old concepts, new ideas. Exercise and Sports Science Reviews. 1984; 12:330-71.

Gonzalez-Alonso J, Crandall CG, Johnson JM. The cardiovascular challenge of exercising in the heat. Journal of Physiology. 2008; 586(1):45-53.

Goulet ED, Rousseau SF, Lamboley CR *et al*. Pre-exercise hyperhydration delays dehydration and improves endurance capacity during 2 h of cycling in a temperate climate. Journal of Physiological Anthropology. 2008; 27(5):263-71.

Greenleaf JE. Problem: thirst, drinking behavior, e involuntary dehydration. Medicine and Science in Sports and Exercise. 1992; 24(6):645-56.

Greenleaf JE, Morimoto T. Mechanisms contralling fluid ingestion: thirst and drinking. In: Buskirk ER, Puhl SM eds. Body fluid balance: exercise and sport. Florida: CRC Press, Inc.; 1996.

Hoyt T, Fort IL, Kalinski MI. Physiological impact of hypohydration on thermoregulation, cardiovascular function, and substrate usage during exercise. Medicina Sportiva. 2008; 12(3):67-71.

Marquezi ML, Lancha Jr. AH. Estratégias de reposição hídrica: revisão e recomendações aplicadas. Revista Paulista de Educação Física. 1998; 12(2):219-27.

Maughan RJ, Leiper JB. Effects of exercise intensity on absorption of ingested fluids in man. Experience Physiology. 1990; 75:419-21.

Maughan RJ, Noakes TD. Fluid replacement e exercise stress. A brief review of studies on fluid replacement e some guidelines for the athlete. Sports Medicine. 1991; 12(1):16-31.

Noakes TD. Is drinking to thirst optimum? Annals of Nutrition & Metabolism. 2010; 57(2):9-17.

Noakes TD. Overconsumption of fluids by athletes: advice to overdrink may cause fatal hyponatraemic encephalopathy. British Medical Journal. 2003; 327:113-4.

O'Brien C, Freund BJ, Young AJ *et al.* Glycerol hyperhydration: physiological responses during cold-air exposure. Journal of Applied Physiology. 2005; 99:515-21.

Rhoads RP, Baumgard LH, Suagee JH *et al.* Nutritional interventions to alleviate the negative consequences of heat stress. Advances in Nutrition. 2013; 4:267-76.

Sawka MN, Burke LM, Eichner ER *et al.* American College of Sports Medicine position stand. Exercise and fluid replacement. Medicine and Science in Sports and Exercise. 2007; 39(2):377-90.

Sawka MN, Francesconi RP, Young AJ *et al.* Influence of hydration level and body fluids on exercise performance in the heat. Journal of the American Medical Association. 1984; 252:1165-9.

Sawka MN, Montain SJ. Fluid and electrolyte supplementation for exercise heat stress. American Journal of Clinical Nutrition. 2000; 72(2):564S-72S.

Sawka MN, Montain SJ, Latzka WA. Hydratation effects on thermoregulation and performance in the heat. Comparative Biochemistry and Physiology. 2001; 128(partA):679-90.

Schedl HP, Maughan RJ, Gisolfi CV. Intestinal absorption during rest and exercise: implications for formulating an oral rehydration solution (ORS). Medicine and Science in Sports and Exercise. 1994; 26(3):267-80.

Shapiro Y, Pandolf KB, Goldman RF. Predicting sweat loss response to exercise, environment and cloting. European Journal of Applied Physiology. 1982; 48:93-6.

Shirreffs SM, Watson P, Maughan RJ. Milk as an effective post-exercise rehydration drink. British Journal of Nutrition. 2007; 98(1):173-80.

Watson P, Love TD, Maughan RJ *et al.* A comparison of the effects of milk and a carbohydrate-electrolyte drink on the restoration of fluid balance and exercise capacity in a hot, humid environment. European Journal of Applied Physiology. 2008; 104(4):633-42.

Wendt D, Van Loon LJC, Lichtenbelt WDM. Thermoregulation during exercise in the heat: strategies for maintaining health and performance. Sports Medicine. 2007; 37(8): 669-82.

Wenger CB. Heat evaporation of sweat: Thermodynamic consideration. Journal of Applied Physiology. 1972; 32:456-9.

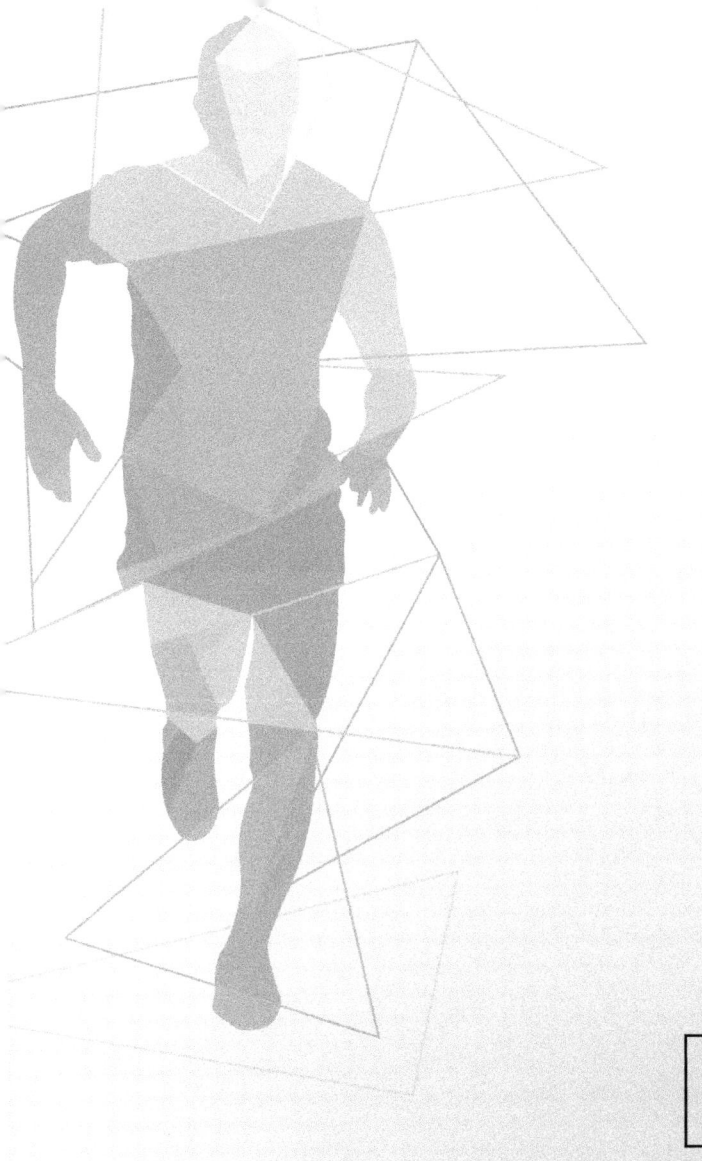

**PARTE 2**

# Suplementação de Macro e Micronutrientes

# Capítulo 6

# Suplementos de Carboidratos

José Cesar Rosa Neto, Luana Amorim Biondo e Alexandre Abílio de Souza Teixeira

## INTRODUÇÃO

Os carboidratos são macronutrientes que, além de serem utilizados como substratos energéticos essenciais para o metabolismo celular, são potentes moduladores das respostas agudas e das adaptações fisiológicas crônicas frente ao exercício físico. A suplementação de carboidrato é a estratégia mais antiga e bem estudada entre todas as estratégias ergogênicas ligadas à suplementação esportiva.

O primeiro estudo de que se tem notícia e que demonstrou a importância da glicose como importante fonte energética para corredores de longa distância é datado de 1924. Nele foi relatado que corredores de maratona apresentavam hipoglicemia associada à fadiga. A partir daí muitos estudos corroboraram o fato de que a glicose é um macronutriente fundamental para a manutenção do desempenho em exercícios de longa duração. Na década de 1960, com o advento da biopsia muscular, diversos autores demonstraram a depleção de glicogênio muscular causada no músculo de indivíduos que se exercitavam em esportes aeróbios de longa duração, mas até o fim dos anos 1980 a principal estratégia em provas longas era a hidratação com água, só sendo observada a introdução do carboidrato em fluido para melhora do desempenho nesse tipo de exercício no início da década de 1990.

A suplementação de carboidratos nos esportes é uma estratégia nutricional amplamente utilizada, principalmente devido aos seus efeitos ergogênicos, aos benefícios no desempenho físico, ao aumento da disponibilidade de glicogênio e por postergar a fadiga.

Atualmente há uma grande discussão sobre os efeitos de dietas com alto e baixo percentuais de carboidratos, assim como do uso de alimentos com alto e baixo índices glicêmicos, decorrentes da popularidade de como esses nutrientes podem agir na regulação do peso corporal e outros benefícios na saúde. Portanto, neste capítulo verificaremos quais as estratégias nutricionais utilizando carboidratos que podem beneficiar esportistas.

## DEFINIÇÃO E FUNÇÕES BIOLÓGICAS

Os carboidratos são a maior fonte de energia proveniente da dieta, representando de 40 até 80% do total calórico. Também são produzidos pelos vegetais e compostos por carbono, hidrogênio e oxigênio, em geral na proporção $C:H_2:O$.

Os carboidratos têm diversas funções no organismo, sendo a principal servir como substrato energético para as células, inclusive as do sistema nervoso que utilizam glicose exclusivamente para manter sua integridade funcional. Também podem ter função estrutural como, por exemplo, a celulose, que compõe a estrutura física dos vegetais, e a ribose e a desoxirribose, que compõem a estrutura dos ácidos nucleicos (DNA e RNA). Além disso, podem ser utilizados na excreção de toxinas químicas e bacterianas pelo fígado (ácido glicurônico) e como substrato pela microbiota intestinal, permitindo a produção de vitaminas, como a vitamina K e a biotina.

## CLASSIFICAÇÃO

Os carboidratos podem ser classificados de acordo com o número de moléculas, sendo denominados monossacarídeos, dissacarídeos, oligossacarídeos e polissacarídeos.

Os *monossacarídeos* são constituídos por uma molécula que, em geral, apresenta cinco a seis carbonos (glicose, frutose e galactose). Esses monossacarídeos não são livres na natureza, portanto, podem se associar. São mais comumente encontrados na natureza na forma de dissacarídeos e polissacarídeos (Figura 6.1).

Os *dissacarídeos* são constituídos por dois monossacarídeos que se associam por meio de ligações glicosídicas, sendo os mais comuns: a sacarose, constituída por uma molécula de frutose e outra de glicose; a lactose, formada por uma molécula de galactose e glicose; e a maltose, constituída por duas glicoses, que, em geral, é obtida da hidrólise de polímeros de amido (Figura 6.2).

Os *oligossacarídeos* têm entre três e dez polímeros e os *polissacarídeos* apresentam mais de dez. Entre os polissacarídeos mais comuns na natureza, destacam-se o glicogênio e o amido, que funcionam como reserva energética em humanos e vegetais, respectivamente. Existem também polissacarídeos estruturais, presentes na parede celular vegetal e de fungos, denominados quitinas e celulose, respectivamente.

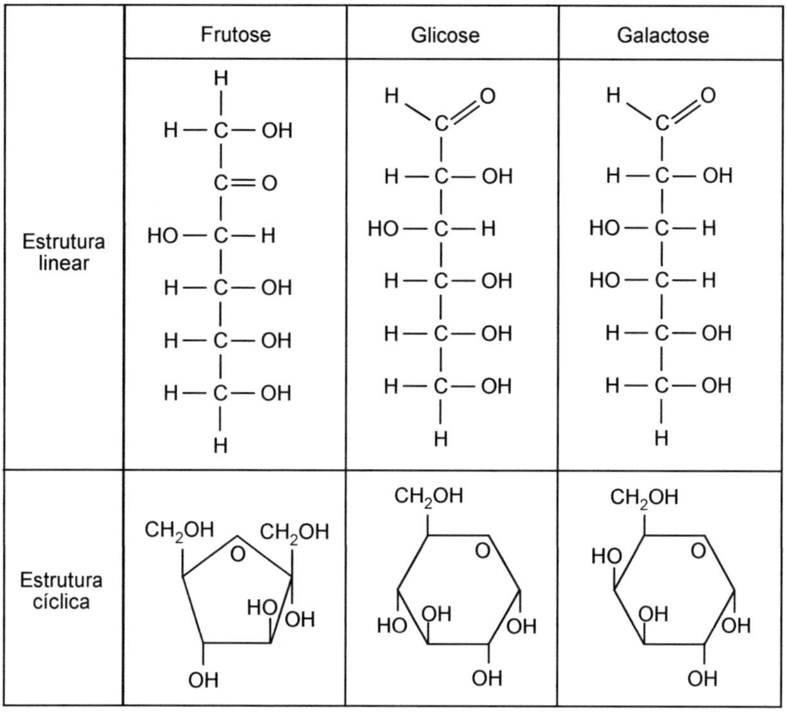

| | Frutose | Glicose | Galactose |
|---|---|---|---|
| Estrutura linear | | | |
| Estrutura cíclica | | | |

**Figura 6.1** Estrutura química linear e cíclica dos carboidratos. (Adaptada de Nelson e Cox, 2014 e do *site* http://docentes.esalq.usp.br/luagallo/carboidratos.html.)

O amido é a reserva de energia encontrada nas plantas, em geral na forma de grânulos. As estruturas encontradas nos grânulos são formadas por amilose e amilopectina. A amilose tem estrutura linear formada por moléculas de glicose mediante ligações glicosídicas α-1,4, e na amilopectina, as ligações α-1,6 permitem uma estrutura ramificada (ver Figura 6.2). O amido obtido de diferentes alimentos como milho, arroz, batata e mandioca tem diferentes características sensoriais (sabor e textura) decorrentes da quantidade de amilose e amilopectina.

As ligações entre os monossacarídeos podem ocorrer de diferentes formas, portanto, durante a digestão, enzimas específicas presentes na borda em escova das células intestinais hidrolisam essas ligações, tornando os monossacarídeos moléculas livres que podem ser absorvidas pelas células do intestino.

Alguns polímeros de carboidratos não são digeríveis e são denominados de *fibras alimentares*. As fibras alimentares são constituídas de poli ou oligossacarídeos formados por moléculas de glicose (exemplos: celulose, hemicelulose e pectina), frutose (exemplo: fruto-oligossacarídeos) e/ou galactose (galacto-oligossacarídeo), e podem ser classificadas como solúveis e insolúveis. As fibras insolúveis são caracterizadas por aumentar a retenção de água nas fezes,

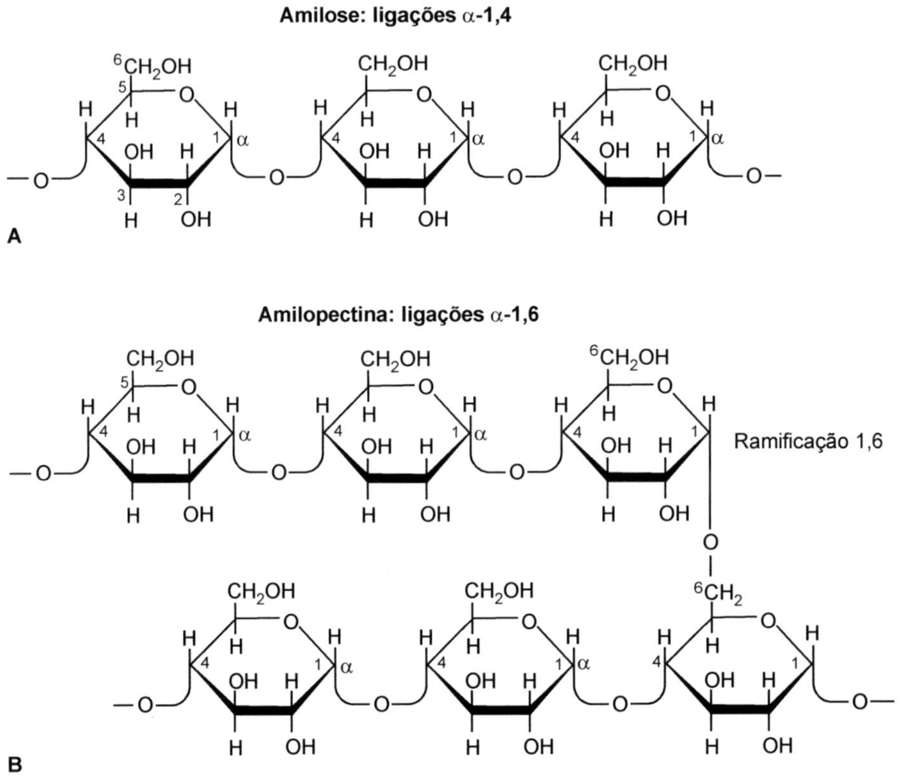

**Figura 6.2** Estrutura química da amilose (**A**) e da amilopectina (**B**). (Adaptada de Nelson e Cox, 2014.)

consequentemente gerando maior volume e trânsito intestinal mais rápido. As fibras solúveis formam géis, tornando o trânsito intestinal e a captação de nutrientes mais lentos.

As fibras são resistentes à digestão, pois não há enzimas capazes de hidrolisá-las; desse modo, passam pelo estômago e pelo intestino delgado sem alterações estruturais. No intestino grosso, as bactérias residentes no lúmen intestinal podem fermentar as fibras, gerando compostos que beneficiam a saúde. A produção desses compostos promove a seleção do crescimento e da atividade de determinadas bactérias da microbiota intestinal, beneficiando o hospedeiro. Diversas fibras provenientes de alimentos vegetais e de suplementações possuem essas propriedades pré-bióticas.

Os ácidos graxos de cadeia curta, denominados acetato, butirato e propionato, são produtos da fermentação pela microbiota intestinal e possuem funções importantes. Além de serem substrato energético para o metabolismo das células intestinais, podem promover efeitos anti-inflamatórios e estão associados à redução do risco de diversas doenças.

## DIGESTÃO E ABSORÇÃO

A digestão dos carboidratos inicia-se na boca, a partir da secreção da enzima amilase produzida pelas glândulas salivares submandibulares e sublinguais. A α-amilase hidrolisa as ligações glicosídicas α-1,4, tem atividade ótima no pH da saliva e fica inativada no pH 4,0 do estômago. Na boca apenas 5% do amido pode ser hidrolisado até a deglutição do alimento. Após chegar ao estômago, a atividade da amilase salivar pode permanecer por até 1 hora, tornando-se inativa somente após todo o alimento ter sido misturado às secreções gástricas. Assim, os polissacarídeos são hidrolisados em dissacarídeos.

No intestino delgado, com a secreção da amilase pancreática, continua o processo de digestão dos carboidratos em pequenos polímeros e dissacarídeos. Subsequentemente, as enzimas presentes na borda em escova das células intestinais que recobrem as vilosidades fazem a hidrólise final. Lactase, maltase, isomaltase e sacarase clivam os dissacarídeos em monossacarídeos, para que, então, possam ser absorvidos.

A absorção dos monossacarídeos pelos enterócitos ocorre de maneiras diferentes. A glicose e a galactose são absorvidas pelo transportador SGLT-1 (*sodium glucose transporter 1*) localizado na membrana apical do enterócito; portanto, para que haja a entrada da glicose na célula é necessário o influxo de sódio também. O transporte de sódio é regulado pela atividade da bomba sódio-potássio localizada na membrana basolateral. A bomba sódio-potássio mantém a concentração plasmática do enterócito em baixas concentrações de sódio, proporcionando a força motriz necessária para que a glicose seja transportada para o interior da célula.

A glicose é transportada do enterócito para a corrente sanguínea através do GLUT2 (transportador de glicose 2). A absorção de frutose é feita pelo GLUT5 por difusão facilitada e transportada para a corrente sanguínea pelo GLUT2. Após a entrada dos monossacarídeos na circulação sanguínea, rapidamente são convertidos a glicose através de enzimas presentes no fígado.

## REGULAÇÃO METABÓLICA

No período pós-prandial, ocorrem a absorção intestinal de glicose e o subsequente aumento na concentração de glicose plasmática; desse modo, são produzidas respostas metabólicas necessárias para que haja a regulação da homeostase glicêmica e da saciedade.

Com o aumento da glicemia, as células beta pancreáticas são estimuladas a secretar insulina na corrente sanguínea por exocitose da insulina pré-formada. Também ativam o sistema de enzimas que produz a insulina, levando ao aumento da insulinemia por cerca de 2 a 3 horas. A insulina é um hormônio anabólico capaz de induzir o aumento da translocação do transportador de glicose tipo 4 (GLUT4) nos adipócitos e células musculoesqueléticas, além de inibir a produção endógena de glicose no fígado.

As células musculares, adipócitos e hepatócitos captam glicose através de transportadores específicos dessa molécula. Os transportadores de glicose (GLUT, do inglês *glucose transport*) fazem o transporte facilitado da glicose e de outros monossacarídeos, sendo expressos nas células de acordo com as necessidades metabólicas de cada órgão. Os GLUT podem ser classificados em três classes principais, sendo a classe 1 responsável pela captação de hexoses, a classe 2 de frutose principalmente, e a classe 3 transporta íons $H^+$ associados aos transportadores mioinositol. Os GLUT de classe 1, que compreendem GLUT1, GLUT2, GLUT3 e GLUT4, foram os primeiros a serem estudados e apresentam mais informações na literatura.

O GLUT4 é mantido em vesículas no interior das células e somente a partir do estímulo da insulina é transportado para as membranas celulares, expondo seus sítios de ligação. Portanto, com o aumento da concentração de insulina na corrente sanguínea no período pós-prandial, a glicose se liga ao GLUT4 e é absorvida pelas células do músculo esquelético e tecido adiposo.

Todas as células do organismo podem utilizar a glicose para iniciar a glicólise e aumentar as taxas das vias anabólicas em relação às taxas catabólicas, ou seja, as vias que promovem a síntese de diversas moléculas como glicogênio, ácidos graxos, proteínas, entre outras moléculas importantes para as funções celulares estão em maior relevância quando comparadas com as vias de degradação de substratos.

Como contrarregulação, na diminuição da glicemia há a secreção de glucagon pelas células alfa pancreáticas, que por sua vez inibe as células de captarem a glicose para manter a concentração circulante. Dessa maneira, as vias catabólicas são aumentadas e a degradação de substratos energéticos é estimulada para que a glicemia não varie em grande escala.

O fígado tem um papel importante na regulação da homeostase glicêmica. Após a secreção de insulina, o fígado capta a glicose principalmente através do GLUT2 e armazena a glicose como glicogênio rapidamente. Consequentemente, quando a insulinemia e a glicemia começam a reduzir, o fígado disponibiliza a glicose pela quebra de glicogênio, mantendo flutuações baixas de glicemia.

As incretinas são hormônios produzidos pelas células do epitélio gastrintestinal durante a digestão e também atuam na insulinemia. Esses hormônios são liberados na circulação porta-hepática, levando a ações diretas nas secreções necessárias para digestão e na motilidade gastrintestinal. Do mesmo modo, o GIP (peptídio inibitório gastrintestinal ou peptídio insulinotrópico dependente de insulina) e o GLP-1 (peptídio semelhante ao glucagon) também auxiliam na sinalização endócrina para a liberação de insulina.

Após a captação de glicose, as vias anabólicas são estimuladas, proporcionando a produção de glicogênio hepático e muscular, lipídios e outras biomoléculas necessárias para a manutenção das células, como a produção de enzimas e de ácidos ribonucleicos, por exemplo.

A glicose, após entrar na célula através dos GLUT, é fosforilada no citoplasma, formando a glicose-6-fosfato que, por sua vez, dá início à glicólise com a finalidade de gerar ATP (adenosina trifosfato) necessário para a célula. A produção de ATP pode também ser realizada na mitocôndria, a partir da entrada de piruvato na membrana externa mitocondrial e formação de acetil-CoA. Por consequência, ocorrem todo o ciclo do ácido tricarboxílico (ciclo de Krebs) e a geração de diversos íons $H^+$ que, ao passar pelos complexos mitocondriais, por ação da ATP sintase, tornam possível a ligação de uma molécula de fosfato com o ADP (adenosina difosfato), formando ATP.

A glicose pode ser armazenada na forma de glicogênio (polímero de glicose), o substrato fundamental para o fornecimento de glicose durante a atividade física e o jejum. Os principais sítios de acúmulo de glicogênio são o fígado e o músculo estriado esquelético, na forma de grânulos no citoplasma dessas células. No fígado pode ser estocado de 100 a 120 g de glicogênio, enquanto na musculatura estriada esquelética, entre 300 e 700 g, variando conforme o músculo utilizado nas atividades esportivas.

O glicogênio tem estrutura molecular semelhante à do amido, com ligações glicosídicas $\alpha$-1,4 e $\alpha$-1,6. No entanto, a capacidade de estoque de glicogênio é bastante limitada pelo fato de esta molécula ser altamente hidratada (1 g de glicogênio é estocado no músculo com 3 a 5 g de água).

A *glicogênese* é regulada pelo aumento da enzima glicogênio sintase, ou seja, a enzima-chave no processo de formação do glicogênio. Assim, quando forem necessários substratos energéticos para manutenção da glicemia, como por exemplo no jejum, a hidrólise do glicogênio é o primeiro estoque a ser utilizado para disponibilizar glicose para que as outras células do organismo possam produzir ATP.

Inicialmente, a fosfoglicomutase forma a glicose-1-fosfato, a partir da glicose-6-fosfato. A glicogenina é uma proteína iniciadora para a formação do polímero de glicogênio. Esta enzima catalisa a montagem dos polímeros a partir da ligação do seu grupo hidroxila da tirosina 194 com UDP-glicose, que, por sua vez, é alongada com 7 a 11 resíduos de glicose adicionadas. A partir disso, por estímulo da insulina, outras enzimas da glicogênese são ativadas. A glicogênio sintase e as enzimas ramificadoras (que realizam as ligações glicosídicas $\alpha$-1,6) são ativadas, promovendo a formação dos polímeros de glicose (Figura 6.3).

A *lipogênese de novo*, uma via bastante discutida atualmente, é embasada no excesso de formação de ATP e no acúmulo de acetil-CoA na célula que é convertida a citrato. Enzimas como acetil-CoA liase e ácido graxo sintase são estimuladas e propiciam a formação de ácidos graxos.

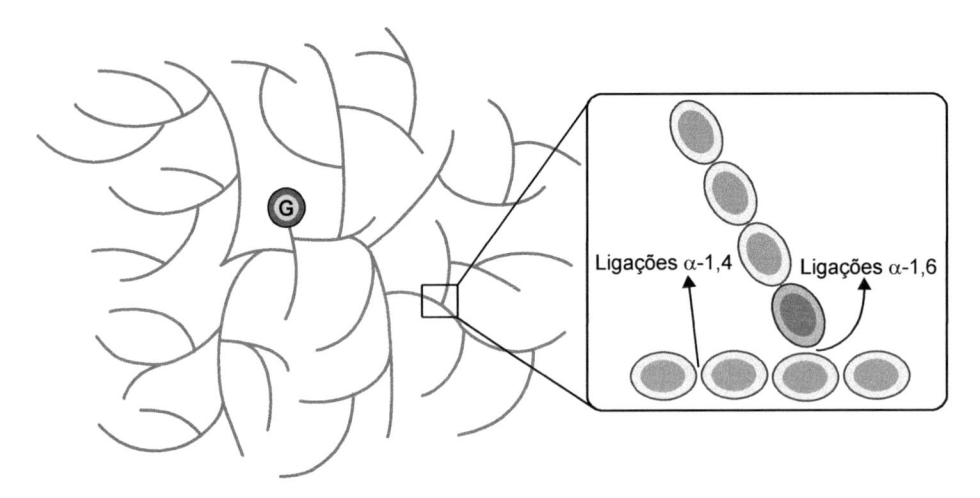

**Figura 6.3** Estrutura do glicogênio. (Adaptada de Nelson e Cox, 2014.) (Esta figura encontra-se reproduzida em cores no Encarte.)

## TRANSLOCAÇÃO E CAPTAÇÃO DE GLICOSE INDUZIDAS PELO EXERCÍCIO

O glicogênio muscular é uma importante fonte de energia para a contração muscular esquelética durante os estágios iniciais do exercício e durante exercícios de alta intensidade.

A absorção de glicose pelo músculo esquelético ocorre por difusão facilitada em três etapas: (1) entrega de glicose, (2) transporte de glicose sarcolemal, mediada pelo transportador de glicose GLUT4 e (3) fosforilação de glicose pelo hexoquinase e subsequente o metabolismo.

Uma vez que a insulina e o exercício físico estimulam a translocação do GLUT4, tem-se a hipótese de que pode haver proteínas de sinalização semelhantes envolvidas no processo de translocação. A sinalização de insulina envolve a rápida fosforilação do receptor de insulina, substrato de receptor de insulina-1/2 (IRS-1/2), em resíduos de tirosina e a ativação da fosfatidilinositol 3-quinase (PI3-K). Sabe-se que os efeitos da insulina (quando aumentada antes ou durante o exercício) e do exercício na absorção de glicose pelo músculo esquelético são aditivos/sinérgicos, porém mediados por diferentes mecanismos. A evidência adicional de que o exercício pode aumentar o transporte de glicose na ausência de sinalização de insulina vem de um estudo que investigou a falta de receptores de insulina no músculo esquelético de camundongos (camundongos *knockout* do receptor de insulina específico do músculo). Embora esses animais tenham diminuído o transporte de glicose estimulado pela insulina, o exercício físico foi capaz de promover a translocação do GLUT4 no músculo esquelético por meio de diferentes mecanismos de sinalização.

A contração muscular durante o exercício físico é um estímulo complexo que gera múltiplos sinais, incluindo aumento do cálcio ($Ca^{2+}$) sarcoplasmático, força mecânica, perturbações metabólicas (aumento da razão AMP/ATP), mudanças no estado redox associadas a níveis aumentados de espécies ativas de oxigênio (ROS) e aumento do óxido nítrico (NO).

Essas mudanças causadas pelo exercício físico ativam várias vias de sinalização e proteinoquinases, como a proteinoquinase dependente de $Ca^{2+}$/calmodulina (CaMKK), a proteinoquinase C (PKC) e a proteinoquinase ativada por AMP (AMPK). Estas quinases atuam em alvos que estão envolvidos na regulação do tráfego de vesículas GLUT4.

## UTILIZAÇÃO DE CARBOIDRATO DURANTE O EXERCÍCIO

Em estado de repouso, a utilização de energia pelo corpo humano é predominantemente derivada da oxidação de lipídios. No músculo esquelético, os principais substratos para a produção de energia provêm da glicemia, dos ácidos graxos livres, do glicogênio muscular e dos triacilgliceróis intramusculares. A contração dos músculos esqueléticos durante o exercício físico resulta em maior demanda de energia para o músculo, cujo desafio é aumentar a produção de ATP, por meio de vários processos celulares que funcionam para atender a essa necessidade. Consequentemente, as vias metabólicas que oxidam carboidratos e gorduras precisam de uma sincronia e são ativadas simultaneamente. A intensidade, a duração e o tipo de exercício determinam os mecanismos pelos quais esta energia será fornecida.

A enzima ATPase facilita a degradação de ATP para ADP + fosfato inorgânico ($P_i$) para produzir energia para uso rápido. No entanto, apenas uma pequena quantidade de ATP está presente dentro das fibras musculares. Uma fonte adicional, mas ainda menor, de energia armazenada é a fosforilcreatina, que pode ser ressintetizada em ATP pela enzima creatinoquinase, reabastecendo as concentrações de ATP. Assim, as principais fontes de energia durante o exercício são carboidratos e gorduras. Fontes de carboidratos para o músculo incluem glicose circulante, glicogênio muscular e glicogênio hepático.

A glicose é convertida em glicose-6-fosfato antes de serem usados para gerar energia. A glicose-6-fosfato pode ser convertida em ácido láctico, resultando na formação de três moléculas de ATP por molécula de glicogênio ou duas moléculas de ATP por molécula de glicose (glicólise anaeróbica). O ATP produzido pela glicólise anaeróbia não é grande o suficiente para sustentar a atividade muscular contínua por longas durações. Com o exercício submáximo, a absorção de oxigênio aumenta, e dentro de vários minutos, um estado estacionário é alcançado. Este estado estacionário indica que os processos aeróbios estão fornecendo a maior parte da energia requerida pelos músculos. A produção aeróbia de ATP a partir de uma molécula de glicose é muitas vezes mais eficiente do que a reação anaeróbia da glicólise. Durante a reação aeróbia da glicólise, o glicogênio é convertido em ácido pirúvico, que é convertido em acetil-CoA, e então utilizado para a produção de ATP no ciclo de Krebs dentro das mitocôndrias. Embora os combustíveis primários que contribuam para o metabolismo oxidativo durante o exercício sejam gorduras e carboidratos, em condições extremas, os aminoácidos também podem ser usados como fonte de energia.

Em estado de jejum e/ou durante o exercício de baixa intensidade, a maior parte da energia necessária pelo músculo é proporcionada pela oxidação de ácidos graxos livres que são predominantemente derivados do plasma. Quando o exercício aumenta para uma intensidade moderada (60 a 70% $V_{O_2}$ pico), a fonte de ácidos graxos para oxidação também inclui os triacilgliceróis, só que estes provindos das reservas intramusculares. Embora ambas as fontes de ácidos graxos contribuam para as necessidades energéticas do músculo, mesmo quando combinadas, não são suficientes para atender à demanda energética. Sendo assim, durante exercícios de intensidade moderada, cerca da metade da energia total é derivada da oxidação de carboidratos, provenientes tanto do glicogênio muscular quanto da glicemia. Durante o exercício de alta intensidade, a contribuição da oxidação do ácido graxo do plasma torna-se ainda menor e a oxidação de carboidratos fornece aproximadamente dois terços da necessidade de energia total. O metabolismo de carboidratos é a fonte preferida de combustível nestas condições, porque a taxa de produção de ATP é duas vezes maior do que os ácidos graxos.

## SUPLEMENTAÇÃO À BASE DE CARBOIDRATOS

Após identificar a taxa metabólica basal e o gasto energético durante a modalidade esportiva, a suplementação de carboidratos deve ser realizada com objetivo de atender às necessidades energéticas dos atletas, contribuir com o desempenho nas competições, além de melhorar a qualidade de vida e a composição corporal, quando necessário.

Para a escolha do tipo de suplementação, é importante considerar os seguintes fatores: a intensidade da atividade física, a duração e as condições de treinamento. É importante ressaltar que a suplementação durante o período de treinamento pode ser diferente da suplementação durante os períodos próximos da competição. Além disso, podemos utilizar estratégias diferentes de suplementação de carboidratos, dependendo do objetivo a ser alcançado, já que podemos atribuir melhora do desempenho e do sistema imunológico quando utilizamos a suplementação deste macronutriente.

### Suplementação de carboidrato para desempenho

Com o aumento da intensidade do exercício, em geral, ocorre o aumento da oxidação de glicose. A glicogenólise muscular também se intensifica, portanto, seria interessante utilizar estratégias que aumentem a acúmulo de glicogênio muscular. Uma dessas estratégias é a supercompensação de carboidratos, por exemplo, que será descrita neste capítulo.

Quanto maior for o tempo para a atividade física, maior será a utilização de substratos. Acima de 2 horas de atividade física, a suplementação de carboidrato é essencial para manter o desempenho dos atletas; os estoques de glicogênio e a manutenção da glicemia são fatores determinantes para essa execução.

Entretanto, atletas que praticam atividades físicas extenuantes, mesmo que de curta duração, podem apresentar melhora de desempenho com suplementação de carboidratos. O uso desses suplementos deve estar associado ao treinamento adequado para que haja adaptações metabólicas necessárias para cada modalidade. Por exemplo, favorecer a biogênese mitocondrial pode ser importante nos esportes em que há execução de exercícios intermitentes para acentuar o processo de produção de ATP nos momentos necessários; ou ainda aumentar os estoques de glicogênio e promover a ativação de enzimas relacionadas com o metabolismo oxidativo anaeróbio em provas de longa duração para melhora do desempenho.

Entender os efeitos metabólicos de cada modalidade esportiva é essencial para que haja a indicação adequada do tipo de suplemento, da quantidade e do momento em que deve ocorrer a suplementação (pré, pós e/ou durante o exercício), sempre considerando os objetivos que devem ser alcançados pelo atleta em relação ao desempenho e composição corporal.

## Índice e carga glicêmicos × exercício

O índice glicêmico é a medida que avalia o quanto a ingestão dos alimentos pode aumentar a glicemia. Alimentos de alto índice glicêmico são digeridos, absorvidos e metabolizados rapidamente, promovendo picos maiores da glicose sanguínea, enquanto alimentos de baixo índice promovem picos menores da glicemia. O índice glicêmico é definido pela área sob a curva no momento pós-prandial, após a ingestão de 50 g de um determinado alimento, e, então, é comparado a um alimento padrão (podendo ser pão branco ou glicose). Na Tabela 6.1 são apresentados os valores de referência para o índice glicêmico.

A carga glicêmica é outro importante indicador dos efeitos fisiológicos após a ingestão de carboidratos e é definida pelo índice glicêmico multiplicado pela quantidade de carboidratos presente nos alimentos, dividido por 100. Portanto, a carga glicêmica possibilita a avaliação do efeito da porção de um alimento, lembrando que os alimentos são compostos por quantidades de fibras e

**Tabela 6.1** Valores de referência do índice glicêmico.

| Índice glicêmico | Valores de referência |
| --- | --- |
| Alto | > 70 |
| Médio | Entre 55 e 70 |
| Baixo | < 55 |

de macronutrientes variados que podem modular a digestão e a absorção dos carboidratos, consequentemente alterando os efeitos na glicemia, assim como a preparação do alimento pode modular o índice glicêmico. Sendo assim, ao planejar as refeições do atleta, é possível verificar índice e carga glicêmicos de cada alimento que irá compor as refeições.

Alimentos com baixo índice glicêmico têm sido atrativos para a manutenção da glicemia durante o período de exercícios prolongados. A digestão e a absorção de seus nutrientes é mais lenta, promovendo uma atenuação da insulinemia pós-prandial; desse modo, há maior liberação de ácidos graxos para serem utilizados como substrato energético, prevenindo a depleção do glicogênio muscular.

A refeição de alto índice glicêmico, 2 horas antes do exercício intermitente, levou ao aumento da glicemia e insulinemia inicialmente, porém, após a segunda sessão de exercícios houve aumento do lactato sanguíneo e das taxas de oxidação de carboidratos. Little *et al.* (2009) encontraram resultados semelhantes, mas também verificaram redução na oxidação de lipídios durante exercícios intermitentes.

Metanálises recentes demonstraram que refeições de baixo índice glicêmico antes do exercício de resistência podem melhorar o desempenho do atleta quando comparadas às de alto índice glicêmico, porém ainda não há um consenso na literatura científica sobre o uso de alimentos com baixo índice glicêmico e benefícios no desempenho.

## Principais suplementos comerciais

Diferentes tipos de carboidratos podem ser utilizados como substrato energético pelas células musculares esqueléticas durante os exercícios. Diversos suplementos alimentares à base de carboidratos têm surgido no mercado, variando em composição e índice glicêmico.

A maltodextrina é um polissacarídeo formado por polímeros de glicose ligados de maneira linear (ligações α-1,4), rapidamente digerido e absorvido, de alto índice glicêmico, utilizado em muitas modalidades esportivas. Pode promover ações mediante ingestão ou apenas como enxágue bucal com bebidas que contenham a maltodextrina.

Sacarose é um dissacarídeo constituído por moléculas de glicose e frutose unidas por meio de ligações glicosídicas α-1,2, também de alto índice glicêmico, pois são ligações hidrolisadas rapidamente. A principal vantagem do seu uso é o custo baixo e a capacidade de adocicar.

Para finalizar os suplementos de alto índice glicêmico, também há a dextrose, que é sinônimo de glicose, portanto constituída apenas por monossacarídeos.

Entre os suplementos de baixo índice glicêmico há o *waxymaize*, a isomaltulose, a trealose, a galactose e a frutose. O *waxymaise* é um polímero de glicose unido por ligações α-1,4 e 1,6, denominadas amilose e amilopectina, respectivamente. Em geral, a proporção é de 30% de amilose para 70% de amilopectina, podendo, porém, variar conforme o fabricante.

A isomaltulose é um dissacarídeo isômero da sacarose; portanto, é constituído de frutose e glicose unidas por ligações α-1,4. A trealose também é um dissacarídeo, porém é composto por duas moléculas de maltose unidas por ligações α-1,1. As ligações glicosídicas desses suplementos são responsáveis pela lentidão na digestão e absorção. A subsequente secreção de insulina também ocorre de maneira mais lenta e por isso são considerados suplementos de baixo índice glicêmico. A trealose pode não ser totalmente digerida e absorvida, acumulando-se no lúmen intestinal. De acordo com os efeitos osmóticos desses suplementos, podem surgir sintomas de desconforto gastrintestinal como a diarreia.

A galactose e a frutose são monossacarídeos de baixo índice glicêmico, que precisam ser transportados até o fígado para serem convertidos à glicose e poderem continuar a via oxidativa. A frutose é bastante utilizada na prática esportiva. Pode ser diluída nas bebidas em conjunto com outros carboidratos, porém em proporções menores (até 3%) por promover desconfortos gastrintestinais, náuseas, vômito, azias, eructações, diarreias e dores abdominais. A vantagem do seu uso é que, caso haja uma saturação nos SGLT-1 localizados na membrana dos enterócitos, a frutose será absorvida de maneira independente através do GLUT5. Assim, a capacidade de absorção intestinal de carboidratos pode ser maximizada, aumentando a disponibilidade de substrato energético para as células.

## Suplementos nas formas líquida, semilíquida ou sólida

Alterações na espessura da suplementação, em geral, não alteram o desempenho dos atletas e modulam os efeitos ergogênicos. Portanto, para a escolha da espessura do suplemento/alimento, deve ser considerada a preferência do indivíduo. É importante verificar as percepções dos atletas em relação ao esvaziamento gástrico, a fim de evitar desconfortos após o consumo desses suplementos/alimentos durante a atividade física. Alimentos sólidos ou barras podem promover maior desconforto gastrintestinal, náuseas e dores abdominais quando comparados a suplementações na forma de gel ou bebidas.

## Recomendações antes, durante e depois do exercício

O consumo de carboidrato capaz de melhorar o desempenho do atleta variou de aproximadamente 200 a 300 g para as refeições consumidas 3 a 4 horas antes do exercício. Muitas vezes, não é possível a realização de uma refeição rica em nutrientes com essa antecedência do início de uma atividade física; nesses casos, podem ser utilizados suplementos à base de carboidratos de 30 a 60 minutos antes da prática.

As novas orientações propostas para o consumo de carboidrato consideram a duração e a intensidade do exercício físico. O tipo de carboidrato também está em pauta para utilização durante o exercício. Estudos demonstraram que durante o exercício com duração de aproximadamente 1 hora, o enxágue bucal ou pequenas quantidades de carboidratos podem resultar em benefícios no desempenho físico. Um único tipo de carboidrato pode ser oxidado aproximadamente 60 g/h e pode ser consumido em exercícios de longa duração (2 a 3 horas).

Para exercícios de ultrarresistência, a recomendação é maior, chegando a aproximadamente 90 g/h. Os carboidratos ingeridos devem ser de transporte múltiplo para promover altas taxas de oxidação e prevenir o seu acúmulo no intestino.

A fonte do carboidrato pode ser um líquido, semissólido ou sólido, e as recomendações podem precisar ser ajustadas para baixo quando a intensidade do exercício absoluto é baixa e, portanto, as taxas de oxidação de carboidratos também são baixas. Portanto, embora essas diretrizes se apliquem à maioria dos atletas, eles são altamente dependentes do tipo e da duração da atividade.

O glicogênio muscular é um combustível essencial para o exercício intenso prolongado e, portanto, é importante que as reservas de glicogênio sejam restauradas para a competição e o treinamento intenso. A recuperação do glicogênio muscular pós-exercício continua a ser uma estratégia eficiente para maximizar o reabastecimento de glicogênio muscular perdido durante o exercício. Um estudo mostrou que a recuperação do glicogênio muscular era 50% mais rápida quando consumidos 2 g/kg de carboidrato até 30 minutos após o exercício quando comparada à daqueles que consumiram a mesma quantidade 2 horas após o exercício. Com isso, observa-se que a síntese de glicogênio muscular é duas vezes mais rápida se o carboidrato for consumido imediatamente após o exercício, em oposição à espera de várias horas, e que uma rápida taxa de síntese possa ser mantida se o carboidrato for consumido regularmente. A recomendação é suplementar até 30 minutos após o exercício e com intervalos de 30 minutos a uma taxa de 1,0 a 1,5 $g/kg^{(-1)}$, maximizando a síntese do glicogênio muscular durante um período de 4 a 5 horas após o exercício.

## Supercompensação de carboidratos/*loading* de carboidratos

O glicogênio é um dos principais recursos energéticos utilizados durante competições que envolvem exercícios de alta intensidade, principalmente. Sendo assim, maior armazenamento de glicogênio pode determinar melhores resultados em provas esportivas. Para isso, estratégias dietéticas têm sido empregadas como uma maneira de aumentar o estoque de glicogênio e melhorar o desempenho.

Diversos estudos mostram o aumento do estoque de glicogênio após um período de dieta hiperglicídica com carboidratos de alto índice glicêmico.

Nesses estudos, o estoque de glicogênio é avaliado por meio de biopsias do músculo esquelético vasto lateral.

A supercompensação de carboidratos também pode ser denominada sobrecarga de carboidratos (do inglês, *loading*). Os protocolos encontrados na literatura podem variar, dependendo da modalidade esportiva e da competição a ser realizada, porém em sua maioria duram entre 3 e 6 dias. O protocolo clássico desenvolvido por Bergström *et al.* (1967) consiste em:

- Iniciar dieta hipoglicídica e exercício de alta intensidade e/ou duração por 3 dias com a finalidade de depletar o glicogênio muscular
- Aumentar o aporte de carboidratos por 3 dias subsequentes, utilizando entre 8 e 12 g/kg de peso corporal de carboidratos, reduzindo ou cessando totalmente a atividade física nesse período.

Além disso, é importante entender a individualidade de cada atleta, considerando sempre as preferências alimentares, a composição corporal e os fatores psicológicos que podem estar envolvidos nesse período da pré-competição. Alguns atletas não desejam grandes modificações no seu treinamento, na ingestão alimentar e na composição corporal durante períodos pré-competitivos. Esse protocolo de sobrecarga de carboidratos pode acarretar aumento de 1 a 2% do peso corporal do atleta, efeito indesejado em algumas modalidades esportivas. Para evitar esses efeitos, seria necessário utilizar protocolos mais curtos que têm surgido, considerando que indivíduos treinados apresentam capacidade de ressintetizar glicogênio muscular entre 24 e 48 horas. Na Figura 6.4 são mostrados alguns protocolos existentes.

Para acompanhar o aumento de carboidratos na dieta, em geral, é necessária uma redução do aporte de proteínas e de gorduras. Esses macronutrientes podem retardar o esvaziamento gástrico, impedindo uma rápida e eficaz digestão e absorção dos carboidratos ingeridos. Entretanto, atualmente alguns estudos têm discutido estratégias com associação de creatina e dieta rica em carboidratos. O fracionamento da dieta e o uso de suplementos de carboidratos podem facilitar o alcance do consumo total de carboidratos (Tabela 6.2).

## Enxágue bucal

O enxágue bucal é uma técnica geralmente utilizada em exercícios de intensidade moderada a alta. O protocolo consiste na colocação do suplemento líquido na boca e depois eliminação desse líquido, não havendo ingestão nem absorção dos carboidratos. É uma prática bastante comum entre atletas, que pode promover melhora no desempenho, além de evitar desconfortos gástricos. Outra vantagem desse método é sua utilização por atletas que precisam aumentar seu gasto energético e não acrescentar calorias a serem consumidas.

O mecanismo de ação desses efeitos ainda não é totalmente conhecido; especula-se que os efeitos estejam mais relacionados com modulações do

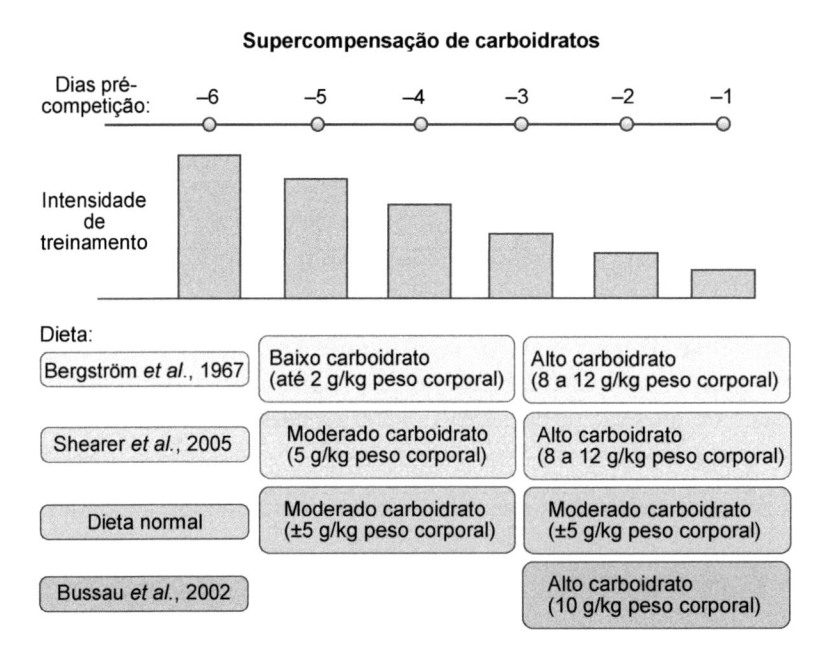

**Figura 6.4** Protocolos de supercompensação de carboidratos. (Adaptada de Burke *et al.*, 2017.)

**Tabela 6.2** Estratégias para suplementação de carboidratos.

| Tempo de exercício | Quantidade necessária de carboidrato | Tipo de carboidrato recomendado |
|---|---|---|
| 35 a 75 min | Pequenas quantidades ou enxágue bucal | Simples ou múltiplos transportes |
| 1 a 2 h | 30 g/h | Simples ou múltiplos transportes |
| 2 a 3 h | 60 g/h | Simples ou múltiplos transportes |
| Acima de 2,5 h | Acima de 90 g/h | Apenas múltiplos transportes |

sistema nervoso central do que com efeitos metabólicos. O uso de bebidas contendo sacarose ativa mais regiões cerebrais relacionadas com fome do que sacarina (edulcorante) e cafeína, demonstrando que os carboidratos podem modular respostas cerebrais a partir das percepções gustativas. Ainda, Gant *et al.* (2010) verificaram que os receptores gustativos localizados na cavidade oral podem ativar vias neuronais, levando ao aumento da excitabilidade de vias corticomotoras.

Ainda são necessários estudos que possam comprovar os efeitos ergogênicos e no desempenho das diferentes modalidades esportivas. Entretanto, é uma estratégia que pode favorecer esse desempenho, sendo recomendada para atividades de alta intensidade e curta duração, utilizando pequenas concentrações de carboidratos, em uma solução de 6 a 10%.

## EXERCÍCIO FÍSICO E DIABETES MELITO TIPO 2

O exercício físico promove adaptações metabólicas no músculo esquelético, sendo uma das principais adaptações o aumento da expressão de GLUT4 e concomitantemente aumento da absorção de glicose. Com o treinamento físico, o músculo esquelético também é capaz de aumentar as concentrações de glicogênio, diminuindo a fadiga em exercícios prolongados. O exercício físico pode aumentar a sensibilidade à insulina e melhorar a homeostase geral da glicose, que são de particular importância para indivíduos com doenças metabólicas, como diabetes melito tipo 2 (DM2).

O DM2 é uma doença metabólica crônica e está relacionado diretamente com fatores ambientais, como má alimentação e inatividade física. O diabetes é uma das principais causas de morte em todo o mundo. Estudos relataram que pessoas com DM2 apresentam baixa qualidade de vida, já que estes apresentam diminuição da massa magra, desenvolvimento de problemas oftalmológicos, cicatrização, aterosclerose, cardiomiopatia, além de outras comorbidades associadas, que, inclusive, diminuem sobremaneira a expectativa de vida desses sujeitos.

O DM2 é considerado uma doença multifatorial, com alterações no metabolismo de carboidratos, sendo que a concentração de insulina pode ser normal ou elevada; entretanto, alguns tecidos como fígado, músculo esquelético e tecido adiposo tornam-se resistentes à insulina. O pâncreas compensa a produção de grandes quantidades de insulina, mas este estresse pode eventualmente levar à insuficiência pancreática e à necessidade de tratamento de insulina exógena. O estado hiperinsulinêmico pode resultar em comprometimento do transporte de glicose para o fígado, músculo esquelético e tecido adiposo.

Mudanças no estilo de vida, como nos hábitos alimentares e no nível de atividade física, estão relacionadas com melhora nas concentrações de glicose no sangue em pacientes com DM2, e pessoas que praticam exercício físico regularmente podem retardar ou prevenir o aparecimento do DM2.

Ensaios clínicos randomizados mostraram que mudanças no estilo de vida, que incluíram 150 minutos de exercício físico por semana, combinadas com a perda de peso induzida pela dieta, reduziram o DM2 em 58% em uma população em risco. Intervenções de exercício, independentemente da dieta, também demonstraram ser eficazes para a prevenção e a progressão do DM2. O exercício físico praticado por pessoas com DM2 pode melhorar as concentrações de glicose e lipídios no sangue, reduzir o peso corporal e os níveis de pressão arterial, diminuir o risco de doenças cardiovasculares, a morbimortalidade, e melhorar a qualidade geral de vida.

Considerando todos esses estudos mostrando o efeito do exercício físico no metabolismo de carboidratos em pessoas com DM2, podemos considerar que, executado de maneira planejada e praticado regularmente, é uma estratégia não farmacológica para prevenção e tratamento do DM2.

## BIBLIOGRAFIA

Augustin LS, Kendall CW, Jenkins DJ *et al*. Poli A glycemic index, glycemic load and glycemic response: An International Scientific Consensus Summit from the International Carbohydrate Quality Consortium (ICQC). Nutr Metab Cardiovasc Dis. 2015; 25(9):795-815.

Bennett CB, Chilibeck PD, Barss T *et al*. Metabolism and performance during extended high-intensity intermittent exercise after consumption of low- and high-glycaemic index pre-exercise meals. Br J Nutr. 2012; 108(Suppl 1):S81-90.

Bergström J, Hermansen L, Hultman E *et al*. Diet, muscle glycogen and physical performance. Acta Physiol Scand. 1967; 71:140-50.

Bjorntorp P, Fahlen M, Grimby G *et al*. Carbohydrate and lipid metabolism in middle-aged, physically well-trained men. Metabolism. 1972; 21(11):1037-44.

Burdon CA, Spronk I, Cheng HL *et al*. Effect of glycemic index of a pre-exercise meal on endurance exercise performance: a systematic review and meta-analysis. Sports Med. 2017; 47(6):1087-101.

Burke LM, van Loon LJC, Hawley JA. Postexercise muscle glycogen resynthesis in humans. J Appl Physiol (1985). 2017 May 1; 122(5):1055-67.

Bussau VA, Fairchild TJ, Rao A *et al*. Carbohydrate loading in human muscle: an improved 1 day protocol. Eur J Appl Physiol. 2002; 87:290-5.

Carter JM, Jeukendrup AE, Mann CH *et al*. The effect of glucose infusion on glucose kinetics during a 1-h time trial. Med Sci Sports Exerc. 2004; 36:1543-50.

Cermak NM, Van Loon LJ. The use of carbohydrates during exercise as an ergogenic aid. Sports Med. 2013; 43(11):1139-55.

Colberg SR, Albright AL, Blissmer BJ *et al*. Exercise and type 2 diabetes: American College of Sports Medicine and the American Diabetes Association: joint position statement. Exercise and type 2 diabetes. Med Sci Sports Exerc. 2010; 42(12):2282-303.

Colberg SR, Sigal RJ, Fernhall B *et al*. Exercise and type 2 diabetes: the American College of Sports Medicine and the American Diabetes Association: joint position statement executive summary. Diabetes Care. 2010; 33(12):2692-6.

DeFronzo RA, Tripathy D. Skeletal muscle insulin resistance is the primary defect in type 2 diabetes. Diabetes Care. 2009; 32(Suppl 2):S157-63.

Escobar KA, Van Dusseldorp TA, Kerksick CM. Carbohydrate intake and resistance-based exercise: are current recommendations reflective of actual need? Br J Nutr. 2016; 116(12):2053-65.

Espeland MA, Glick HA, Bertoni A *et al*. Impact of an intensive lifestyle intervention on use and cost of medical services among overweight and obese adults with type 2 diabetes: the action for health in diabetes. Diabetes Care. 2014; 37(9):2548-56.

Fairchild TJ, Fletcher S, Steele P *et al*. Rapid carbohydrate loading after a short bout of near maximal-intensity exercise. Med Sci Sports Exerc. 2002; 34(6):980-6.

Gant N, Stinear C, Byblow W. Carbohydrate in the mouth immediately facilitates motor output. Brain Res. 2010; 1350:151-8.

GBD 2013 Risk Factors Collaborators *et al*. Global, regional, and national comparative risk assessment of 79 behavioural, environmental and occupational, and metabolic risks or clusters of risks, 1990-2015: a systematic analysis for the Global Burden of Disease Study 2015. Lancet. 2016; 388(10053):1659-724.

GBD 2015 Disease and Injury Incidence and Prevalence Collaborators. Global, regional, and national incidence, prevalence, and years lived with disability for 310 diseases and injuries, 1990-2015: a systematic analysis for the Global Burden of Disease Study 2015. Lancet. 2016; 388(10053):1545-602.

GBD 2015 Mortality and Causes of Death Collaborators. Global, regional, and national life expectancy, all-cause mortality, and cause-specific mortality for 249 causes of death,

1980-2015: a systematic analysis for the Global Burden of Disease Study 2015. Lancet. 2016; 388(10053):1459-544.

Goodpaster BH, Kelley DE. Skeletal muscle triglyceride: marker or mediator of obesity-induced insulin resistance in type 2 diabetes mellitus? Curr Diab Rep. 2002; 2(3):216-22.

Gregg EW, Chen H, Wagenknecht LE *et al.* Association of an intensive lifestyle intervention with remission of type 2 diabetes. JAMA. 2012; 308(23):2489-96.

Guillochon M, Rowlands DS. Solid, gel, and liquid carbohydrate format effects on gut comfort and performance. Int J Sport Nutr Exerc Metab. 2017; 27(3):247-54.

Guyton AC, Hall JE. Tratado de fisiologia médica. 12. ed. Rio de Janeiro: Guanabara Koogan; 2011.

Haase L, Cerf-Ducastel B, Murphy C. Cortical activation in response to pure taste stimuli during the physiological states of hunger and satiety. Neuroimage. 2009; 44(3):1008-21.

Hawley JA, Schabort EJ, Noakes TD *et al.* Carbohydrate-loading and exercise performance. An update. Sports Med. 1997; 24(2):73-81.

Heung-Sang Wong S, Sun FH, Chen YJ *et al.* Effect of pre-exercise carbohydrate diets with high vs low glycemic index on exercise performance: a meta-analysis. Nutr Rev. 2017; 75(5):327-38.

Jentjens RL, Jeukendrup AE. Effects of pre-exercise ingestion of trehalose, galactose and glucose on subsequent metabolism and cycling performance. Eur J Appl Physiol. 2003; 88(4-5):459-65.

Jeukendrup A. A step towards personalized sports nutrition: carbohydrate intake during exercise. Sports Medicine. 2014; 44(Suppl 1):25-33.

Kelley DE, He J, Menshikova EV *et al.* Dysfunction of mitochondria in human skeletal muscle in type 2 diabetes. Diabetes. 2002; 51(10):2944-50.

Lee WJ, Hase K. Gut microbiota-generated metabolites in animal health and disease. Nat Chem Biol. 2014; 10(6):416-24.

Little JP, Chilibeck PD, Ciona D *et al.* The effects of low- and high-glycemic index foods on high-intensity intermittent exercise. Int J Sports Physiol Perform. 2009; 4(3):367-80.

Mahan LK, Escott-Stump S, Raymond JL. Krause: alimento, nutrição e dietoterapia. 13. ed. Elsevier; 2013.

Morrison S, Colberg SR, Mariano M *et al.* Balance training reduces falls risk in older individuals with type 2 diabetes. Diabetes Care. 2010; 33(4):748-50.

Mul JD, Stanford KI, Hirshman MF *et al.* Exercise and regulation of carbohydrate metabolism. Prog Mol Biol Transl Sci. 2015;1 35:17 37.

Nelson DL, Cox MM. Princípios de bioquímica de Lehninger. 6. ed. Porto Alegre: Artmed; 2014.

Oosthuyse T, Carstens M, Millen AM. Ingesting isomaltulose versus fructose-maltodextrin during prolonged moderate-heavy exercise increases fat oxidation but impairs gastrointestinal comfort and cycling performance. Int J Sport Nutr Exerc Metab. 2015; 25(5):427-38.

Ostergard T, Andersen JL, Nyholm B *et al.* Impact of exercise training on insulin sensitivity, physical fitness, and muscle oxidative capacity in first-degree relatives of type 2 diabetic patients. Am J Physiol Endocrinol Metab. 2006; 290(5):E998-1005.

Pan XR, Li GW, Hu YH *et al.* Effects of diet and exercise in preventing NIDDM in people with impaired glucose tolerance. The Da Qing IGT and Diabetes Study. Diabetes Care. 1997; 20(4):537-44.

Rejeski WJ, Bray GA, Chen SH *et al.* Aging and physical function in type 2 diabetes: 8 years of an intensive lifestyle intervention. J Gerontol A Biol Sci Med Sci. 2015; 70(3):345-53.

Ruderman NB, Ganda OP, Johansen K. The effect of physical training on glucose tolerance and plasma lipids in maturity-onset diabetes. Diabetes. 1979; 28(Suppl 1):89-92.

Shearer J, Wilson RJ, Battram DS *et al*. Increases in glycogenin and glycogenin mRNA accompany glycogen resynthesis in human skeletal muscle. Am J Physiol Endocrinol Metab. 2005; 289(3):508-14.

Tanasova M1, Fedie JR. Molecular tools for facilitative carbohydrate transporters (Gluts). Chembiochem; 2017.

Tomcik KA, Camera DM, Bone JL *et al*. Effects of creatine and carbohydrate loading on cycling time trial performance. Med Sci Sports Exerc. 2017.

Wing RR, Bolin P, Brancati FL *et al*. Cardiovascular effects of intensive lifestyle intervention in type 2 diabetes. N Engl J Med. 2013; 369(2):145-54.

Wing RR, Lang W, Wadden TA *et al*. Benefits of modest weight loss in improving cardiovascular risk factors in overweight and obese individuals with type 2 diabetes. Diabetes Care. 2011; 34(7):1481-6.

# Capítulo 7

# Suplementos de Proteínas e Aminoácidos

André dos Santos Costa, Felipe Pereira Ventura dos Santos e Antonio Herbert Lancha Jr.

## INTRODUÇÃO*

A macromolécula orgânica proteína, termo derivado da palavra *prōteîos,* do grego, primário, é de suma importância para os seres humanos, pois além de ser, junto com as moléculas de água, um dos elementos mais abundantes nas células, ela também possui inúmeras funções. As proteínas são responsáveis por mecanismos contráteis (actina e miosina), pela sustentação do corpo (colágeno e citoesqueleto), por processos biológicos (biossíntese de enzimas e alguns hormônios), pelo transporte de moléculas (albumina, hemoglobina, mioglobina e fármacos), pelos mecanismos de defesa do organismo (imunoglobulinas e interferona), por contribuir para a sinalização intra e entre células e tecidos, e por servir como substrato energético para o organismo em situações extremas (1 g de proteína fornece 4 kcal ou 17 kJ).

Estima-se que no corpo de um homem adulto de 70 kg haja aproximadamente 12 kg de proteínas e 200 a 220 g de proteínas e/ou aminoácidos livres (ou *pool* de aminoácidos), com apenas 5 g (variando entre 20 $\mu$mol/$\ell$ e 500 $\mu$mol/$\ell$) destes últimos na circulação sanguínea. Deste total, o músculo esquelético, que corresponde a aproximadamente 40 a 45% da massa corporal total (neste exemplo), contém cerca de 7 kg de proteína, preferencialmente

*Agradecemos ao Professor Jacques Poortmans pela discussão do conteúdo deste capítulo e por ser constantemente fonte de inspiração para todos os pesquisadores apaixonados pelo metabolismo do exercício.

na forma de proteína contrátil (miofibrilas) e cerca de 120 g de aminoácidos livres no meio intracelular destes tecidos (quase 80% de todo volume corporal).

Estruturalmente, as proteínas são formadas por várias unidades básicas denominadas alfa-aminoácidos (ou peptídios), compostas por átomos de carbono (C), hidrogênio (H), oxigênio (O) e nitrogênio (N). Todos os alfa-aminoácidos contêm grupamentos carboxila (-COOH), amina (-NH$_2$; com exceção da prolina, que exibe o grupo imino -NH-) e uma cadeia lateral distinta (R), elementos responsáveis pela variabilidade estrutural entre os aminoácidos.

Apesar de serem encontrados na natureza mais de 300 tipos de aminoácidos, apenas 20 são codificados pelo DNA e constituem as proteínas em mamíferos. São eles: histidina, isoleucina, leucina, lisina, metionina, fenilalanina, treonina, triptofano, valina, arginina, alanina, aspartato, asparagina, glutamato, glutamina, glicina, prolina, cisteína, tirosina e serina. Nutricionalmente, estes aminoácidos são classificados em:

- Essenciais (AAE): possuem alfacetoácidos (esqueletos carbônicos) que não podem ser sintetizados pelo organismo humano, sendo obtidos pela ingestão de alimentos. São eles: histidina, isoleucina, leucina, lisina, metionina, fenilalanina, treonina, triptofano e valina
- Não essenciais (AANE): podem ser sintetizados pelo organismo a partir de AAE por transaminação e/ou por alfacetoácidos fornecidos por metabólitos da glicose no ciclo de Krebs (ciclo do ácido tricarboxílico). São eles: alanina, aspartato, asparagina, glutamato e serina
- Semiessenciais (ou condicionalmente essenciais): quando a sua síntese é limitada sob condições fisiopatológicas especiais ou em condições de maior exigência como nos períodos de crescimento rápido dos tecidos (p. ex., na infância e na recuperação de alguma enfermidade), exigindo maior atenção quanto a sua inclusão na dieta. São exemplos os aminoácidos cistina e tirosina que, embora não sejam normalmente essenciais, em circunstâncias especiais como dano hepático podem, a partir de seus precursores (metionina e fenilalanina), tornar-se essenciais devido a sua conversão alterada, assim como glutamato e glutamina em outras condições metabólicas. São eles: arginina, glutamina, cisteína, glicina, prolina e tirosina.

A literatura apresenta também outra classificação dos aminoácidos conforme os produtos finais gerados por sua oxidação, podendo ser aminoácidos cetogênicos ou glicogênicos. O catabolismo dos aminoácidos cetogênicos produz acetoacetato (substância do grupo dos corpos cetônicos) ou seus precursores (acetil-CoA ou acetoacetil-CoA) enquanto os aminoácidos glicogênicos, quando degradados, geram piruvato, algum intermediário do ciclo de Krebs e podem gerar glicose, via gliconeogênese, a partir da conversão destes produtos a fosfoenolpiruvato.

Todos os 20 aminoácidos, independentemente destas classificações, são imprescindíveis à síntese proteica normal. A deficiência de ao menos um desses aminoácidos pode afetar o processamento de uma nova proteína importante para o organismo ou ainda sinalizar para processos de degradação das proteínas existentes (catabolismo) para ter disponíveis os AANE e/ou o nitrogênio para a biossíntese de proteínas.

Embora parte dos aminoácidos, como visto anteriormente, possa ser sintetizada (aminoácidos não essenciais), a ingestão diária de alimentos fonte de proteínas é primordial por compensar perdas diárias (devido a oxidação como também outras perdas naturais) e/ou para elevar a oferta de aminoácidos para diversos processos de biossíntese de proteínas corporais.

## DIGESTÃO E ABSORÇÃO

As proteínas ingeridas não sofrem nenhuma ação enzimática na cavidade bucal, sendo a mastigação uma ação mecânica de fracionamento importante para a deglutição, processo que encaminha os polipeptídios da boca para o esôfago, em direção ao estômago. Com o aparecimento destas moléculas no estômago, células G da mucosa secretam o hormônio gastrina que é responsável por estimular as células parietais a liberarem o suco gástrico (composto por ácido clorídrico [HCl], íons hidrogênio [H$^+$] e cloreto [Cl$^-$]) e as células principais a secretarem a enzima pepsinogênio (inativa). O HCl e os íons H$^+$ tornam o meio ácido (pH = 2,0) e promovem a ativação do pepsinogênio em pepsina, enzima responsável por hidrolisar aproximadamente 15% da proteína ingerida em aminoácidos e peptídios menores.

Com a motilidade gástrica, os aminoácidos e peptídios envolvidos pelo suco gástrico (quimo ácido) são levados ao intestino delgado, ativando as células I a liberarem o hormônio colecistocinina (CCK), responsável por estimular a secreção do suco pancreático no duodeno (primeiro terço do intestino delgado). O suco pancreático é composto por peptidases (degrada 50% das proteínas no duodeno) e por solução alcalina rica em bicarbonato de cálcio (responsável por neutralizar o quimo ácido). Assim, o pH torna-se neutro ou levemente alcalino, favorecendo a atividade das peptidases pancreáticas (tripsina, quimotripsina, elastase e carboxipeptidase).

As bordas em escova do intestino delgado liberam outras peptidases (oligopeptidases, tripeptidases e dipeptidases) que agem nas ligações entre peptídios remanescentes da ação das peptidases pancreáticas. Desta forma, aproximadamente 70% dos oligopeptídios são hidrolisados em aminoácidos e cerca de 30% em dipeptídios e tripeptídios. Os aminoácidos são captados na borda em escova da membrana por transportadores de aminoácido e os peptídios pequenos por um transportador de peptídios que, no citosol do enterócito, são clivados em aminoácidos individuais. O sistema de transporte de aminoácidos é estereoespecífico e tem maior afinidade com peptídios na forma L por serem mais fisiológicos.

Com o processo absortivo ao longo do intestino delgado pelas bordas em escova, aminoácidos, dipeptídios e tripeptídios presentes no enterócito, estes últimos hidrolisados no citosol, são transportados pela membrana basolateral à circulação e, pela veia porta, são encaminhados ao fígado.

## METABOLISMO

O fígado, órgão central do metabolismo de proteínas e aminoácidos, é responsável por controlar as concentrações de aminoácidos circulantes, tanto os essenciais (processa enzimaticamente sete deles) como os aminoácidos não essenciais. Assim, quando há maior ingestão dietética de um determinado aminoácido, o fígado pode aumentar a concentração de proteases de degradação, regulando a distribuição destes aminoácidos para os tecidos periféricos.

No estado absortivo, período que compreende algumas horas após a ingestão de uma refeição, cerca de 20% dos aminoácidos que entram no fígado são liberados diretamente na corrente sanguínea enquanto 6% são utilizados na síntese de proteínas plasmáticas (p. ex., albumina). Assim como o fígado, o músculo esquelético e os intestinos são particularmente importantes na supressão do excesso de aminoácidos.

A utilização dos aminoácidos em cada tecido ocorre conforme as demandas específicas para aquele tecido, buscando sempre um equilíbrio dinâmico entre as proteínas teciduais e os aminoácidos plasmáticos e os provenientes da dieta, processo denominado renovação de proteínas ou *turnover* proteico, responsável por hidrolisar e ressintetizar aproximadamente 300 g de proteína corporal por dia.

A renovação (*turnover*) de proteínas pode ser definida como o conjunto de processos celulares de síntese (utilizando aminoácidos para sintetizar peptídios e proteínas) e de degradação (catabolismo de proteínas ou peptídios em aminoácidos) responsáveis por controlar a quantidade e a qualidade das proteínas em um sistema biológico.

As taxas relativas de renovação de proteínas nos tecidos variam muito, por exemplo, a renovação da proteína muscular ocorre a uma taxa de 0,06%/h (cerca de 1,5%/dia), enquanto as taxas de renovação das proteínas do sangue e das proteínas intestinais variam de 1 a 30%/hora e de 1 a 2%/hora, respectivamente. Desse modo, as contribuições para a renovação total da proteína corporal, que seria uma função da taxa de renovação da proteína e do tamanho do *pool* de proteínas, variam substancialmente. Assim, a hiperaminoacidemia, a partir da ingestão de proteínas, promoveria ambiente favorável para estimulação da síntese de proteínas, resultando em um período de 3 a 4 horas para o acúmulo de proteínas corporais.

A proteína muscular está em constante estado de renovação, o que significa que a proteína nova está sendo produzida continuamente enquanto as proteínas mais antigas estão sendo degradadas. Um desequilíbrio entre a síntese de proteínas musculares (SPM) e a degradação da proteína muscular (DPM) pode levar a acúmulo/hipertrofia das proteínas musculares (p. ex., treinamento físico e nutrição) ou perda/atrofia muscular (p. ex., sarcopenia, inatividade, desnutrição e perda muscular), respectivamente. Considerando que o músculo contém quase metade das proteínas do corpo, como visto anteriormente, a perda/atrofia muscular é um problema preocupante. A manutenção da quantidade e da qualidade muscular é necessária para que os músculos exerçam suas funções relacionadas com exercício físico, metabolismo energético, imunidade, regulação da temperatura corporal, como também reservatório de água, minerais, vitaminas e aminoácidos, papéis essenciais durante diversas situações de estresse.

A disponibilidade adequada de todos os AAE é um requisito primordial para uma estimulação significativa da SPM, sendo que sua quantidade inadequada limita a SPM, enquanto a disponibilidade inadequada de AANE pode ser compensada pela síntese *de novo* destes aminoácidos.

No estado pós-prandial, que compreende o período até 2 horas após uma refeição, seguido de uma refeição contendo proteínas, todos os AAE necessários para a síntese de novas proteínas musculares podem ser derivados de concentrações plasmáticas elevadas, resultantes dos processos digestório e absortivo da proteína consumida ou derivados da degradação da proteína corporal pelo processo de *turnover*. Nessas condições, a taxa de SPM excede a taxa de DPM, resultando em um estado de biossíntese (anabólico).

No estado pós-absortivo (4 horas após uma refeição), as concentrações plasmáticas de AAE diminuem abaixo dos valores observados no estado pós-prandial devido aos aminoácidos não estarem sendo mais absorvidos. Nessas condições, em vez de os AAE serem utilizados pelo músculo, observa-se a liberação destes aminoácidos pelo músculo no plasma. Tal fato, o catabolismo da proteína muscular no estado pós-absortivo, torna possível a disponibilidade contínua de AAE para manter a síntese proteica em outros tecidos à custa da proteína muscular. Nesta condição também, caso não haja ingestão de proteínas, a única fonte de AAE para a SPM serão os aminoácidos intracelulares provenientes da DPM.

Além de os AAE, derivados da DPM, serem reincorporados à proteína muscular, podem ser parcialmente oxidados pelo músculo, tornando-os indisponíveis para reincorporação na proteína muscular ou liberados no plasma, onde poderão ser absorvidos por outros tecidos para síntese proteica ou ainda oxidados irreversivelmente. Assim, a taxa de SPM será sempre menor do que a taxa de DPM no estado pós-absortivo, devido ao fluxo dos AAE oriundos da degradação da proteína para o plasma e para as vias oxidativas.

Os aminoácidos, portanto, participam de reações metabólicas a partir de sua incorporação ao *pool* de aminoácidos livres (disponibilidade de aminoácidos proveniente da ingestão proteica e/ou da degradação de proteínas lábeis).

Podemos visualizar a utilização dos aminoácidos livres em três grupos:

- Parte dos aminoácidos livres do *pool* sendo integrados em proteínas teciduais. Caso estas proteínas sejam degradadas, os aminoácidos podem retornar ao *pool* e serem utilizados novamente para síntese proteica ou participar de outras reações metabólicas
- Como substrato em reações catabólicas, em que parte do *pool* de aminoácidos livres é decomposto para a produção de energia (ressíntese de ATP) e/ou a formação de outros substratos energéticos (como a glicose, por exemplo). Neste processo o grupamento amino ($-NH_2$) é excretado como ureia, não sendo possível restaurar a estrutura do aminoácido e, assim, seu retorno ao *pool* de aminoácidos livres
- Síntese de compostos nitrogenados como creatina, epinefrina e purinas a partir de certos aminoácidos livres do *pool*, não sendo possível ocorrer processo inverso para a recomposição do *pool* de aminoácidos livres. Ocorre também em determinadas condições a formação de AANE por meio da transferência do grupamento amino ($-NH_2$) a uma cadeia carbônica aceptora, geralmente um alfacetoglutarato, processo denominado transaminação de aminoácidos.

O catabolismo dos aminoácidos promove, permanentemente, perda de nitrogênio corporal que corresponde a 30 a 55 g de proteína em um adulto saudável, a maior parte proveniente do *pool* intracelular muscular esquelético. Além do excretado na urina como ureia, ocorrem perdas menores de nitrogênio nas fezes (0,4 g/dia) e na pele (0,3 g/dia). Considerando tais perdas, a ingestão diária de proteínas é primordial.

## Quantidade diária necessária

As demandas biológicas determinam as quantidades de nutrientes consumidas em suas diversas vias metabólicas. A partir da perspectiva das necessidades de proteínas e aminoácidos, o requerimento biológico pode ser utilmente dividido em demandas para a síntese de proteínas e demandas para manutenção do *pool* de aminoácidos.

Diante de todas as evidências de suma importância para a manutenção da integridade orgânica, foram conduzidas pesquisas para se estimar qual a necessidade de proteínas diárias para contemplar suas inúmeras funções. De fato, as proteínas são os únicos macronutrientes que não apresentam mecanismo de armazenamento do seu excedente em nosso organismo, diferindo dos carboidratos que podem ser armazenados na forma de glicogênio e dos lipídios que são estocados como triacilglicerol.

A ingestão diária recomendada (*Recommended Dietary Allowance* [RDA]) americana e canadense para proteína (PTN) é de 0,8 grama de PTN por kg de peso corporal por dia [g/kg/dia] para todos os adultos, incluindo os idosos.

Tal valor (RDA) representa a condição média estimada somada a dois (2) desvios padrão, definidos a partir de estudos de balanço de nitrogênio, que determina a ingestão mínima necessária para evitar perdas de nitrogênio. Entretanto, essa abordagem é muito questionada, pois não atenderia, por exemplo, a idosos, que sofrem a perda de massa muscular, redução do consumo de energia e prática de atividade física, comorbidades que afetam diretamente o balanço de nitrogênio e a síntese proteica, sendo sugerida por alguns autores como a exigência mínima e não a ideal. Outros autores sugerem que a variação aceitável para distribuição de macronutrientes (*acceptable macronutrient distribution range* [AMDR]) é entre 10 e 35% de energia proveniente de proteína; conceito que se aproximaria mais de uma estratégia nutricional ideal em vez de mínima. Para ilustrar tal diferença, tomemos como exemplo um homem de 55 anos de idade com estatura de 1,80 m e com massa corporal de 80 kg. Sua ingestão de proteínas pela RDA seria de *64 g/dia* (0,8 g PTN × 80 kg) enquanto pela AMDR seria entre *65* e *228 g/dia* (assumindo demanda energética de 2.600 kcal/dia ou 10,9 MJ/dia).

Outro método para a determinação das necessidades de proteínas é o indicador de oxidação de aminoácidos (*indicator amino acid oxidation* [IAAO]), desenvolvido como uma alternativa ao balanço de nitrogênio (para detalhes, ver Elango *et al.*, 2008). Este método produziu consistentemente estimativas mais elevadas do que o balanço de nitrogênio, particularmente em idosos, com ingestão mínima segura de proteínas entre 1,0 e 1,2 g/kg/dia para jovens saudáveis normais e, pelo menos, 1,2 g/kg/dia ou até 1,4 g/kg/dia para pessoas idosas.

Cabe ressaltar que a ingestão de quantidades consideradas excessivas de proteínas não reflete maiores resultados na massa muscular magra. Assim, indivíduos com maiores necessidades proteicas geralmente são os atletas jovens em fase de crescimento, os dedicados a atividades aeróbias, de força e/ou indivíduos que estejam fazendo uso de esteroides anabolizantes androgênicos. Existem também variações de dietas nas quais as pessoas se submetem a dietas ricas em proteínas e gorduras e baixo teor de carboidratos, sendo parte desses aminoácidos oxidados com a utilização das cadeias carbônicas para reações bioquímicas de produção de energia.

De fato, indivíduos fisicamente ativos podem ter necessidade aumentada de proteínas em relação a esses outros indivíduos, com consumos que podem variar 1,6 a 2,2 g/kg/dia. Alguns estudos já relataram necessidades de proteínas totais entre 50 e 175% superiores em atletas comparadas às de grupos-controle sedentários, principalmente quando o objetivo é garantir um ambiente anabólico.

Vários são os desafios para propor uma recomendação universal e que obtenha êxito em relação às quantidades diárias de proteínas, pois há de se considerar fatores relacionados ao volume do programa de exercícios, idade, composição corporal, condição de treinamento, ingestão total de energia na dieta, entre outros fatores. Assim, ganha força a proposição de suprir as necessidades de proteínas pela recomendação por refeição, proposta ancorada em estudos que vêm investigando a melhor quantidade de proteína, tempo e composição.

## Fatores que afetam o metabolismo

Alguns fatores relevantes que interferem diretamente nos aspectos fisiológicos e de rendimento do indivíduo como variáveis nutricionais (consumo energético, conteúdo de carboidratos da dieta, qualidade da proteína ingerida e período de ingestão dos macronutrientes) e de treinamento (histórico, intensidade, duração e tipo de exercício) podem influenciar diretamente o metabolismo de proteínas e aminoácidos, assim como o seu consumo dietético diário.

### ▶ Consumo energético, jejum, oferta de carboidratos e insulina

O consumo energético aquém das necessidades do indivíduo (p. ex., jejum), assim como um maior déficit energético ocasionado pelo exercício físico, aumenta a utilização de aminoácidos como fonte de energia, desviando-os de processos de síntese de proteínas importantes (p. ex., tecidos e enzimas). Este quadro de degradação proteica pode ser ainda mais prejudicial em indivíduos treinados, pois estes apresentam naturalmente maiores taxas de síntese proteica devido aos níveis enzimáticos (atletas de fundo) e teciduais (fisiculturistas) absolutos estarem constantemente elevados.

Em relação ao estado de jejum, é observada maior disponibilidade de aminoácidos provenientes do músculo esquelético ao fígado, principalmente de alanina e glutamina, contribuindo para uma oxidação diária de cerca de 50 g de proteínas (para um homem de 70 kg, por exemplo). Ambos os aminoácidos são importantes substratos para a via gliconeogênica hepática, em que as cadeias carbônicas seguem pela via glicolítica enquanto os grupos amino são transaminados ou convertidos a ureia. No músculo esquelético, a alanina é sintetizada a partir da transaminação entre grupos amino transferidos dos aminoácidos deste tecido ao piruvato, derivado da via glicolítica. Já a glutamina, produzida pela transaminação do glutamato no músculo, é encaminhada ao intestino, no qual parte do nitrogênio é utilizada para a síntese de alanina (por transaminação) e direcionada ao fígado, pela veia porta hepática, para ser utilizada no processo de gliconeogênese. Cabe ressaltar que parte do produto da gliconeogênese hepática, a glicose, retorna ao músculo esquelético, processo denominado ciclo glicose-alanina.

De fato, a resposta anabólica à ingestão de alimentos é elevada, mas transitória. Durante o período entre 1 e 4 horas após uma refeição (fase pós-prandial), a SPM é elevada, ao contrário dos períodos de jejum em que esta taxa é mais baixa e se observa balanço de proteína muscular negativo. O acúmulo de proteína só ocorre no estado alimentado, sendo a concentração de AAE no sangue (plasma) responsável por regular as taxas de SPM em repouso e após o exercício.

A oferta de carboidratos endógenos ao músculo exercitado também constitui um fator importante na determinação das necessidades e no metabolismo de proteínas e/ou aminoácidos, pois os carboidratos são os substratos energéticos mais eficientes quando oxidados (maior produção de ATP por unidade de $O_2$) e a sua disponibilidade é inversamente relacionada com a taxa de catabolismo proteico durante o exercício. Sabe-se que há grande negligência quanto ao consumo de carboidratos por sua associação ao aumento dos estoques de gordura corporal. De fato, quando os consomem em excesso, indivíduos sedentários podem apresentar não somente acúmulo de gordura corporal como também outros efeitos adversos associados à saúde. Porém, no caso de atletas e indivíduos ativos, a necessidade de repor os estoques de carboidratos endógenos (glicogênio) depletados pelas sessões de treinamento encontra-se sempre elevada, inclusive com muitos destes apresentando grandes dificuldades para uma ótima reposição após o exercício.

O efeito da insulina no metabolismo de proteínas e aminoácidos, como também na SPM, depende da disponibilidade de aminoácidos plasmáticos, o que não ocorre quando ela é sistematicamente aumentada (no estado pósprandial, por exemplo), sendo mais impactante sua ação anticatabólica no balanço proteico. Entretanto, alguns estudos têm relatado que esses efeitos na redução dos picos de proteólise muscular mediados pela insulina em níveis baixos a moderados (cerca de 15 a 30 $\mu$UI/m$\ell$) podem ser obtidos pelo consumo de uma dose de 45 g da proteína *whey*. Assim, os dados parecem indicar que a suplementação de carboidratos após o exercício de força oferece muito pouca contribuição para a elevação nas taxas de SPM, se a proteína for ofertada em quantidade e qualidade adequadas.

Cabe ressaltar que esses dados não devem ser interpretados como indicativo de que o consumo de carboidratos não seja necessário para indivíduos envolvidos em programas de treinamento com volumes de moderados a altos, mas atentar aos benefícios do consumo de carboidratos para a recuperação de glicogênio muscular.

### ▶ Qualidade, quantidade e momento do consumo de proteínas

Fatores como qualidade, quantidade e momento do consumo de proteínas têm recebido grande destaque em diversos estudos devido aos achados de importante influência no metabolismo de proteínas no organismo e, em particular, no músculo esquelético.

Sabe-se que a SPM aumenta em 30 a 100% em resposta a uma refeição contendo proteínas suficientes para promover um saldo líquido de proteínas positivo, e que o principal fator que contribui para essa resposta é o conteúdo de AAE. Desta forma, a qualidade da proteína consumida pode interferir nos processos de síntese e degradação, pois as fontes de proteína variam muito quanto à sua eficácia biológica, dependendo, em parte, da relação entre AAE e AANE.

A qualidade da proteína é estimada utilizando-se o índice de aminoácidos corrigido pela digestibilidade de proteínas (*protein digestibility corrected amino acid score* [PDCAAS]) e, mais recentemente, pelo índice de AAE digeríveis (*digestible indispensable amino acid score* [DIAAS]). Como em humanos cerca de 50% dos aminoácidos necessários para produzir proteínas corporais são sintetizados (AANE), cabe à proteína consumida pela dieta fornecer, principalmente, os AAE (as proteínas do leite e dos ovos são de mais alta qualidade nesse aspecto) em quantidades suficientes para garantir a síntese de novas proteínas, tanto em indivíduos ativos como em atletas.

A quantidade e a distribuição de proteína necessária para a máxima estimulação da SPM têm se destacado como fatores importantes para estimular o aumento de massa muscular magra. Em estudo que testou a oferta de 80 g de proteína de soro do leite (*whey*) ao longo de 12 horas após exercício de força de diferentes formas (8 × 10 g a cada 1,5 hora; 4 × 20 g a cada 3 horas; ou 2 × 40 g a cada 6 horas), verificou-se que 20 g de proteína consumida a cada 3 horas apresentou maior SPM. Com o objetivo de comparar a distribuição comum de ingestão proteica de adultos americanos (baixa ingestão no café da manhã e excedente no jantar), em um estudo *crossover* com adultos jovens foi avaliada a redistribuição do consumo de proteínas em 30 g por refeição durante 7 dias em comparação à ingestão de 11 g, 16 g e 63 g de proteína (café da manhã, almoço e jantar, respectivamente). Mesmo com quantidades totais iguais de proteínas ingeridas por dia (90 g), foi observada maior SPM em 24 horas com o padrão uniforme de ingestão proteica do que com a distribuição em quantidades diferentes.

Outros estudos também têm apontado para 20 g de proteína por refeição como a quantidade ideal e afirmado que doses superiores, 40 g por refeição, por exemplo, não promoveriam aumentos adicionais na SPM e, ao contrário, elevariam a síntese de ureia e oxidação de aminoácidos. Interessantemente, observa-se que, quando a ingestão de proteína ocorre em quantidades adequadas, a ingestão associada de carboidratos não promove maior SPM.

Em idosos, principalmente após o exercício físico, parece ser necessário maior ingestão de proteínas devido a fatores inerentes ao processo de envelhecimento (como diminuição da capacidade de digestão, distribuição pósprandial, absorção de aminoácidos musculares e sinalização anabólica intracelular), sendo sugerida ingestão de 30 a 40 g de proteína por refeição, imediatamente após a sessão de exercícios. Recentemente, alguns autores sugeriram a ingestão de proteína por kg de peso corporal por refeição (g/kg) para pessoas saudáveis, na qual jovens adultos deveriam consumir cerca de 0,25 a

0,34 g/kg e idosos 0,40 g/kg. Uma importante ressalva é que esses valores foram estimados a partir de estudos que utilizaram a *whey* como fonte de proteína; esta contém maior quantidade de leucina do que outras fontes proteicas (ver adiante seu papel na SPM). Portanto, em cada refeição os valores de proteína podem variar conforme a qualidade da proteína ingerida. Como modo de minimizar essa variação, foi proposta a ingestão de 0,4 g/kg de proteína e adicionaram-se dois (2) desvios padrão à ingestão média estimada de 0,25 g/kg; assim haveria uma margem para diferenças interindividuais e para o fato de a digestão de proteínas consumidas em uma refeição mista ser mais lenta e a aminoacidemia resultante afetar a SPM.

A justificativa para distribuir as proteínas igualmente em cada refeição e favorecer o anabolismo proteico apoia-se nas premissas de que AAE (a leucina, em particular) que estimulam a SPM devem alcançar um limiar de ingestão proteica de alta qualidade em cada refeição e o excedente aminoácidos consumidos além da capacidade de estimular ao máximo a SPM não é estocado, mas oxidado.

Interessantemente, a distribuição de proteínas ao longo do dia parece influenciar também no controle do peso corporal. Estudos conduzidos com o intuito de testar os efeitos de não consumir alimentos no café da manhã (jejum; fato muitas vezes relacionado com aumento de peso e obesidade) e do seu consumo, associado ou não à ingestão de diferentes quantidades de proteínas como estratégia para alteração do peso corporal, têm relatado controle do apetite, melhora na saciedade e maior plenitude ao longo do dia, tanto de forma aguda (1 dia) como crônica (por semanas), efeitos atribuídos ao consumo de proteínas na primeira refeição do dia. O consumo de café da manhã com 30 g de proteína por 12 semanas, embora não tenha obtido significância, evitou o ganho de gordura corporal ($-0,4 \pm 0,5$ kg) comparado ao grupo que não ingeriu alimentos no café da manhã ($1,6 \pm 0,9$ kg, $p < 0,03$) e ao grupo que ingeriu quantidades normais de proteínas no café da manhã ($0,3 \pm 0,5$ kg).

Ainda em relação ao momento de consumo (*timing*), não há consenso sobre o melhor momento para a ingestão de proteínas, associado ao exercício físico como forma de maximizar a SPM. Enquanto alguns estudos apontam para a ingestão após o exercício, outros mostraram não haver diferença na SPM com o consumo de proteínas antes ou após a sessão de exercícios. Uma metanálise recente apontou para o consumo total de proteínas durante o dia como sendo mais importante para a SPM, tendo em vista que alguns estudos relatam SPM elevada após 16 a 48 horas do estímulo por exercícios de força, período denominado de "janela de oportunidade".

Outro momento ingestão de proteínas em discussão, e que pode influenciar a SPM, é antes do sono. Em estudo no qual foram ofertados 40 g de caseína (proteína) em conjunto com a ingestão de carboidratos 30 minutos antes do sono foi observada melhora do balanço proteico corporal na recuperação pós-exercício durante a noite. No acompanhamento desse estudo foi proposta para outros participantes a ingestão de 27,5 g de proteína + 15 g de CHO antes do sono. Com essa estratégia, foi observado maior ganho de massa muscular comparado ao grupo-controle (ingestão de placebo não calórico) após 12 semanas de programa de exercícios de força em adultos jovens; porém, como a suplementação promoveu também aumento da ingestão total de proteínas, esses resultados merecem ser discutidos com cautela.

As dietas ocidentais já apresentam um bom valor proteico, podendo variar entre 1,0 a 2,0 g/kg/dia e até alcançar 6 g/kg/dia em indivíduos envolvidos em atividades de resistência. Atualmente as dietas hiperproteicas vêm sendo utilizadas em planejamentos/preparações físicas que visam à redução do percentual de gordura corporal a curto prazo, o que pode ser considerado interessante em algumas modalidades esportivas.

### ▶ Treinamento físico

Em relação às variáveis inerentes ao treinamento físico (tempo de prática, tipo de exercício físico, duração da sessão, frequência semanal e intensidade do exercício), a necessidade e o metabolismo de proteínas e/ou aminoácidos também podem variar diariamente, seja pelo aumento da sua participação como substrato energético ou por aumento nos processos de síntese de proteínas em detrimento da degradação atribuída ao estímulo empregado. Sabe-se que, por exemplo, o exercício de força promove alterações no *turnover* da proteína muscular, podendo persistir por mais de 72 horas, e há evidências de que o tempo de ingestão e a fonte de proteína durante a recuperação podem regular a síntese proteica e influenciar o processo de hipertrofia muscular.

## ASPECTOS ERGOGÊNICOS DA INGESTÃO DE PROTEÍNAS E/OU AMINOÁCIDOS NO EXERCÍCIO

A utilização de suplementos de proteína é muito difundida entre atletas e indivíduos ativos de diferentes faixas etárias que acreditam, geralmente, na combinação do consumo de suplementos proteicos com o exercício físico para promover maiores ganhos de massa muscular magra, podendo resultar em melhora do desempenho físico. Entretanto, não há consenso científico sobre benefícios de desempenho associados à suplementação de proteínas.

Sabe-se que o aumento da massa muscular ocorre com aumento da síntese proteica e diminuição da sua degradação, como visto anteriormente. A prática de exercícios físicos sistematizados promove ambos os eventos; devido a esse fato, estratégias eficientes com relação a intensidade, carga e duração da sessão, tempo de descanso e dieta devem ser muito bem delineados, garantindo o balanço nitrogenado positivo necessário para o aumento da massa muscular.

## Suplementação de proteínas e exercícios aeróbios

Há relativamente poucos estudos sobre os efeitos da suplementação de proteínas no desempenho de exercícios aeróbios (de resistência). Essas investigações têm utilizado protocolos de suplementação de proteínas de forma aguda (uma única ingestão) ou crônica (alguns dias ou semanas), associada ou não à ingestão de carboidratos por atletas envolvidos com treinamento aeróbio (geralmente ciclistas) em avaliações de desempenho que envolvem a mensuração do tempo para cumprir um determinado percurso. Quando o consumo de carboidratos é adequado, 6 g/kg/dia, não é observado efeito adicional ao rendimento do indivíduo mesmo com consumo de proteína acima de 3 g/kg/dia, independentemente do momento da ingestão (antes ou durante a sessão de exercícios).

De fato, nenhum efeito ergogênico tem sido evidenciado até o momento, mas alguns estudos têm relatado efeitos na diminuição de marcadores de dano muscular e sensação de dor em exercícios aeróbios extenuantes com a adição de proteína a uma bebida ou gel com carboidratos (os mecanismos serão discutidos no tópico "Suplementação de aminoácidos de cadeia ramificada" referente aos efeitos da suplementação com BCAA).

Outra hipótese sobre a contribuição da suplementação de proteínas em exercícios aeróbios seria em relação ao *turnover* proteico, colaborando para a manutenção do equilíbrio de proteínas corporais, sem impactar diretamente a SPM. Tais resultados ainda precisam ser mais bem investigados, pois mudariam o foco em relação ao uso de suplementos proteicos em exercícios aeróbios prolongados.

## Suplementação de proteínas e exercícios de força

Para se avaliar o aumento da força máxima com suplementação de proteína e treinamento de força, devem-se considerar os seguintes fatores: variáveis do treinamento (número de sessões; intensidade, volume e duração); estado de treinamento do indivíduo; consumo energético; qualidade e quantidade de proteínas ingeridas (em especial o conteúdo de leucina na proteína); ingestão de outros nutrientes que podem impactar positivamente a força (p. ex., creatina, hidroximetilbutirato [HMB]).

Pesquisas conduzidas com suplementação de proteína associada a programa de treinamento de força para avaliar aumento de força máxima em indivíduos que consomem calorias e nutrientes de maneira adequada não são conclusivas. Os estudos que relataram elevação nos valores de força máxima têm como maioria dos participantes jovens adultos, saudáveis e não treinados.

Em uma pesquisa com atletas amadores de futebol americano, a suplementação de proteína *whey* (2 × 42 g/dia) por doze semanas elevou significativamente em 14,5% a força máxima (1 RM) no agachamento comparado ao grupo-controle (aumento de 6,9%). Já em outro estudo com amostra com as mesmas características em um programa de condicionamento físico fora da temporada, o consumo diário de proteínas (da dieta e dos suplementos) foi acima de 2,0 g/kg/dia e promoveu aumento de 22 e 42% da força nos exercícios de supino e agachamento em comparação com atletas que consumiram apenas os valores recomendados [1,6 a 1,8 g/kg/dia] para atletas de força/potência. Além disso, é importante ressaltar que, em vários estudos publicados, a intervenção proteica resulta em melhorias não estatisticamente significativas na força em comparação com a condição de placebo/controle.

Quando apenas mulheres são investigadas, os resultados indicam consistentemente que a proteína suplementar não parece aumentar a força máxima em magnitudes que atinjam significância estatística. Pesquisa com mulheres suplementadas por 8 semanas com 15 g de albumina (proteína de ovo), elevando a ingestão diária de proteínas para 1,23 g/kg/dia, não demonstrou melhoria na força máxima dos membros inferiores em comparação com o grupo-placebo que ingeriu carboidratos e 1,0 g/kg/dia de proteínas. Cabe resaltar que para alguns pesquisadores 15 g de albumina é considerada uma dose subótima.

Em outro estudo, mulheres ativas suplementadas com um litro de leite bovino desnatado (36 g de proteína) após o exercício de força melhoraram a força máxima (RM) em sete de nove parâmetros comparadas ao grupo-controle (ingestão de carboidratos), mas com significância estatística apenas para o exercício de supino. Em contraste, estudo recente no qual jogadoras amadoras de basquetebol ingeriram proteína *whey* pré e pós-exercício durante 8 semanas demonstrou estatisticamente aumento significativo da força máxima dos membros superiores (+4,9 kg no supino; 1 RM) em comparação com o placebo que ingeriu maltodextrina (+2,3 kg no supino; 1 RM).

Um estudo com metanálise, realizado em 2012 e que reuniu 22 ensaios clínicos com suplementação de proteínas e treinamento de força em 680 participantes, reportou aumento de 13,5 kg (intervalo de confiança [IC] de 95%: 6,4 a 20,7 kg) na força de membros inferiores quando comparado ao grupo-controle. Mais recentemente, em revisão sistemática de 2015 com 32 estudos, observou-se que a suplementação de proteína em participantes não treinados exerce pouco efeito sobre a força máxima durante as primeiras semanas de um programa de treinamento de força, mas com o aumento de duração, frequência e volume de treinamento, a suplementação de proteína pode impactar favoravelmente hipertrofia e força do músculo esquelético.

Outro efeito seria a relação entre a suplementação de proteínas e o treinamento de força, e as alterações na composição corporal que, pela perda de massa gorda e pelo aumento da massa livre de gordura, são frequentemente associadas a melhorias no desempenho físico. Vários estudos apontam que a suplementação de proteína associada ao treinamento de força promove aumentos significativos tanto no conteúdo (massa magra) como na área de secção transversa de diferentes músculos comparados a tratamentos com placebos (sem a ingestão de proteínas).

Pesquisa conduzida por 14 semanas com 22 homens saudáveis que suplementados com 25 g/dia de um *mix* de proteínas de alta qualidade ou 25 g de carboidratos e que realizaram treinamento de força (3 vezes por semana; 3 a 4 exercícios para membros inferiores) registrou aumento significativo na massa magra e na área de secção transversa muscular (fibras tipos I e II) comparados ao grupo-controle. Em outros estudos, em que a suplementação de proteínas ficou entre 15 e 25 g e o programa de treinamento de força variou entre 4 e 14 semanas, também se observou acúmulo de massa magra.

Além do aumento de massa magra (livre de gordura), a maior ingestão diária de proteínas (com alimentos e suplementação) para níveis acima da RDA (de 0,8 g/kg/dia para 1,2 a 2,4 g/kg/dia), recomendada para atletas de resistência e potência/força, e uma restrição de ingestão calórica entre 30 e 40%, demonstrou maximizar a perda de tecido adiposo, adicionalmente à manutenção da massa livre de gordura. Os estudos que investigaram essas ações foram conduzidos com indivíduos com sobrepeso e obesidade em que a dieta prescrita com restrição calórica fornecia uma quantidade maior de proteínas em relação aos carboidratos.

Em estudo de 2013, que durou 21 dias, uma amostra de pessoas ativas com massa corporal que variou de normal a excesso de peso (IMC: 22 a 29 kg/m²) foi submetida a uma dieta com restrição calórica de 30%, aumento do dispêndio energético em 10% e aumento progressivo na ingestão da proteína dietética durante 21 dias. Aleatoriamente, cada participante foi designado a consumir uma das dietas que continham ingestão de proteínas em 1 vez, 2 vezes ou 3 vezes o preconizado pela RDA, ou seja, 0,8 g/kg/dia, 1,6 g/kg/dia e 2,4 g/kg/dia, respectivamente. A maior perda de massa corporal (maior perda de massa livre de gordura e menor perda de gordura corporal) ocorreu no grupo 1 vez RDA, enquanto os grupos 2 vezes RDA e 3 vezes RDA diminuíram significativamente a massa corporal, registrando 70 e 64% de massa gorda, respectivamente.

Em suma, há dados experimentais consistentes e de boa qualidade que mostram que, em indivíduos não treinados, as mudanças na massa magra e na força muscular observadas durante as semanas iniciais de treinamento de resistência não são influenciadas quando são fornecidos suplementos de proteína. Embora limitados, dados de estudos de qualidade apoiam a afirmação de que, com o aumento da duração e da frequência do treinamento de força em indivíduos não treinados ou treinados, a ingestão de suplementos proteicos pode promover maiores ganhos em massa magra e força muscular. Outro ponto interessante, mas que carece de mais estudos, mostra que o tipo ou as combinações de vários tipos de suplementos proteicos podem afetar os ganhos de massa magra e força muscular ao longo do treinamento de força.

## ▶ Suplementação de aminoácidos de cadeia ramificada

Os aminoácidos da cadeia ramificada (AACR), conhecidos por BCAA (*branched-chain amino acids*), isto é, leucina, isoleucina e valina, representam quase 50% dos AAE dos alimentos e 35% do teor total de AAE nas proteínas musculares. Têm como característica serem metabolizados no tecido muscular enquanto os demais AAE são catabolizados no tecido hepático.

Os AACR são precursores de intermediários do ciclo do ácido tricarboxílico (TCA) via acetil-CoA e succinil-CoA e podem promover a ressíntese de ATP por meio da oxidação dos AACR plasmáticos estimulados pelo exercício físico. Além de seu envolvimento como elementos constitutivos da síntese de proteínas estruturais e contráteis, como os demais aminoácidos, os AACR também são considerados moléculas de sinalização, em especial a leucina (ver adiante), pois podem promover ativação do mTOR, molécula importante para sinalização do mecanismo de SPM. São atribuídas também aos AACR melhora da biogênese mitocondrial e remoção de espécies reativas de oxigênio, levando a potenciais benefícios na ressíntese de ATP do músculo esquelético, assim como evitar ou, ao menos, minimizar o dano muscular induzido pelo exercício (DMIE).

Todos os precursores de AAE para a SPM no estado pós-absortivo são derivados da DPM, sendo que nestas condições em humanos a DPM é cerca de 30% superior a SPM. Todavia, o consumo de AACR por si só (ou seja, sem os outros AAE) somente poderia elevar a SPM no estado pós-absortivo se aumentasse a eficiência da reincorporação dos AAE da degradação de proteínas de volta à síntese de proteínas, em vez de serem disponibilizados para plasma ou para a oxidação. Isso ocorre porque todos os AAE, assim como AANE, são necessários para produzir proteína muscular e os AAE não podem ser sintetizados pelo organismo humano. Se apenas os três AAE forem consumidos, como é o caso da ingestão dos AACR, o catabolismo da proteína é a única fonte para se conseguirem os demais AAE primordiais para a SPM. Portanto, é teoricamente impossível que, nessas condições, a ingestão de apenas AACR possa promover estado anabólico capaz de elevar a SPM acima da DPM.

Para testar tal efeito, AACR isolados foram administrados por via intravenosa para determinar a resposta do metabolismo das proteínas musculares em humanos. Foi utilizado o método do balanço de aminoácidos plasmáticos para quantificar a resposta à infusão intravenosa (no antebraço) de uma mistura de AACR por 3 horas em 10 sujeitos no estado pós-absortivo. A captação e a liberação dos AAE individuais (leucina e fenilalanina, neste caso) e seus homólogos marcados isotopicamente foram mensurados e as taxas de desaparecimento (Rd) e a aparência (Ra) de fenilalanina e leucina foram calculadas. Com o pressuposto de que o balanço entre leucina e fenilalanina pelo músculo é representativo de todos AAE, Rd de fenilalanina seria considerado um reflexo da SPM, uma vez que a síntese proteica é o único destino da fenilalanina absorvida pelo músculo a partir do plasma. A Rd de leucina não pode ser interpretada como marcador de síntese proteica, pois a leucina absorvida pelo músculo pode ser oxidada e incorporada à proteína. A infusão de BCAA por 3 horas aumentou as concentrações plasmáticas dos AACR em 4 vezes enquanto as concentrações dos outros AAE diminuíram. Foi observado que a SPM diminuiu significativamente de $37 \pm 3$ para $21 \pm 2$ nmol/min/100 m$\ell$ ($p < 0,05$). Não houve alteração significativa no balanço de fenilalanina, indicando que a DPM também foi reduzida a uma quantidade semelhante à redução na SPM. O balanço entre síntese e degradação de proteínas musculares permaneceu negativo, o que significa que o estado catabólico persistiu e não foi produzido um estado de biossíntese. As diminuições simultâneas na SPM e a degradação durante a infusão de AACR podem ser interpretadas como diminuição da renovação da proteína muscular. Resultados similares foram obtidos pelos mesmos pesquisadores quando aumentaram o tempo de infusão de AACR por 16 horas. Podemos concluir a partir destes dois estudos que infusão de AACR não só não consegue aumentar a taxa de SPM em humanos, mas, de fato, reduz as taxas de SPM e da renovação de proteína muscular.

A afirmação de que a SPM é estimulada pelos AACR, pelo menos em parte, vem da observação de que a sinalização anabólica intracelular é aumentada, incluindo fatores principais do estado de ativação envolvidos no início da síntese proteica. A teoria de que a ativação de fatores de sinalização anabolizantes intracelulares causa maior taxa de SPM se ancorou em conceitos modernos sobre a regulação da SPM. O aumento da sinalização anabólica em resposta aos AACR foi citado como evidência de uma estimulação da SPM, mesmo na ausência da mensuração da SPM. No entanto, a ativação das vias de sinalização anabólica somente pode coincidir com o aumento da SPM se houver AAE em abundância para servirem como precursores necessários para biossíntese da proteína completa. A dissociação do estado de fosforilação dos fatores de sinalização da SPM em humanos foi demonstrada em uma variedade de circunstâncias quando a disponibilidade de todos os AAE é limitada.

Ao contrário da falta de evidências dos efeitos anabólicos da suplementação dos AACR sozinhos ou associados a carboidratos, uma refeição proteica pode potencializar o efeito anabólico quando associada aos AACR.

Em estudo em que foi registrada a adição de 5 g de AACR a uma bebida contendo 6,25 g de proteína *whey*, foi observado aumento na SPM similar aos resultados obtidos com 25 g de proteína *whey*. Este resultado sugere que um ou mais dos AACR podem ser limitantes de taxa para a estimulação da SPM por proteína *whey* ou os AACR adicionais induziram maior potencial para uma resposta anabólica de proteína muscular à proteína *whey*, ativando os fatores de iniciação. Em ambos os casos, a resposta dos AACR em conjunto com a proteína intacta é diferente do efeito dos AACR sozinhos, uma vez que a proteína intacta fornece todos os AAE, incluindo os AACR.

A suplementação dos AACR individuais (*i. e.*, leucina, valina ou isoleucina) pode produzir respostas diferentes da combinação dos três por alguns motivos. A evidência indica que a leucina sozinha pode exercer resposta anabólica (ver adiante), enquanto não existe tal informação para isoleucina ou valina.

Outro efeito atribuído à suplementação de AACR refere-se à diminuição do dano muscular induzido pelo exercício (DMIE), observado por meio de alterações nos marcadores indiretos de dano muscular. Pode-se esperar uma perda de força máxima de menos de 15% e/ou um aumento no CK de plasma/soro em 1 dia após o exercício prejudicial. Em um total de 11 estudos incluídos em uma revisão sistemática, foi observada alta heterogeneidade em relação aos resultados e ao risco de viés moderado, considerando que as classificações de qualidade foram positivas para 6 e neutras para 3. Com a ressalva do número de estudos investigados, a suplementação de AACR parece ser eficaz para o DMIE, considerando a extensão do dano muscular de baixa a moderada, estratégia de suplementação com alta ingestão diária de AACR (> 200 mg/kg/dia) e frequência (2 ou mais ingestões diárias) durante um longo período de tempo (> 10 dias) e ingerida vários dias antes do exercício prejudicial. Não houve efeitos positivos significativos nos resultados quando a suplementação combinou uma alta frequência e uma alta quantidade diária em um curto período de tempo, concluindo que um longo período de suplementação de AACR (> 10 dias) parece ser necessário.

Os mecanismos propostos sugerem a modulação da biogênese mitocondrial do tecido muscular e a remoção de espécies reativas de oxigênio, mediante regulação positiva da expressão de coativator 1 alfa do receptor gama, ativada pelo proliferador de peroxissoma. No entanto, outros ensaios clínicos randomizados controlados com placebo seriam necessários para suportar os efeitos benéficos dessa estratégia.

## ▶ Suplementação de leucina e beta-hidroximetilbutirato

A leucina, AAE que faz parte dos AACR, é relevante para a qualidade da proteína e não é apenas um elemento fundamental para a síntese proteica, mas também um sinalizador para a SPM. Assim, leucinemia pós-prandial e aumento da concentração intracelular de leucina são estímulos que resultam em aumento da SPM, por mecanismos ainda não totalmente elucidados, via proteína ligante de leucina Sestrin 2 que promove ativação do alvo mecanicista do complexo 1 de rapamicina.

A literatura atual apresenta poucos estudos clínicos randomizados e controlados em humanos. Em estudo randomizado, duplo-cego e controlado por placebo, idosos saudáveis (71 ± 4 anos) foram submetidos a 3 meses de suplementação de leucina (dose de 7,5 g/dia dividida em 2,5 g por refeição). No entanto, nenhum efeito da suplementação de leucina na área de secção transversal do quadríceps ou na massa magra foi observado após o período de suplementação, talvez pelo período de utilização da leucina e/ou mesmo pelo fato de a amostra ser composta por idosos saudáveis. Em estudo posterior, com o mesmo desenho experimental e a mesma estratégia de suplementação de leucina (dose de 7,5 g/dia dividida em 2,5 g por refeição), mas com idosos (71 ± 1 ano) com diabetes melito tipo 2 (evidente diminuição de massa magra), comparados com o grupo-controle (normoglicêmicos pareados por idade), também não foram observadas aumento de massa magra ou diferença entre os grupos após 6 meses de suplementação.

Em outro estudo com idosos saudáveis que ingeriam 0,8 g/kg/dia de proteína foi avaliada a eficácia de 2 semanas de suplementação de leucina (12 g/ manhã). Apesar de terem observado aumento significativo na taxa de SPM nos estados pós-absortivo e pós-prandial, assim como a fosforilação da proteína-alvo da rapamicina em mamíferos (mTOR), não houve mudanças significativas na massa magra dos idosos. Como limitações deste estudo, não houve randomização; o número baixo de participantes e o fato de serem saudáveis podem ter influenciado os resultados.

Parece que a sinalização para SPM com a suplementação de leucina pode ser mais proeminente em situações de sarcopenia ou com o DPM elevado, como uso crônico de glicocorticoides, desuso, doenças degenerativas ou autoimunes. Uma revisão sistemática com metanálise recente avaliou o impacto de suplementos à base de leucina em pacientes sarcopênicos e relatou aumentos na massa magra, mas não apresentou ganhos na força de preensão manual ou de membros inferiores.

Há também outras limitações em relação à suplementação isolada de leucina que precisam ser consideradas. Assim como ocorre com a suplementação de AACR, a disponibilidade de outros AAEs necessários para a produção de proteína muscular intacta também limita a resposta da suplementação de leucina. Outro cuidado refere-se à ativação da via metabólica que oxida todos os AACR com o aumento da concentração plasmática de leucina. Como resultado, pode ocorrer diminuição nas concentrações plasmáticas de valina e isoleucina, tornando-se limitantes para a SPM.

Outro nutriente que vem sendo investigado, cujos ensaios clínicos mostraram ter pequenos impactos nos ganhos em massa magra, é o beta-hidroximetilbutirato (beta-HMB), um metabólito do aminoácido leucina. Os seres humanos têm uma capacidade limitada de produção endógena do beta-HMB, que apresenta modos de ação paralelos aos da leucina em termos de estimulação da SPM e de inibição de DPM, embora as vias de sinalização possam divergir.

Normalmente, um indivíduo processa 60 g de L-leucina para obter 3 g de beta-HMB, mas uma pessoa de 70 kg metaboliza de 0,2 a 0,4 g de beta-HMB por dia, dependendo da dose de L-leucina na dieta. A dose de beta-HMB fornecida aos grupos de tratamento variou entre ensaios, mas na maioria 3 g/dia de beta-HMB foram fornecidos. A dose de 3 g (ou 38 mg/kg de peso corporal por dia) pode ser ideal, mas poucos estudos têm investigado a eficácia de doses mais elevadas de HMB.

Em metanálise que reuniu sete ensaios clínicos randomizados com 147 idosos que receberam beta-HMB e 140 que receberam placebo não calórico (controle), foi observado maior ganho de massa muscular com a suplementação de beta-HMB (diferença de média padronizada = 352 g, IC 95%: 110 a 594 g). Apesar de um efeito trivial de beta-HMB na massa muscular, não houve melhorias na função muscular.

Quando idosos malnutridos e hospitalizados (insuficiência cardíaca congestiva, infarto agudo do miocárdio, pneumonia ou doença pulmonar obstrutiva crônica [DPOC]) foram incluídos no protocolo de suplementação com proteína que continha beta-HMB, comparados com o grupo-placebo, não foi apresentada diferença na taxa de readmissão de 90 dias, mas a mortalidade de 90 dias foi significativamente menor. A suplementação de proteínas resultou em melhores probabilidades de melhor estado nutricional aos 90 dias e aumento do peso corporal aos 30 dias. Não foi observado efeito da suplementação sobre a duração da internação ou sobre a função avaliada pelas atividades da vida diária. Este estudo teve como limitações a falta de um grupo-controle (sem consumo de beta-HMB, mas com consumo de proteína e energia) e o não isolamento do efeito do tratamento em beta-HMB. O efeito dos suplementos energéticos proteicos está associado à presença do macronutriente e, em menor proporção, à presença do beta-HMB e/ou da vitamina D.

Atualmente, parece não haver relatos de efeitos adversos do uso diário de beta-HMB, assim como funções renal, hematológicas, hepáticas e endócrinas não foram afetadas negativamente como resultado da ingestão do suplemento nutricional, bem como qualquer marcador de dano tecidual. Até 3 g de beta-HMB poderiam melhorar a força e a massa magra e reduzir o dano muscular de forma dependente da dose, enquanto doses mais elevadas, como 6 g, não apresentaram benefícios adicionais. O tempo ideal da suplementação com beta-HMB durante o exercício não foi estabelecido; entretanto, vários estudos analisaram sua atuação durante o treinamento e um pequeno número de estudos o analisou em momentos pré e pós-exercícios físicos, em condições de doenças crônicas e em adultos idosos. O beta-HMB foi administrado quando a condição de desperdício já estava presente. Portanto, estudos adicionais para estabelecer se beta-HMB é recomendado para prevenir o desperdício de proteína-energia são fortemente necessários.

Os efeitos do beta-HMB sobre o metabolismo e a dinâmica das células influenciaram várias mudanças metabólicas, como o aprimoramento da síntese de proteínas do corpo inteiro, o aumento da síntese de colágeno, a inibição da degradação da proteína e o aumento da síntese de colesterol da membrana celular. A suplementação de beta-HMB contribuiu para preservar massa magra em indivíduos com câncer, AIDS, idosos e traumatismos, e melhorou o desempenho contrátil, bem como o desempenho aeróbio de resistência e força muscular. Estudos adicionais são necessários para indicar a dosagem ideal em consideração dos diferentes danos e estímulos catabólicos, a duração ideal da suplementação e a melhor forma de suplementação, ou seja, gel, pó, cápsula ou bebida, levando em consideração taxas intestinais de beta-HMB, absorção de beta-HMB, metabolismo, cinética plasmática e interações com outros suplementos.

## BIBLIOGRAFIA

Amaral RB, Martins CEC, Lancha Junior AH *et al*. Can leucine supplementation attenuate muscle atrophy? A literature review. Rev Bras Cineantrop Des Hum. 2015; 17(4):496-506.

Elango R, Ball RO, Pencharz PB. Indicator amino acid oxidation: concept and application. J Nutr. 2008; 138:243-6.

English KL, Mettler JA, Ellison JB *et al*. Leucine partially protects muscle mass and function during bed rest in middle-aged adults. Am J Clin Nutr. 2016; 103(2):465-73.

Fouré A, Bendahan D. Is Branched-chain amino acids supplementation an efficient nutritional strategy to alleviate skeletal muscle damage? Systematic Review Nutrients. 2017; 9:1047.

Gleeson M. Dosing and efficacy of glutamine supplementation in human exercise and sport training. J Nutr. 2008; 138:2045S-9S.

Jäger R, Kerksick CM, Campbell BI *et al*. International Society of Sports Nutrition Position Stand: protein and exercise. Journal of the International Society of Sports Nutrition. 2017; 14:20.

Molfino A, Gioia G, Fanelli FR *et al*. Beta-hydroxy-betamethylbutyrate supplementation in health and disease: a systematic review of randomized trials. Amino Acids. 2013; 45:1273-92.

Naderi A, Oliveira EP, Ziegenfuss TN *et al*. Timing, optimal dose and intake duration of dietary supplements with evidence-based use in sports nutrition. J Exerc Nutrition Biochem. 2016; 20(4):1-12.

Phillips GC. Glutamine: the nonessential amino acid for performance enhancement. Current Sports Medicine Reports. 2007; 6:265-8.

Phillips SM. Current concepts and unresolved questions in dietary protein requirements and supplements in adults. Front Nutr. 2017; 4(13):1-10.

Phillips SM, Chevalier S, Leidy HJ. Protein "requirements" beyond the RDA: implications for optimizing health. Appl. Physiol Nutr Metab. 2016; 41:565-72.

Poortmans JR, Carpentier A, Pereira-Lancha LO *et al*. Protein turnover, amino acid requirements and recommendations for athletes and active populations. Brazilian Journal of Medical and Biological Research. 2012; 45:875-90.

Silva VR, Belozo FL, Micheletti TO *et al*. A systematic review on β-hydroxy-β-methylbutyrate free acid supplementation suggests improvements in measures of muscle recovery, performance, and hypertrophy following resistance training. Nutr Res. 2017; 45:1-9.

Wolfe RR. Branched-chain amino acids and muscle protein synthesis in humans: myth or reality? Journal of the International Society of Sports Nutrition. 2017; 14:30.

Zhe-rong Xu, Zhong-ju Tan, Qin Zhang *et al*. The effectiveness of leucine on muscle protein synthesis, lean body mass and leg lean mass accretion in older people: a systematic review and meta-analysis. British Journal of Nutrition. 2015; 113:25-34.

# Capítulo 8

# Suplementos de Lipídios

Daniela Caetano Gonçalves, Rodolfo Gonzalez Camargo e Marília Cerqueira Leite Seelaender

## INTRODUÇÃO

Os lipídios são macronutrientes que apresentam diversas funções no organismo. O triacilglicerol é a principal molécula lipídica encontrada na alimentação e é capaz, como uma de suas funções, de fornecer energia tanto para as células como formar estoques de energia no organismo a partir de seu armazenamento no tecido adiposo. Entretanto, os triacilgliceróis podem apresentar diferentes composições de ácidos graxos, alterando sua função. Os ácidos graxos saturados são responsáveis pelo fornecimento de energia ao organismo, e os insaturados têm funções sinalizadoras, são precursores de hormônios e desencadeiam diversas reações metabólicas, como regulação do processo inflamatório.

Além do triacilglicerol, outras moléculas são consideradas lipídicas, como o colesterol, que está envolvido com a formação de membranas celulares, é componente dos sais biliares, precursor de hormônios esteroides e da vitamina D, e os fosfolipídios, que são os principais componentes da bicamada lipídica das membranas celulares, além de compor os sais biliares e as lipoproteínas.

Devido à composição variada de componentes lipídicos, sabe-se que a origem da gordura ingerida interfere não somente na composição corporal, mas também no desempenho de indivíduos praticantes de modalidades esportivas. A quantidade ingerida também pode afetar o desempenho, uma vez que o excesso ou a baixa ingestão de gorduras pode interferir na oferta de substrato energético muscular, afetando negativamente o desempenho.

O corpo humano utiliza carboidratos, gorduras e uma pequena parcela de proteínas como combustível para a realização do trabalho muscular durante o exercício. Os lipídios apresentam vantagens sobre os demais substratos energéticos, uma vez que apresentam maior densidade energética (fornecem 9 kcal/g, e o carboidrato apenas 4 kcal/g), possuem peso relativo à energia estocada menor em relação aos demais substratos e seus estoques corporais não são limitados como os de carboidratos. Por esse motivo, o oferecimento de energia proveniente dos ácidos graxos caracteriza-se como importante fonte energética muscular. Adicionalmente, durante o exercício, outros órgãos além dos músculos esquelético e cardíaco contribuem para o desempenho. Entre eles, o fígado tem grande importância, e sua função e adaptação à atividade dependem do metabolismo lipídico no órgão.

Além de sua alta densidade energética, os ácidos graxos têm funções fundamentais no desencadeamento de algumas reações celulares, como ativação e aumento da expressão de enzimas oxidativas do metabolismo lipídico, estimuladores ou inibidores do processo inflamatório, moduladores da liberação hormonal, entre outros.

Neste capítulo, serão abordados todos os aspectos relacionados com os efeitos da ingestão de diferentes suplementos lipídicos utilizados como recursos ergogênicos, com base em estudos recentes encontrados na literatura científica mundial.

## ÁCIDOS GRAXOS DE CADEIA LONGA

Como já mencionado no início deste capítulo, a utilização de lipídios, especialmente os ácidos graxos, proporciona vantagens em relação à de carboidratos quanto ao fornecimento de energia. Sua capacidade de estoque corporal ilimitada e sua alta densidade energética estariam relacionadas ao fornecimento eficiente e abundante de energia durante o exercício. Esta alta oferta lipídica para a célula muscular potencializa a oxidação lipídica e, consequentemente, poupa a utilização do glicogênio muscular durante o treinamento.

Os ácidos graxos de cadeia longa (AGCL) são os lipídios mais encontrados na nossa dieta e são ingeridos sob a forma de triacilglicerol. Apesar de sua função energética, a suplementação de AGCL por via oral com esta finalidade não se mostrou bem-sucedida, como explicado a seguir.

Na tentativa de aumentar a concentração de AGCL circulantes, surgiu a hipótese da suplementação com infusões orais de preparados lipídicos. Esta infusão, composta basicamente de óleos ricos em triacilglicerol, oferecida 1 hora antes do treinamento, falhou na tentativa de aumentar a disponibilidade de ácidos graxos circulantes e poupar glicogênio por vários motivos, dentre eles, os tempos de digestão e absorção da infusão lipídica, que são extremamente lentos e de difícil determinação, fazendo com que o aumento de ácidos graxos circulantes dificilmente coincida com o momento específico da atividade, exceto em provas de muito longa duração. Além de não oferecer benefícios, essa suplementação promovia desconforto gástrico aos indivíduos, atrapalhando seu desempenho.

Para corrigir esta questão, optou-se por uma infusão lipídica intravenosa que pudesse alcançar rapidamente a corrente sanguínea e, assim, oferecer aumento de ácidos graxos circulantes. Esta estratégia também se mostrou ineficaz na melhora do desempenho. Na realidade, a estratégia de consumo de infusão lipídica só funciona quando em associação à administração de heparina intravenosa, porém esta conduta é considerada *doping*.

Conforme explicado, a suplementação com AGCL não traz benefícios de forma aguda na resposta ao exercício, mas apresenta finalidades diversas, como aumentar a oxidação lipídica, diminuir a inflamação, atuar na composição corporal e melhorar o desempenho de um modo geral. Para atender a essas finalidades, o importante é considerar o efeito da suplementação não pontual. Assim, a adoção de dietas e suplementos ricos em determinados tipos de ácidos graxos promove mudanças na expressão gênica, que beneficiarão o desempenho.

Desde que esses ácidos graxos foram descritos como reguladores da expressão gênica, muitos fatores de transcrição foram identificados como alvos para a regulação dos mesmos, incluindo a família de receptores ativados por proliferadores de peroxissoma (PPAR; $\alpha$, $\beta$, $\gamma 1$ & $\gamma 2$]), receptor X retinoide $\alpha$ (RXR$\alpha$), receptor X do fígado $\alpha$ (LXR$\alpha$) e fator nuclear hepático $\alpha$ & $\gamma$ (HNF4$\alpha$ e $\gamma$), bem como vários fatores de transcrição de leucina-zíper de hélice-laço-hélice (bHLH-LZ), proteína de ligação de elemento regulador de esterol-1 (SREBP-1), proteína de ligação de elemento regulador de carboidrato (ChREBP) e *max-like factor* X (MLX). Dois mecanismos básicos estão envolvidos com o controle de ácidos graxos e esses fatores de transcrição. Os ácidos graxos ligam-se diretamente ao fator de transcrição e controlam sua atividade, ou seja, essas gorduras atuam como hormônios hidrofóbicos que regulam a função dos receptores nucleares e seu impacto nos processos transcricionais. Os ácidos graxos não esterificados ligam PPAR ($\alpha$, $\beta$, $\gamma 1$ e $\gamma 2$), RXR$\alpha$ e LXR$\alpha$. Todas essas proteínas são membros da superfamília dos receptores nucleares de fatores de transcrição regulados pelo ligante. Entre estes receptores nucleares, no entanto, os subtipos PPAR são os fatores de transcrição regulados por ácidos graxos mais amplamente encontrados.

No segundo mecanismo, os ácidos graxos controlam a disponibilidade nuclear de fatores-chave de transcrição, como SREBP-1, NFκB, ChREBP e MLX. Os mecanismos envolvidos não estão bem elucidados, mas provavelmente não envolvem a ligação direta do ácido graxo ao fator de transcrição.

## Ômega-3

Os ácidos graxos da família ômega-3 (AG n-3) compreendem um grupo de ácidos graxos poli-insaturados, com números de carbono e duplas ligações diferenciados em sua cadeia, porém todos com a primeira dupla ligação localizada no carbono 3, contados a partir da carbonila terminal (Figura 8.1). Esta

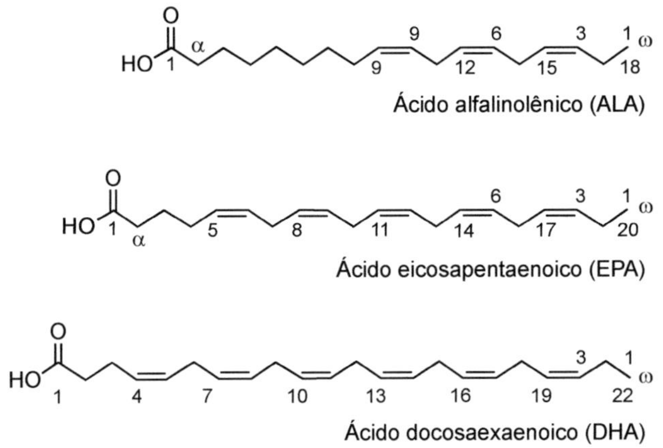

Ácido alfalinolênico (ALA)

Ácido eicosapentaenoico (EPA)

Ácido docosaexaenoico (DHA)

**Figura 8.1** Composição química, tamanho da cadeia, número de duplas ligações e forma dos ácidos graxos n-3 mais encontrados na alimentação.

característica em comum ao grupo confere a esses ácidos graxos propriedades diferenciadas em relação aos outros ácidos graxos poli-insaturados (AGPI). Entre os constituintes deste grupo, três deles são mais estudados: o ácido alfa-linolênico (ALA), presente principalmente em alimentos de fonte vegetal (castanhas, avelãs, nozes, avocado, linhaça); o ácido eicosapentaenoico (EPA) e o ácido docosaexaenoico (DHA), presentes em animais marinhos de águas frias.

Atualmente, a ingestão de AG n-3 está relacionada a vários benefícios, como controle da pressão arterial, diabetes, artrite, câncer, entre outros distúrbios, especialmente na prevenção de doenças cardiovasculares. Seus principais benefícios parecem estar associados aos seus efeitos anti-inflamatórios, uma vez que os AGPI são precursores de eicosanoides, moléculas mediadoras do processo inflamatório. Além disso, muitos estudos demonstraram que os AG n-3 são responsáveis por diminuir a produção de citocinas inflamatórias, como a interleucina-1β (IL-1β), a interleucina-6 (IL-6), o fator de necrose tumoral α (TNF-α), a proteína C reativa (PCR), a interferona γ (IFN-γ), entre outros.

Com base nos estudos que demonstraram a eficácia da suplementação com AG n-3 na redução de agentes inflamatórios, começou-se a investigar os possíveis efeitos desta suplementação em atletas, visto que, a cada sessão de treinamento, há uma resposta inflamatória proporcional, que está associada a alguns fatores como desempenho, dor e tempo de recuperação.

A suplementação de AG n-3 tem como intuito proporcionar os seguintes benefícios:

- Diminuição da resposta inflamatória e da broncoconstrição provocada pelo exercício
- Otimização da utilização de ácidos graxos pelo músculo, durante o exercício físico, aumentando a expressão de enzimas oxidativas

- Retardo da fadiga, com o intuito de prolongar o tempo de exercício
- Diminuição do perfil lipídico do sangue em indivíduos com dislipidemias
- Melhora da perfusão e oxigenação do músculo, através de modificação das propriedades da membrana do eritrócito
- Redução da dor
- Redução de episódios cardiovasculares relacionados ao esforço
- Redução da incidência de infecções do trato respiratório superior.

A seguir serão discutidos os resultados encontrados com a suplementação de AG n-3 em relação aos benefícios citados.

### ▶ Ômega-3, exercício físico e resposta inflamatória

O exercício físico extenuante induz uma fase aguda similar à encontrada em casos de sepse e trauma, incluindo o aumento da concentração plasmática de IL-6, IL-1$\beta$ e TNF-$\alpha$, citocinas consideradas pró-inflamatórias. Como discutido, a suplementação com AG n-3 diminui os agentes pró-inflamatórios e aumenta eicosanoides anti-inflamatórios, revertendo o quadro inflamatório pós-exercício. Dois estudos publicados em 2003 apontaram diminuição dos agentes pró-inflamatórios, como leucotrienos das classes E4, B4, 9$\alpha$ e 11$\beta$, prostaglandinas da classe F2, TNF-$\alpha$ e IL-1$\beta$, IL-6 e PCR após o término do exercício físico, em voluntários suplementados com AG n-3, corroborando dados descritos ainda em 1991. Apesar dos achados, deve-se considerar que nem todos os voluntários desses estudos eram treinados e que outros estudos não tiveram o mesmo sucesso.

Outro fator importante que interfere no rendimento de indivíduos durante o treinamento é a broncoconstrição induzida pelo exercício (BIE), um sintoma equivalente à asma, que ocorre pela constrição da musculatura lisa dos brônquios, levando a uma subsequente obstrução das vias respiratórias. A causa da BIE está relacionada com o aumento de agentes inflamatórios produzidos durante o treinamento, como leucotrienos, prostaglandinas e citocinas produzidas por leucócitos. Estudos mostram que a suplementação com AG n-3 é capaz de reverter a BIE, provocando diminuição dos leucotrienos C4 e E4 e das prostaglandinas D2, IL-1 e TNF-$\alpha$.

### ▶ Ômega-3 e metabolismo muscular durante o exercício físico

A ingestão de AGPI está relacionada a um aumento de enzimas oxidativas no fígado e no músculo. Essas enzimas incrementam a capacidade muscular em utilizar ácidos graxos como substrato energético, poupando o glicogênio muscular e protelando a duração do exercício físico. Este aumento da oxidação lipídica deve-se principalmente à ampliação da atividade máxima de enzimas oxidativas, assim como de sua expressão gênica e proteica.

Um estudo realizado por Maillet e Weber (2006) verificou um aumento das enzimas oxidativas citrato sintase (CS) e 3-hidroxiacildesidrogenase (HOAD) em pássaros suplementados com AG n-3. Esse aumento parece estar relacionado com a mudança de composição dos fosfolipídios de membrana muscular. Outro estudo com ratos mostrou um crescimento da expressão da proteína muscular FABP (*fatty acid-binding protein*), responsável pelo transporte citoplasmático de ácidos graxos. O aumento da expressão dessa proteína está diretamente relacionado a aumento da atividade da enzima citrato sintase. Todos esses fatores parecem estar relacionados com maior uso de lipídios como substrato energético durante o treinamento físico, induzido pela suplementação de AG n-3. Entretanto, esses fatores não resultaram em melhora no desempenho, como discutido no próximo tópico.

Os efeitos da suplementação de n-3 em relação ao aumento da força ainda são contraditórios. Alguns estudos apontaram efeito da suplementação de AG n-3 em idosos exercitados, demonstrando aumento da força em mulheres e diminuição de parâmetros inflamatórios em idosos do sexo masculino, porém sem ganho de força. Em homens jovens adultos, a suplementação por 30 dias com AG n-3 promoveu, além de diminuição da fadiga muscular (após sessão única de exercício ao término dos 30 dias de suplementação), melhora do humor e da estabilidade emocional indo ao encontro dos resultados obtidos em outros estudos que mostraram que baixa concentração de AG n-3 parece estar associada a quadros de ansiedade e depressão, embora o mecanismo não tenha sido esclarecido.

▶ Ômega-3 e aumento de desempenho

Os estudos que analisaram a eficácia da suplementação de AG n-3 na melhora do desempenho não mostraram evidências de que esta suplementação contribua para a melhora do rendimento esportivo. Lenn *et al.* (2002) não observaram aumento de força ou diminuição da dor pós-treinamento em indivíduos suplementados com AG n-3, quando comparados com o grupo-placebo. Raastad *et al.* (1997) e Huffman *et al.* (2004) avaliaram a capacidade aeróbia e anaeróbia de atletas, por meio de testes de consumo de oxigênio e de exaustão, e não observaram diferenças significativas entre os voluntários suplementados com AG n-3 e o grupo-placebo em nenhum dos testes em questão, contrariando os resultados encontrados por Brilla e Landerholm (1990), que demonstrou aumento do consumo máximo de oxigênio nos indivíduos suplementados.

▶ Ômega-3 e perfil lipídico do sangue em praticantes de atividade física

A maioria dos estudos com suplementos de AG n-3 demonstram uma diminuição da concentração de lipídios séricos em voluntários com dislipidemias.

A principal alteração dos parâmetros séricos ocorre na diminuição da concentração de triacilglicerol, quando comparada ao grupo não suplementado. Outros estudos demonstram uma diminuição do LDL-colesterol e aumento do HDL-colesterol com a suplementação. Apenas o estudo de O'Keefe *et al.* (2006) não mostrou diferença significativa no triacilglicerol, LDL e HDL-colesterol séricos após a suplementação de AG n-3 em sujeitos exercitados que apresentavam histórico familiar de infarto do miocárdio.

Após a discussão dos itens apresentados em relação à suplementação de AG n-3, verifica-se que alguns fatores, como melhora do rendimento esportivo, são contraditórios e ainda necessitam de mais estudos para sua comprovação. Entretanto, a suplementação parece estar relacionada com a melhora do perfil lipídico e a função cardiovascular de indivíduos exercitados, além de reverter a BIE, diminuindo a resposta inflamatória induzida pelo treinamento. A suplementação também contribui para o aumento da atividade máxima e expressão gênica e proteica de enzimas oxidativas musculares, aumentando a capacidade de oxidação dos lipídios durante o treinamento, apesar de este aumento não estar diretamente ligado a melhora de desempenho em atividades aeróbias. A dosagem recomendada de AG n-3 varia de acordo com as necessidades de cada indivíduo, porém a suplementação normalmente segue a dosagem diária de 3 a 6 g de óleo de peixe, fracionados 3 vezes/dia, ingeridos durante as principais refeições.

## Ácido linoleico conjugado

A denominação ácido linoleico conjugado (CLA) abrange uma classe de isômeros posicionais e geométricos do ácido linoleico octadecadienoico, com 28 isômeros no total. O CLA é produzido por animais ruminantes, a partir dos ácidos graxos linoleico (18:2) e alfalinolênico (18:3), obtidos a partir da dieta destes animais. As bactérias do rúmen realizam a conversão destes ácidos graxos para isômeros, mudando a posição de átomos de hidrogênio, formando diferentes moléculas. Apesar da variedade de isômeros possíveis, dois deles são os mais comuns e abundantes na natureza: o ácido graxo linoleico (18:2) cis-9, trans-11 e o (18:2) trans-10, cis-12 (Figura 8.2).

As fontes naturais desses lipídios são as carnes de animais ruminantes (gado bovino, caprino, ovino e búfalos), especialmente as que apresentam maior quantidade de gordura, uma vez que o CLA encontra-se prioritariamente estocado no tecido adiposo destes animais. Também são considerados alimentos-fonte de CLA os queijos, principalmente aqueles que têm maior fração lipídica. Apesar das fontes naturais, todas elas apresentam uma fração muito pequena de CLA na sua composição, sendo necessário um consumo muito elevado destes alimentos para adquirir benefícios. Desse modo, há produção de CLA pela indústria de suplementos a partir do óleo de cártamo, comercializado normalmente na forma de cápsulas gelatinosas.

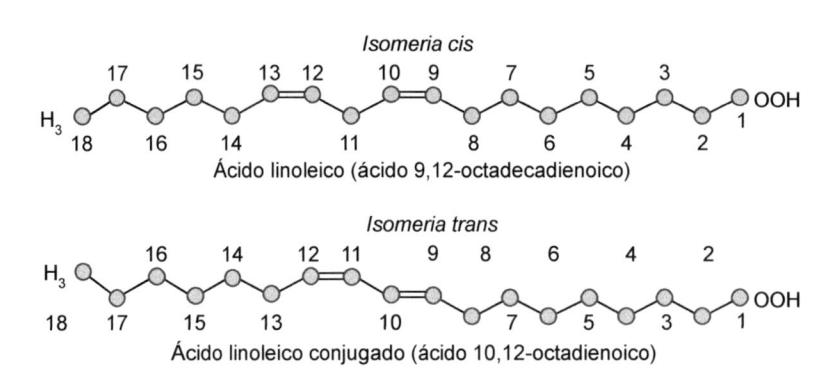

**Figura 8.2** Isômeros do ácido linoleico.

Atualmente, são descritos diversos benefícios relacionados com a suplementação do CLA em animais e humanos, como no tratamento do câncer, na melhora do estresse oxidativo, da aterosclerose, da formação e composição óssea, da obesidade, do diabetes e do sistema imunológico. Entretanto, os efeitos mais estudados em relação à sua suplementação são as alterações no metabolismo lipídico não só de animais, como também de humanos, sobre o qual o isômero trans-10, cis-12 parece ter maior eficiência.

Os mecanismos pelos quais a suplementação de CLA leva à diminuição do tecido adiposo foram descritos em 2006 por Poirier *et al.* (2006). Este ácido graxo está associado ao aumento de citocinas inflamatórias no tecido adiposo, estimulando células do estroma a produzirem IL-1β, IL-6 e TNF-α, além da indução dos próprios adipócitos a secretar tais agentes inflamatórios. Estas citocinas atuam no adipócito, estimulando lipólise e causando delipidação. Os ácidos graxos agora estão circulantes na corrente sanguínea e podem ser reesterificados no fígado, que por sua vez pode armazená-los ou liberá-los novamente na circulação na forma de triacilglicerol, a partir de partículas de VLDL (lipoproteína de densidade muito baixa). Este efeito inflamatório no tecido adiposo também está associado a outros efeitos adversos encontrados em estudos com animais, como esteatose hepática e resistência à insulina. Apesar de estudos com humanos não demonstrarem tais efeitos adversos da suplementação, questiona-se a segurança do consumo desse produto a longo prazo.

Alguns estudos com indivíduos mostraram efeito positivo da suplementação de CLA na perda de peso, sem efeitos adversos. Entretanto, esta suplementação parece ter efeito distinto em diferentes gêneros, etnias, estado nutricional e nível de atividade física. Apesar dos resultados positivos encontrados em alguns estudos, ainda não há evidências científicas fortes que comprovem a eficácia da suplementação para a perda de peso.

## ▶ Ácido linoleico conjugado e exercício

A suplementação de CLA para indivíduos praticantes de exercício físico pode apresentar dois objetivos diferentes:

- Alteração da composição corporal, diminuindo a massa gorda e aumentando a massa muscular
- Aumento da oxidação de ácidos graxos, diminuindo a utilização de glicogênio muscular e protelando a fadiga.

Com base nesses efeitos metabólicos descritos em estudos com animais e humanos sedentários, estudos foram realizados utilizando o exercício físico aliado à suplementação.

Alguns estudos foram realizados utilizando animais treinados em esteira. Mirand *et al.* (2004) não verificaram diferenças significativas na composição corporal de ratos exercitados em esteira e suplementados com CLA por 6 semanas, entretanto apontaram diminuição de triacilglicerol e colesterol plasmáticos dos animais suplementados.

Estudo realizado por Bhattacharya *et al.* (2005) verificou diminuição do ganho de gordura corporal e aumento de massa magra em camundongos submetidos a um treinamento em esteira e suplementados por 8 semanas. Houve também diminuição da glicemia, insulina circulante e de citocinas pró-inflamatórias como TNF-$\alpha$, IL-6. Di Felice *et al.* (2007) observaram ganho de massa muscular em camundongos suplementados com CLA e submetidos a treinamento em esteira, apesar de apresentarem linfopenia, um indicativo de aumento do estresse oxidativo provocado pelo exercício exaustivo.

Alguns estudos foram realizados com suplementação de CLA e exercício físico em humanos para averiguar se esta suplementação poderia melhorar o desempenho ou diminuir a quantidade de gordura dos participantes. A maioria dos estudos mostra que a suplementação com CLA falhou em melhorar a capacidade aeróbica e aumentar o tempo de fadiga durante exercício. Entretanto, estudos apontaram que a suplementação com CLA se mostrou eficaz em induzir maior ressíntese de glicogênio muscular, diminuir a liberação de citocinas inflamatórias durante o exercício exaustivo e aumentar a testosterona plasmática; entretanto, são necessários mais estudos para confirmar tais achados.

Todos os estudos nos apontam ainda contradições sobre o real efeito desta suplementação, com respostas diferentes, conforme citado anteriormente, em função de gênero, etnia, estado nutricional e capacidade física do indivíduo. A segurança da suplementação também é questionada, uma vez que muitos estudos apontam efeitos colaterais como aumento da inflamação no tecido adiposo, esteatose hepática e resistência à insulina, apesar de tais efeitos não serem observados em estudos clínicos. Desta forma, as evidências de eficácia e segurança ainda são pequenas em relação a esta suplementação. Em função de toda a controvérsia mencionada, a fabricação, importação e comercialização de CLA, no Brasil, está proibida desde 2007, segundo Resolução nº 833 da Anvisa.

## ÁCIDOS GRAXOS DE CADEIA MÉDIA

O triacilglicerol de cadeia média (TCM) é um tipo de lipídio composto por ácidos graxos de cadeia média (AGCM), com 6 a 12 carbonos. Devido ao seu tamanho, estes ácidos graxos têm características e propriedades funcionais distintas dos AGCL, descritas a seguir:

- Embora os TCM sejam digeridos pelas mesmas enzimas que digerem os TCL no sistema digestório, estes estão associados a menor tempo de esvaziamento gástrico, em função de sua solubilidade mais alta. Além disso, bebidas ricas em carboidrato que contêm TCM estão também relacionadas ao esvaziamento gástrico mais rápido, quando comparadas a bebidas apenas de carboidratos. Esta questão se deve à osmolaridade das bebidas com carboidrato, fator regulador do esvaziamento gástrico (Figura 8.3)
- Os TCM, quando digeridos na forma de AGCM e monoacilglicerol e absorvidos pelos enterócitos, são levados à circulação sistêmica por meio da veia porta, diferentemente dos AGCL que são reesterificados no enterócito e incorporados aos quilomícrons para posterior transporte pelos vasos linfáticos e, só então, alcançam a circulação sanguínea. Desta maneira, os AGCM estão associados a digestão, absorção e transporte mais rápidos em relação aos AGCL
- Os AGCM também são mais rapidamente direcionados e modificados pelos processos oxidativos intracelulares, uma vez que estes não necessitam do sistema carnitina-palmitoil-transferase para serem transportados do citoplasma para a matriz mitocondrial.

Durante o exercício físico, com a mobilização e a queda do estoque de glicogênio muscular, ocorre um aumento da utilização de ácidos graxos como substrato energético. A utilização de TCM antes e durante o exercício físico poderia ser responsável pelo aumento da disponibilidade de ácidos graxos para o músculo durante o exercício, reduzindo consequentemente a utilização do glicogênio muscular e aumentando o tempo para fadiga.

O grupo de Massicotte *et al.* (1992) foi o primeiro a investigar os efeitos da suplementação de TCM durante o exercício físico. Eles compararam a oxidação do TCM em relação à glicose durante 2 horas de exercício a 65% do $V_{O_2 max}$ e verificaram que, durante a sessão de treinamento, o requerimento dos substratos energéticos ingeridos em ambos os grupos (TCM e glicose) era semelhante, o que comprova que o tempo de oxidação muscular do TCM é tão rápido quanto o da glicose.

O grupo de pesquisa de Jeukendrup realizou vários estudos com TCM e rendimento esportivo. O primeiro estudo (1995) mostrou que a oxidação

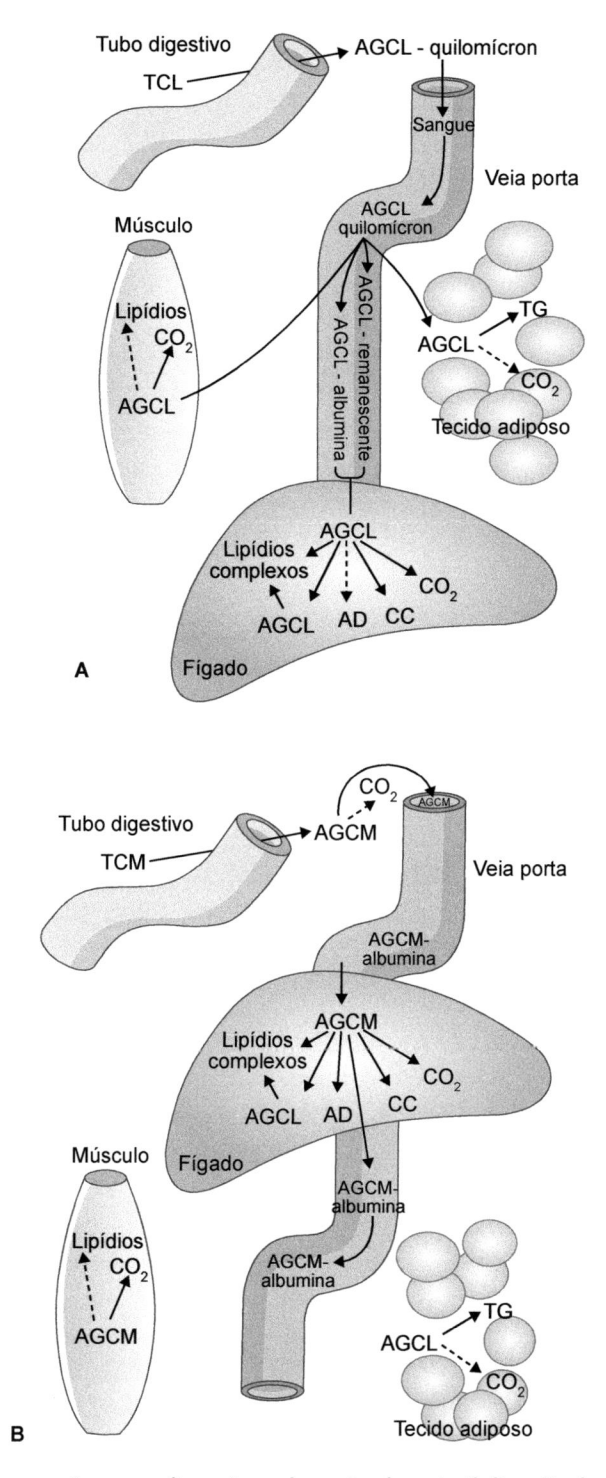

**Figura 8.3** Comparação entre digestão e absorção dos triacilgliceróis de cadeia longa (**A**) em relação aos triacilgliceróis de cadeia média (**B**).

muscular de TCM durante o exercício, consumido isoladamente (29 g), foi inferior à oxidação dos mesmos quando ingeridos com carboidratos (29 g de TCM + 149 g de carboidratos), durante uma sessão de treino a 57% do $V_{O_2 máx}$. Um estudo posterior (1998) mostrou que a ingestão de TCM superior a 30 g ocasionava diminuição de rendimento nos atletas, pois doses superiores causam desconforto gastrintestinal.

A suplementação de TCM também é estudada em relação à redução da gordura corporal, porém os estudos não confirmaram esta ação emagrecedora com a suplementação. Atualmente a suplementação com TCM é indicada para atletas que necessitam de um aumento da ingestão energética rapidamente e aqueles que necessitam aumentar o peso corporal. A suplementação de TCM deve ser feita sempre juntamente com carboidratos e não se deve ingerir quantidade superior a 30 g por dose. O excesso no consumo de TCM pode levar a esteatose hepática e aumento de colesterol total plasmático, bem como agudamente, a esteatorreia.

## FOSFOLIPÍDIOS

Fosfolipídios são componentes essenciais de todas as membranas biológicas. Esse grupo de lipídios age não apenas como moléculas estruturais, mas também como importantes componentes funcionais e dinâmicos das células. Centenas de moléculas diferentes de fosfolipídios foram descritas; entretanto, as mais encontradas são os fosfolipídios da classe fosfatidil. Este tipo de fosfolipídio é constituído por dois ácidos graxos ligados a uma molécula de glicerol, conectado a um grupo fosfato (Figura 8.4). Dentre este grupo, dois tipos específicos têm sido amplamente estudados como recursos ergogênicos: a fosfatidilcolina e a fosfatidilserina.

## Fosfatidilcolina

A fosfatidilcolina (FC), também conhecida como lecitina, é a maior constituinte de todas as membranas celulares. Sua presença na membrana é necessária para construir matriz de membrana, prover fluidez e distribuir carga e características elétricas de enzimas e outras moléculas de membrana necessárias ao desenvolvimento de suas funções. Além disso, ela promove a expansão da membrana durante o crescimento celular, como nos casos de renovação ou regeneração de células que sofreram algum tipo de dano.

A FC é também precursora e fonte de colina, um nutriente essencial que participa de diversas funções metabólicas e compreende cerca de 15% da composição desta molécula. Entretanto, a deficiência de colina leva a infiltração de gordura no fígado, degeneração nos rins, entre outros distúrbios. Desta forma, sua ingestão está associada ao funcionamento de alguns órgãos como fígado, pulmões, sistema digestório e rins.

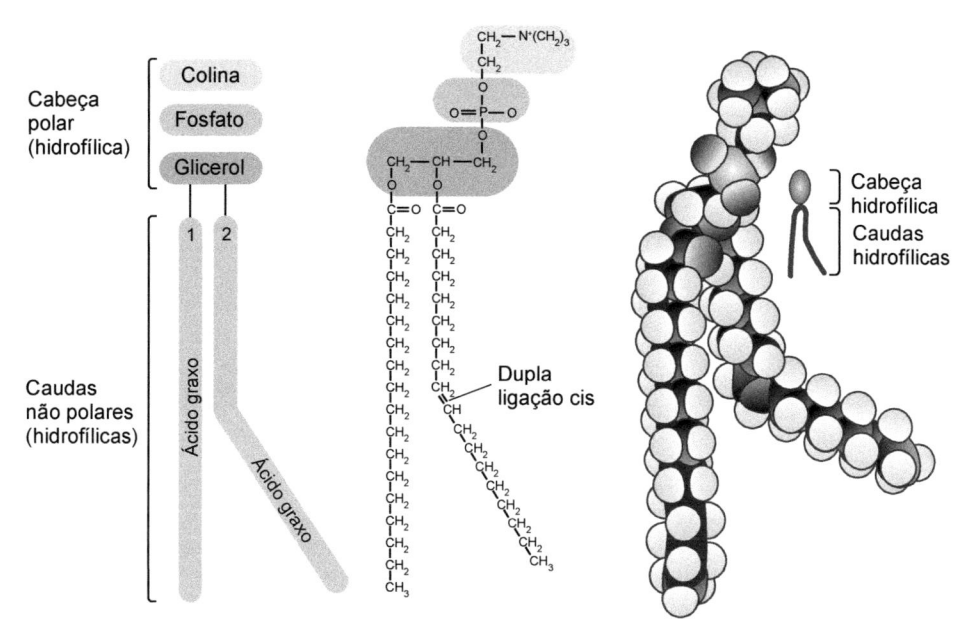

**Figura 8.4** Estrutura dos fosfolipídios. (Esta figura encontra-se reproduzida em cores no Encarte.)

A suplementação de FC tem demonstrado regularização do colesterol plasmático, além de melhora de distúrbios pulmonares e renais. Alguns estudos demonstram o efeito benéfico da suplementação de FC também nos distúrbios musculares, uma vez que a colina compõe o neurotransmissor responsável pela contração muscular, a acetilcolina.

Durante o exercício físico intenso, há queda na concentração de colina livre no plasma, como observado em corredores e ciclistas. Esta concentração pode influenciar a quantidade de acetilcolina produzida durante o exercício, afetando o rendimento esportivo. A suplementação com FC tem se mostrado muito eficaz no restabelecimento da colina plasmática e apresenta melhores resultados em relação à suplementação com sais de colina.

Vários estudos comprovaram a eficácia da suplementação de FC antes de provas de longa duração (ciclismo, maratona) em restabelecer a concentração de colina plasmática ao final da prova. Apesar desses resultados, o restabelecimento da colina plasmática durante a prova não foi suficiente para promover melhor tempo de execução. A dosagem efetiva de FC para desportistas é de 0,2 g/kg de massa corporal 1 hora antes do exercício. Não foram encontrados efeitos adversos com a suplementação nesta dosagem.

## Fosfatidilserina

A fosfatidilserina (FS) é um fosfolipídio essencial ao funcionamento das células de mamíferos. Ela é um componente fundamental de todas as membranas biológicas das células eucarióticas, especialmente encontrada na camada interna da membrana celular. Esse fosfolipídio foi inicialmente isolado do cérebro bovino; entretanto, nos seres humanos está também concentrado em órgãos com alta atividade metabólica, como cérebro, coração, músculo esquelético e fígado.

Apesar de muitos trabalhos indicarem que a FS é um nutriente essencial, algumas células são capazes de realizar sua síntese a partir da FC ou da fosfatidiletanolamina, transformação catalisada pela enzima fosfatidilserina sintase. Por atuar como um cofator enzimático, as funções bioquímicas e celulares da FS incluem: regulação do íon cálcio; regulação da ligação com o substrato; estimulação da atividade de enzimas específicas (p. ex., acetilcolinesterase e ATPase).

Os principais efeitos fisiológicos da ingestão de FS observados compreendem:

- Inibição da produção de citocinas pró-inflamatórias, induzindo uma resposta anti-inflamatória; entretanto, os mecanismos envolvidos ainda são desconhecidos
- Ação antioxidante, protegendo as células contra a ação de radicais livres derivados das espécies reativas de oxigênio e suprimindo a peroxidação lipídica
- Melhora da função cognitiva do cérebro, auxiliando a memória e a aprendizagem. A FS está envolvida com o aumento de disponibilidade de glicose cerebral, levando a um aumento da liberação de catecolaminas. Desta forma, a FS influencia a liberação cortical de acetilcolina, dopamina e norepinefrina.

Muitos estudos mostraram benefícios e melhora da suplementação de FS nos parâmetros supracitados, e alguns pesquisadores verificaram a eficiência desta suplementação em indivíduos exercitados ou atletas.

A suplementação de FS por desportistas tem como intuito aumentar o desempenho por meio dos seguintes mecanismos de ação:

- Diminuição da sensação de cansaço durante o exercício físico, pois estudos apontam a ação da FS no sistema nervoso central, aumentando a sensação de bem-estar
- Diminuição do estresse oxidativo produzido pelo exercício físico
- Facilitação da recuperação, diminuindo o dano muscular e dor promovidos pela inflamação pós-exercício físico.

Um estudo apontado por Jäger *et al.* (2007) comprovou o efeito da suplementação com FS em aumentar a sensação de bem-estar, quando comparado ao grupo-placebo, em atletas que realizaram um programa de treinamento exaustivo por 2 semanas. Esses achados não foram confirmados por outros estudos.

Outros trabalhos investigaram a influência da suplementação de FS em relação ao dano muscular pós-exercício. Jäger *et al.* (2007) verificaram uma diminuição da atividade creatinoquinase (enzima indicadora de dano muscular) após a suplementação de FS realizada por corredores. Esse resultado não foi confirmado por outros estudos. Outros parâmetros analisados, como citocinas inflamatórias e mioglobina não apresentaram alteração após suplementação.

Alguns estudos apontam benefício da suplementação de FS no desempenho de atletas. Indivíduos suplementados com FS mostraram uma tendência em aumentar o tempo de exaustão, tanto durante a corrida, quanto durante o ciclismo.

Com base nos estudos realizados, a suplementação de FS parece estar relacionada com melhora no tempo de exaustão de indivíduos exercitados, apesar da dissociação dessa mudança com as alterações de parâmetros metabólicos e inflamatórios. Desta forma, os mecanismos associados à melhora parecem estar relacionados a aumento da sensação de bem-estar e diminuição da sensação de cansaço durante o exercício. A dosagem de suplementos de FS é de 300 a 800 mg, de 10 a 15 dias, e 300 mg por períodos mais prolongados e manutenção das doses. Não há efeitos adversos relacionados com a suplementação.

## BIBLIOGRAFIA

Aoyama T, Nosaka N, Kasai M. Research on the nutritional characteristics of medium-chain fatty acids. Journal of Medical Investigation. 2007; 54(3-4):385-8.

Baghi AN, Mazani M, Nemati A et al. Anti-inflammatory effects of conjugated linoleic acid on young athletic males. J Pak Med Assoc. 2016; 66(3):280-4.

Baumeister J, Barthel T, Geiss KR et al. Influence of phosphatidylserine on cognitive performance and cortical activity after induced stress. Nutr Neurosci. 2008; 11(3):103-10.

Beckers EJ, Jeukendrup AE, Brouns F et al. Gastric emptying of carbohydrate--medium chain triglyceride suspensions at rest. Int J Sports Med. 1992; 13(8):581-4.

Benton D, Donohoe RT, Sillance B et al. The influence of phosphatidylserine supplementation on mood and heart rate when faced with an acute stressor. Nutr Neurosci. 2001; 4(3):169-78.

Bhattacharya A, Rahman MM, Sun D et al. The combination of dietary conjugated linoleic acid and treadmill exercise lowers gain in body fatmass and enhances lean body mass in high fat-fed male Balb/C mice. J Nutr. 2005; 135(5):1124-30.

Bhavsar N, St-Onge MP. The diverse nature of saturated fats and the case of medium-chain triglycerides: how one recommendation may not fit all. Curr Opin Clin Nutr Metab Care. 2016; 19(2):81-7.

Brilla LR, Landerholm TE. Effect of fish oil supplementation and exercise on serum lipids and aerobic fitness. J Sports Med Phys Fitness. 1990; 30(2):173-80.

Brouns F, van der Vusse GJ. Utilization of lipids during exercise in human subjects: metabolic and dietary constraints. Br J Nutr. 1998; 79(2):117-28.

Buchman AL, Awal M, Jenden D et al. The effect of lecithin supplementation on plasma choline concentrations during a marathon. J Am Coll Nutr. 2000; 19(6):768-70.

Campbell B, Kreider RB. Conjugated linoleic acids. Curr Sports Med Rep. 2008; 7(4): 237-41.

Chen SC, Lin YH, Huang HP *et al*. Effect of conjugated linoleic acid supplementation on weight loss and body fat composition in a Chinese population. Nutrition. 2012; 28(5):559-65.

Cornish SM, Chilibeck PD. Alpha-linolenic acid supplementation and resistance training in older adults. Appl Physiol Nutr Metab. 2009; 34(1):49-59.

Coyle EF, Jeukendrup AE, Oseto MC *et al*. Low-fat diet alters intramuscular substrates and reduces lipolysis and fat oxidation during exercise. Am J Physiol Endocrinol Metab. 2001; 280(3):E391-8.

Curi R. Entendendo a gordura: os ácidos graxos. Barueri: Manole; 2002.

Di Felice V, Macaluso F, Montalbano A *et al*. Effects of conjugated linoleic acid and endurance training on peripheral blood and bone marrow of trained mice. J Strength Cond Res. 2007; 21(1):193-8.

Dilzer A, Park Y. Implication of conjugated linoleic acid (CLA) in human health. Crit Rev Food Sci Nutr. 2012; 52(6):488-513.

Emken EA. Metabolism of dietary stearic acid relative to other fatty acids in human subjects. Am J Clin Nutr. 1994; 60(6 Suppl):1023S-8S.

Ernst E, Saradeth T, Achhammer G. n-3 fatty acids and acute-phase proteins. Eur J Clin Invest. 1991; 21(1):77-82.

Hanahan DJ, Nelson DR. Phospholipids as dynamic participants in biological processes. J Lipid Res. 1984; 25(13):1528-35.

Haubrich DR, Wedeking PW, Wang PF. Increase in tissue concentration of acetylcholine in guinea pigs in vivo induced by administration of choline. Life Sci. 1974; 14(5):921-7.

Hawley JA. Effect of increased fat availability on metabolism and exercise capacity. Med Sci Sports Exerc. 2002; 34(9):1485-91.

Hawley JA, Brouns F, Jeukendrup A. Strategies to enhance fat utilisation during exercise. Sports Med. 1998; 25(4):241-57.

Horvath PJ, Eagen CK, Fisher NM *et al*. The effects of varying dietary fat on performance and metabolism in trained male and female runners. Journal of the American College of Nutrition. 2000; 19(1):52-60.

Huffman DM, Altena TS, Mawhinney TP *et al*. Effect of n-3 fatty acids on free tryptophan and exercise fatigue. Eur J Appl Physiol. 2004; 92(4-5):584-91.

Jäger R, Purpura M, Kingsley M. Phospholipids and sports performance. J Int Soc Sports Nutr. 2007; 4:5.

Jenkins ND, Buckner SL, Baker RB *et al*. Effects of 6 weeks of aerobic exercise combined with conjugated linoleic acid on the physical working capacity at fatigue threshold. J Strength Cond Res. 2014; 28(8):2127-35.

Jenkins ND, Buckner SL, Cochrane KC *et al*. CLA supplementation and aerobic exercise lower blood triacylglycerol, but have no effect on peak oxygen uptake or cardiorespiratory fatigue thresholds. Lipids. 2014; 49(9):871-80.

Jensen RG, deJong FA, Clark RM. Determination of lipase specificity. Lipids. 1983; 18(3):239-52.

Jeukendrup AE. Dietary fat and physical performance. Curr Opin Clin Nutr Metab Care. 1999; 2(6):521-6.

Jeukendrup AE, Saris WH, Brouns F *et al*. Effects of carbohydrate (CHO) and fat supplementation on CHO metabolism during prolonged exercise. Metabolism. 1996; 45(7):915-21.

Jeukendrup AE, Saris WH, Van Diesen R *et al*. Effect of endogenous carbohydrate availability on oral medium-chain triglyceride oxidation during prolonged exercise. J Appl Physiol. 1996; 80(3):949-54.

Jeukendrup AE, Saris WH, Schrauwen P *et al.* Metabolic availability of medium-chain triglycerides coingested with carbohydrates during prolonged exercise. J Appl Physiol. 1995; 79(3):756-62.

Jeukendrup AE, Thielen JJ, Wagenmakers AJ *et al.* Effect of medium-chain triacylglycerol and carbohydrate ingestion during exercise on substrate utilization and subsequent cycling performance. Am J Clin Nutr. 1998; 67(3):397-404.

Jump DB, Botolin D, Wang Y *et al.* Docosahexaenoic acid (DHA) and hepatic gene transcription. Chem Phys Lipids. 2008; 153(1):3-13.

Juźwiak S, Wójcicki J, Machoy-Mokrzyńska A *et al.* Effect of lecithin on the development of experimental atherosclerosis in rabbits. Phytomedicine. 1996; 2(3):199-204.

Khaddaj-Mallat R, Morin C, Rousseau É. Novel n-3 PUFA monoacylglycerides of pharmacological and medicinal interest: Anti-inflammatory and antiproliferative effects. Eur J Pharmacol. 2016; 792:70-7.

Kingsley M. Effects of phosphatidylserine supplementation on exercising humans. Sports Med. 2006; 36(8):657-69.

Kingsley MI, Kilduff LP, McEneny J *et al.* Phosphatidylserine supplementation and recovery following downhill running. Med Sci Sports Exerc. 2006; 38(9):1617-25.

Kingsley MI, Miller M, Kilduff LP *et al.* Effects of phosphatidylserine on exercise capacity during cycling in active males. Med Sci Sports Exerc. 2006; 38(1):64-71.

Kingsley MI, Wadsworth D, Kilduff LP *et al.* Effects of phosphatidylserine on oxidative stress following intermittent running. Med Sci Sports Exerc. 2005; 37(8):1300-6.

Kitessa SM, Abeywardena M, Wijesundera C *et al.* DHA-containing oilseed: a timely solution for the sustainability issues surrounding fish oil sources of the health-benefitting long-chain omega-3 oils. Nutrients. 2014; 6(5):2035-58.

Lehnen TE, da Silva MR, Camacho *et al.* A review on effects of conjugated linoleic fatty acid (CLA) upon body composition and energetic metabolism. J Int Soc Sports Nutr. 2015; 12:36.

Lembke P, Capodice J, Hebert K *et al.* Influence of omega-3 (n3) index on performance and wellbeing in young adults after heavy eccentric exercise. J Sports Sci Med. 2014; 13(1):151-6.

Lenn J, Uhl T, Mattacola C *et al.* The effects of fish oil and isoflavones on delayed onset muscle soreness. Med Sci Sports Exerc. 2002; 34(10):1605-13.

López-Plaza B, Bermejo LM, Koester TW *et al.* Effects of milk supplementation with conjugated linoleic acid on weight control and body composition in healthy overweight people. Nutr Hosp. 2013; 28(6):2090-8.

Lowery L. Dietary fat and sports nutrition: a primer. Journal of Sports Science and Medicine. 2004; 3:106-17.

Mądry E, Chudzicka-Strugała I, Grabańska-Martyńska K *et al.* Twelve weeks CLA supplementation decreases the hip circumference in overweight and obese women. A double-blind, randomized, placebo-controlled trial. Acta Sci Pol Technol Aliment. 2016; 15(1):107-13.

Maillet D, Weber JM. Performance-enhancing role of dietary fatty acids in a long-distance migrant shorebird: the semipalmated sandpiper. J Exp Biol. 2006; 209(Pt 14):2686-95.

Massicotte D, Péronnet F, Brisson GR *et al.* Oxidation of exogenous medium-chain free fatty acids during prolonged exercise: comparison with glucose. J Appl Physiol. 1992; 73(4):1334-9.

Mickleborough TD, Lindley MR, Ionescu AA *et al.* Protective effect of fish oil supplementation on exercise-induced bronchoconstriction in asthma. Chest. 2006; 129(1):39-49.

Mickleborough TD, Murray RL, Ionescu AA *et al*. Fish oil supplementation reduces severity of exercise-induced bronchoconstriction in elite athletes. Am J Respir Crit Care Med. 2003; 168(10):1181-9.

Mirand PP, Arnal-Bagnard MA, Mosoni L *et al*. Cis-9, trans-11 and trans-10, cis-12 conjugated linoleic acid isomers do not modify body composition in adult sedentary or exercised rats. J Nutr. 2004; 134(9):2263-9.

Nelson JR, Wani O, May HT *et al*. Potential benefits of eicosapentaenoic acid on atherosclerotic plaques. Vascul Pharmacol. 2017; S1537-1891(16):30314-7.

Norris LE, Collene AL, Asp ML *et al*. Comparison of dietary conjugated linoleic acid with safflower oil on body composition in obese postmenopausal women with type 2 diabetes mellitus. Am J Clin Nutr. 2009; 90(3):468-76.

O'Keefe JH Jr., Abuissa H, Sastre A *et al*. Effects of omega-3 fatty acids on resting heart rate, heart rate recovery after exercise, and heart rate variability in men with healed myocardial infarctions and depressed ejection fractions. Am J Cardiol. 2006; 97(8):1127-30.

Pellizzon M, Buison A, Ordiz F Jr. *et al*. Effects of dietary fatty acids and exercise on bodyweight regulation and metabolism in rats. Obes Res. 2002; 10(9):947-55.

Phillips T, Childs AC, Dreon DM *et al*. A dietary supplement attenuates IL-6 and CRP after eccentric exercise in untrained males. Med Sci Sports Exerc. 2003; 35(12):2032-7.

Poirier H, Shapiro JS, Kim RJ *et al*. Nutritional supplementation with trans-10, cis-12-conjugated linoleic acid induces inflammation of white adipose tissue. Diabetes. 2006; 55(6):1634-41.

Raastad T, Høstmark AT, Strømme SB. Omega-3 fatty acid supplementation does not improve maximal aerobic power, anaerobic threshold and running performance in welltrained soccer players. Scand J Med Sci Sports. 1997; 7(1):25-31.

Ribeiro AS, Pina FL, Dodero SR *et al*. Effect of conjugated linoleic acid associated with aerobic exercise on body fat and lipid profile in obese women: a randomized, doubleblinded, and placebo-controlled trial. Int J Sport Nutr Exerc Metab. 2016; 26(2):135-44.

Rodacki CL, Rodacki AL, Pereira G *et al*. Fish-oil supplementation enhances the effects of strength training in elderly women. Am J Clin Nutr. 2012; 95(2):428-36.

Starks MA, Starks SL, Kingsley M *et al*. The effects of phosphatidylserine on endocrine response to moderate intensity exercise. J Int Soc Sports Nutr. 2008; 5:11.

Tajmanesh M, Aryaeian N, Hosseini M *et al*. Conjugated linoleic acid supplementation has no impact on aerobic capacity of healthy young men. Lipids. 2015; 50(8):805-9.

Takeuchi H, Sekine S, Kojima K *et al*. The application of medium-chain fatty acids: edible oil with a suppressing effect on body fat accumulation. Asia Pac J Clin Nutr. 2008; 17(Suppl 1):320-3.

Tsao JP, Liao SF, Korivi M *et al*. Oral conjugated linoleic acid supplementation enhanced glycogen resynthesis in exercised human skeletal muscle. J Sports Sci. 2015; 33(9):915-23.

Van Baak MA, Mooij JM, Wijnen JA. Effect of increased plasma non-esterified fatty acid concentrations on endurance performance during beta-adrenoceptor blockade. Int J Sports Med. 1993; 14(1):2-8.

Venkatraman JT, Feng X, Pendergast D. Effects of dietary fat and endurance exercise on plasma cortisol, prostaglandin E2, interferon-gamma and lipid peroxides in runners. Journal of the American College of Nutrition. 2001; 20(5):529-36.

Venkatraman JT, Leddy J, Pendergast D. Dietary fats and immune status in athletes: Clinical implications. Medicine and Science in Sports and Exercise. 2000; 32(7 Suppl):S389-95.

Warber JP, Patton JF, Tharion WJ *et al*. The effects of choline supplementation on physical performance. Int J Sport Nutr Exerc Metab. 2000; 10(2):170-81.

Yamashita AS, Lira FS, Lima WP *et al*. Influência do treinamento físico aeróbio no transporte mitocondrial de ácidos graxos de cadeia longa no músculo esquelético: papel do complexo carnitina palmitoil transferase. Revista Brasileira de Medicina do Esporte. 2008; 14:150-4.

# Capítulo 9

# Suplementos de Minerais

Fernando Mata Ordoñez, Pedro Carrera Bastos, Andrea Bonvini e Marcelo Macedo Rogero

## INTRODUÇÃO

A ingestão adequada de micronutrientes na dieta de atletas é um dos principais pilares para garantir o desempenho e a saúde desses indivíduos. Dentre esses micronutrientes, destacam-se os minerais, como cálcio, magnésio, ferro, cromo, zinco e iodo. Neste capítulo visa-se sintetizar o conhecimento disponível sobre os minerais no contexto do exercício físico, abordando temas relacionados à biodisponibilidade, ao metabolismo, às recomendações dietéticas e aos aspectos funcionais desses micronutrientes.

## CÁLCIO

O cálcio é um dos cátions mais prevalentes no corpo humano; mais de 99% desse mineral encontra-se nos ossos e dentes e o restante nas células (onde está, na sua maioria, sequestrado em organelas, como o retículo endoplasmático e o núcleo), no fluido extracelular e no plasma.

As fontes mais significativas de cálcio são o leite e seus derivados (queijo e iogurte), as sementes de sésamo, chia e linhaça, a couve-galega e as amêndoas e avelãs. A ingestão dietética recomendada (*Recommended Dietary Allowance* [RDA]) de cálcio é apresentada na Tabela 9.1. Tendo em conta essa referência, observa-se elevado déficit na ingestão desse mineral na maioria dos países industrializados, incluindo o Brasil.

### Biodisponibilidade e metabolismo

No tocante à biodisponibilidade de cálcio, verifica-se que várias fontes alimentares deste mineral apresentam fatores antinutricionais, como fitatos

(p. ex., sementes e oleaginosas) e, em especial, oxalatos (p. ex., espinafres), que reduzem de maneira significativa a sua absorção intestinal. Ademais, a quantidade total de cálcio ingerida influencia diretamente sua taxa de absorção intestinal, pois as duas variáveis se correlacionam inversamente. No entanto, parecem existir diferenças de acordo com a população estudada. Por exemplo, em caucasianos (da Europa e dos EUA), a taxa de absorção de cálcio é de aproximadamente 35% para uma ingestão de 400 mg e se reduz

**Tabela 9.1** Ingestão dietética recomendada (RDA) e ingestão adequada* (AI) de minerais de acordo com o sexo e a idade.

| Idade | Cálcio | Magnésio | Ferro | Cromo | Zinco | Iodo |
|---|---|---|---|---|---|---|
| **Recém-nascidos** | | | | | | |
| 0 a 6 meses | 200 mg* | 30 mg* | 0,27 mg* | 0,2 µg | 2 mg* | 110 µg* |
| 7 a 12 meses | 260 mg* | 75 mg* | 11 mg | 5,5 µg | 3 mg | 130 µg* |
| **Crianças** | | | | | | |
| 1 a 3 anos | 700 mg | 80 mg | 7 mg | 11 µg | 3 mg | 90 µg |
| 4 a 8 anos | 1.000 mg | 130 mg | 10 mg | 15 µg | 5 mg | 90 µg |
| **Homens** | | | | | | |
| 9 a 13 anos | 1.300 mg | 240 mg | 8 mg | 25 µg | 8 mg | 120 µg |
| 14 a 18 anos | 1.300 mg | 410 mg | 11 mg | 35 µg | 11 mg | 150 µg |
| 19 a 30 anos | 1.000 mg | 400 mg | 8 mg | 35 µg | 11 mg | 150 µg |
| 31 a 50 anos | 1.000 mg | 420 mg | 8 mg | 35 µg | 11 mg | 150 µg |
| 51 a 70 anos | 1.000 mg | 420 mg | 8 mg | 30 µg | 11 mg | 150 µg |
| > 70 anos | 1.200 mg | 420 mg | 8 mg | 30 µg | 11 mg | 150 µg |
| **Mulheres** | | | | | | |
| 9 a 13 anos | 1.300 mg | 240 mg | 8 mg | 21 µg | 8 mg | 120 µg |
| 14 a 18 anos | 1.300 mg | 360 mg | 15 mg | 24 µg | 9 mg | 150 µg |
| 19 a 30 anos | 1.000 mg | 310 mg | 18 mg | 25 µg | 8 mg | 150 µg |
| 31 a 50 anos | 1.000 mg | 320 mg | 18 mg | 25 µg | 8 mg | 150 µg |
| 51 a 70 anos | 1.200 mg | 320 mg | 8 mg | 20 µg | 8 mg | 150 µg |
| > 70 anos | 1.200 mg | 320 mg | 8 mg | 20 µg | 8 mg | 150 µg |
| **Gestação** | | | | | | |
| 14 a 18 anos | 1.300 mg | 400 mg | 27 mg | 29 µg | 13 mg | 220 µg |
| 19 a 30 anos | 1.000 mg | 350 mg | 27 mg | 30 µg | 11 mg | 220 µg |
| 31 a 50 anos | 1.000 mg | 360 mg | 27 mg | 30 µg | 11 mg | 220 µg |
| **Lactação** | | | | | | |
| 14 a 18 anos | 1.300 mg | 360 mg | 10 mg | 44 µg | 14 mg | 290 µg |
| 19 a 30 anos | 1.000 mg | 310 mg | 9 mg | 45 µg | 12 mg | 290 µg |
| 31 a 50 anos | 1.000 mg | 320 mg | 9 mg | 45 µg | 12 mg | 290 µg |

Adaptada de Cozzolino e Cominetti, 2013.

para 20% e 15% quando a ingestão de cálcio aumenta para 1.000 mg e 2.000 mg, respetivamente. Já em chineses, essa taxa é de 33% para uma ingestão de 600 mg – 10% superior à observada em caucasianos americanos – e se mantém em valores elevados com pouca variação até uma ingestão de 1.000 mg, o que sugere uma absorção mais eficiente do cálcio, uma vez que a dieta tradicional de várias regiões da China apresenta menor teor de cálcio quando comparada às várias dietas dos países ocidentais, o que pode ter gerado adaptações.

Outro aspecto a ser considerado é a influência de outros nutrientes na absorção de cálcio. O nutriente mais conhecido por afetar significativamente a absorção intestinal de cálcio é a vitamina $D_3$. Esta, na sua forma ativa ($1\alpha,25$-di-hidroxivitamina $D_3$ [$1\alpha,25(OH)_2D_3$]), regula o transporte transcelular de cálcio, considerando que o *status* ideal de vitamina D para garantir a máxima absorção desse mineral seja atingido quando as concentrações séricas de 25-hidroxivitamina $D_3$ ($25OHD_3$) alcançam 32 ng/m$\ell$ (80 nmol/$\ell$) (Figura 9.1). Outros nutrientes frequentemente suspeitos de afetarem a absorção de cálcio, mas negativamente, são o magnésio e o fosfato. No entanto, essa interação não é significativa. O que parece acontecer é o fosfato aumentar a secreção endógena intestinal de cálcio, que se perde nas fezes. Finalmente, alguns fármacos, como os inibidores da bomba de prótons, podem reduzir a absorção de alguns sais de cálcio existentes em suplementos, em especial o carbonato.

Considerar apenas a absorção intestinal de cálcio não esclarece se o balanço deste cátion será ou não afetado. Para tal, teremos de considerar, ainda, a excreção do mesmo. Assim sendo, é importante mencionar que o fosfato, apesar de aumentar o cálcio endógeno nas fezes, reduz a excreção urinária do mesmo, o que não acarreta balanço negativo deste mineral.

A adoção de uma dieta com carga ácida positiva, caracterizada por baixo teor de frutas, hortaliças e tubérculos, e elevado teor de sal, carne, peixe, ovos, queijo e cereais, parece aumentar a excreção urinária de cálcio. Isto é particularmente relevante, uma vez que uma porcentagem elevada da população ocidental segue uma dieta com carga ácida positiva. Outros fatores que também podem afetar negativamente o balanço de cálcio, ao aumentar a sua excreção urinária, são o sódio, o álcool – que parece afetar negativamente a saúde óssea por outros mecanismos além do cálcio –, e a cafeína, embora o efeito desta seja reduzido.

## Mecanismos associados à bioatividade de cálcio

O papel mais conhecido do cálcio é estrutural e mecânico, na medida em que a maior parte deste mineral encontra-se na forma de fosfato de cálcio (formando os cristais de hidroxiapatita [$Ca_{10}(OH)_2(PO_4)_6$] depositados em matriz orgânica composta primariamente por colágeno tipo I) nos dentes e ossos, representando aproximadamente 40% do conteúdo mineral ósseo (Figura 9.2) e conferindo resistência e densidade a estes tecidos.

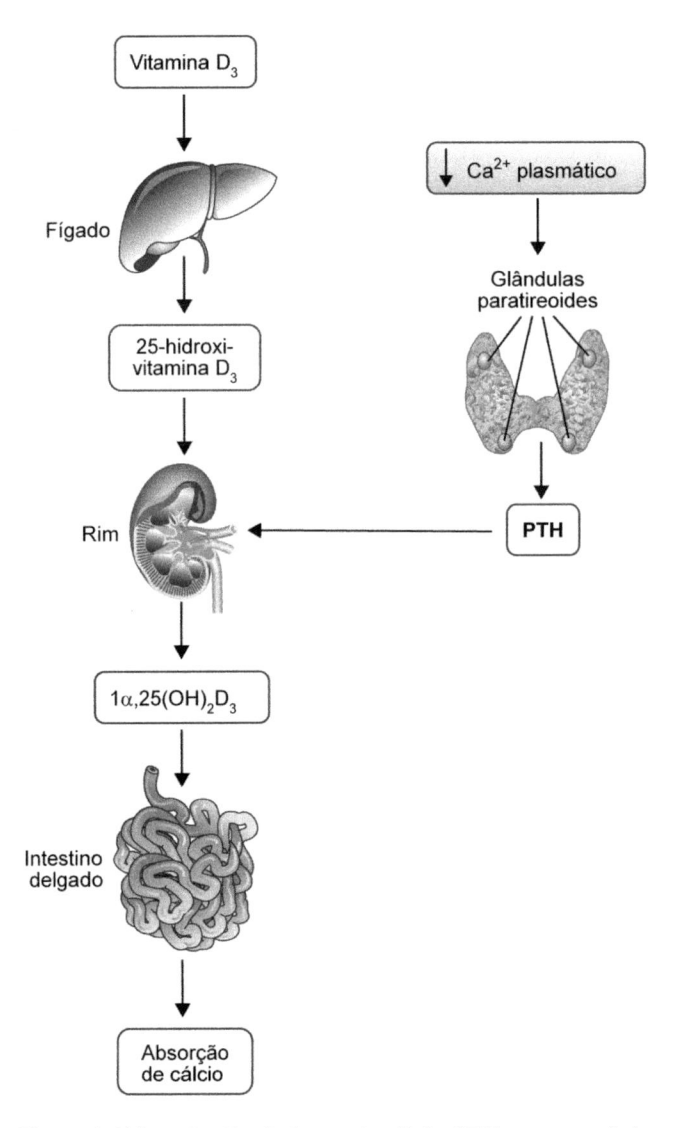

**Figura 9.1** Vitamina D e balanço de cálcio. PTH: paratormônio.

Enquanto o cálcio é pouco mobilizado nos dentes, nos ossos este mineral é mobilizado e substituído a uma taxa de 0,5 g/dia. Este *turnover* diário de cálcio é essencial para a manutenção da homeostase metabólica, pois o cálcio não é apenas um elemento estrutural; ele tem várias funções celulares na sua forma ionizada. Por exemplo, quando se liga às proteínas e aos lipídios da membrana celular, modifica a sua rigidez, fluidez e resistência elétrica, afetando, assim, a permeabilidade das células a vários íons, com destaque para o potássio e o sódio. Mas é quando está presente no citosol, que este desempenha as suas mais importantes funções celulares. Uma dessas funções é a transdução e a amplificação de sinais emitidos por diversos estímulos

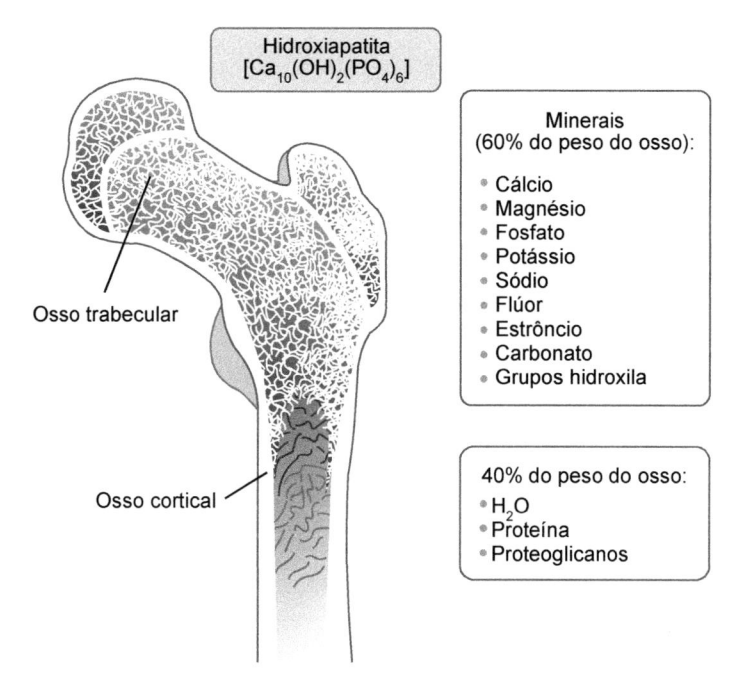

**Figura 9.2** Composição do tecido ósseo. (Adaptada de Gropper *et al.*, 2017.)

extracelulares como, por exemplo, a ligação de hormônios peptídicos a receptores de membrana.

Neste contexto, o estímulo extracelular pode ser visto como um mensageiro primário, que promove o aumento da liberação de cálcio a partir de reservatórios intracelulares, especialmente do retículo endoplasmático, para o citosol e/ou o incremento do influxo deste cátion através da membrana plasmática, utilizando diversos canais de cálcio. Este mecanismo resulta em rápido aumento das concentrações de cálcio no citosol, onde este mineral atuará como um segundo mensageiro, ou seja, como um intermediário em várias vias de sinalização intracelular. Esse papel do cálcio pode ser efetuado por ativação direta de várias proteínas ou por ligação a receptores de cálcio, funcionando estes como sensores que, ao detectarem aumento do cálcio no citosol, ativam proteínas-alvo.

Desta forma, o cálcio pode afetar a liberação de neurotransmissores, a contração muscular, a secreção de hormônios, a ativação de enzimas, a permeabilidade das proteínas da membrana celular, o movimento de substâncias ao longo da célula, a comunicação intercelular, a síntese de DNA, o movimento de cromossomos, a divisão celular e a reprodução.

## Avaliação do *status* de cálcio

Avaliar o *status* de cálcio não é simples; as concentrações de cálcio no plasma são estreitamente reguladas e, desse modo, poderão manter-se estáveis mesmo que exista deficiência desse mineral. De fato, quando o cálcio ionizado plasmático (que representa 50% do total de cálcio no plasma, estando o restante ligado a proteínas, como a albumina, e complexado com ânions orgânicos e inorgânicos, como o bicarbonato, fosfato, lactato e citrato) se reduz, é rapidamente detectado por um receptor sensor de cálcio presente na paratireoide, que aumenta a síntese e liberação do paratormônio (PTH), aumentando a reabsorção tubular renal de cálcio e a síntese da forma ativa da vitamina $D_3$ ($1\alpha,25(OH)_2D_3$ ou calcitriol), que irá aumentar a absorção intestinal de cálcio (ver Figura 9.1).

Além disso, tanto o PTH quanto o calcitriol irão aumentar a reabsorção óssea, mantendo as concentrações plasmáticas de cálcio estáveis. No entanto, existem alguns fatores que poderão levar à hipocalcemia (cálcio total plasmático inferior a 2,12 mmol/$\ell$ [8,5 mg/d$\ell$]), como algumas doenças (p. ex., insuficiência renal crônica e hipoparatireoidismo), fármacos (p. ex., bifosfonatos), deficiência grave de vitamina D ($25OHD_3 < 6$ ng/m$\ell$) e hipomagnesemia. No que se refere à hipomagnesemia, é importante esclarecer que a deficiência de magnésio reduz a liberação de PTH e causa resistência deste nos seus órgãos-alvo, razão pela qual poderá causar hipocalcemia mesmo em condições de suficiência de cálcio. A hipocalcemia pode causar parestesia, tetania, cãibras musculares, broncospasmos, depressão e fadiga, vertigens, hipotensão, arritmias e até coma.

Do mesmo modo, a hipercalcemia (cálcio total plasmático superior a 2,62 mmol/$\ell$ [10,5 mg/d$\ell$]) também poderá ocorrer independentemente do *status* de cálcio e também tem várias consequências adversas, como náuseas, vômito, obstipação, dor abdominal, pancreatite, fadiga, diminuição da contração muscular, depressão, poliúria, desidratação, nefrolitíase e nefrocalcinose, calcificação de vários tecidos moles e, quando grave (cálcio total plasmático > 3,5 mmol/$\ell$ [14 mg/d$\ell$]), poderá levar ao coma.

Assim, é importante conhecer os valores de referência para o cálcio plasmático total e livre, que são de 2,15 a 2,57 mmol/$\ell$ (8,6 a 10,3 mg/d$\ell$) e de 1,15 a 1,33 mmol/$\ell$ (4,6 a 5,3 mg/d$\ell$), respectivamente. Para avaliar o *status* de cálcio, além do cálcio plasmático, sendo preferível o cálcio ionizado, devem ser analisados o cálcio urinário de 24 horas (< 0,1 mmol/kg de peso ou 4 mg/kg), a $25OHD_3$ (30 a 50 ng/m$\ell$) e o PTH (6 a 40 pg/m$\ell$); no caso de se avaliar o PTH intacto, o intervalo de referência é de 10 a 65 pg/m$\ell$.

## Considerações sobre cálcio e exercício

O efeito do exercício no metabolismo do cálcio foi alvo de vários estudos que concluíram que o exercício parece aumentar a perda de cálcio no suor. Por exemplo, Barry *et al.* (2007) detectaram perdas de cálcio no suor de 138 +/– 72 mg em 2 horas de ciclismo, e alguns estudos observaram também que o exercício crônico aumentava a perda de cálcio na urina. No entanto, este aumento do cálcio urinário não foi observado em todos os estudos, não havendo consenso na literatura. Dependendo da taxa de sudorese que, por sua vez, é influenciada pelas condições atmosféricas e pela intensidade e duração do treino, poderá aumentar de maneira significativa as necessidades de cálcio em atletas. Outros marcadores do metabolismo do cálcio, como a calcitonina e a calcemia, podem não ser afetados pelo exercício crônico.

Em relação ao PTH, este parece não aumentar com o exercício crônico, mas aumenta de forma aguda quando o exercício atinge determinadas intensidade e duração. Este aumento parece ser transitório, o que é extremamente relevante pois, contrariamente à clássica ação catabólica do PTH nos ossos, que ocorre em condições de hipocalcemia crônica, aumentos intermitentes desse hormônio parecem ter efeito anabólico no tecido ósseo. O aumento transitório do PTH poderá fazer parte da resposta de adaptação ao treino, mas, em termos de saúde óssea, a ingestão adequada de cálcio e a baixa concentração de PTH em repouso combinada com elevação aguda da secreção deste hormônio com o exercício parecem ser o ideal.

No entanto, este cenário não ocorre sempre; vários estudos apontaram baixa ingestão de cálcio em atletas, em especial em mulheres adolescentes engajadas em esportes de resistência ou em esportes com categoria de peso, que podem estar associados com dietas restritas. Uma baixa ingestão de cálcio em adolescentes assume especial importância, pois pode afetar negativamente o ganho de massa óssea e aumentar o risco de fraturas. Em associação à baixa densidade mineral óssea e à redução de ingestão energética, também se associam alterações da função menstrual, caracterizando a "tríade da mulher atleta". Normalmente, a deficiência de cálcio pode ser solucionada apenas com a adição de fontes alimentares desse mineral, mas caso seja necessário recorrer a um suplemento de cálcio, o carbonato de cálcio e o citrato de cálcio apresentam boa biodisponibilidade, embora o citrato malato de cálcio pareça ser superior.

O excesso de cálcio poderá ter efeitos adversos, como o aumento da nefrolitíase e da calcificação de tecidos moles, sendo de suma importância não exceder o nível máximo de ingestão tolerável, considerado o mais alto valor de ingestão diária prolongada de um nutriente que, aparentemente, não oferece risco de efeito adverso à saúde, e que foi estabelecido pelo Instituto de Medicina dos EUA (Institute of Medicine), sendo este de 3.000 mg para adolescentes, 2.500 mg para adultos até aos 50 anos e 2.000 mg para adultos com idade superior a 50 anos.

## MAGNÉSIO

O magnésio está presente nos tecidos ósseo (50 a 60%), muscular (20 a 30%) e em outros tecidos e órgãos (20 a 25%). Este mineral é o segundo cátion mais prevalente no meio intracelular, enquanto apenas 1% se encontra no fluido extracelular.

Dentre as fontes de magnésio, destacam-se vegetais folhosos, pois este mineral está presente na clorofila, oleaginosas, leguminosas, produtos marinhos e cereais integrais. Entretanto, observa-se reduzida ingestão de magnésio em vários países, incluindo o Brasil, devido ao consumo prioritário de alimentos processados e ultraprocessados, alcançando mais de 30% da energia total diária consumida *per capita*, de acordo com um estudo conduzido pelo Instituto Brasileiro de Geografia e Estatística, realizado em 34.003 indivíduos (com pelo menos 10 anos de idade) de várias regiões metropolitanas do Brasil, entre 2008 e 2009. A RDA de cálcio e magnésio é apresentada na Tabela 9.1.

## Biodisponibilidade e metabolismo

Vários alimentos que contêm magnésio apresentam fatores antinutricionais, como fitatos e oxalatos, que reduzem significativamente não apenas a absorção intestinal de cálcio (como já foi referido), mas também a de magnésio. Refira-se que no caso dos oxalatos, o impacto é mais pronunciado no cálcio que no magnésio. Tal como ocorre com o cálcio e com a maioria dos nutrientes, a taxa de absorção de magnésio diminui à medida que a quantidade ingerida do mesmo aumenta, o que poderá representar um mecanismo de proteção para minimizar o risco de intoxicação por ingestão excessiva. Por exemplo, esta taxa é de 65 a 70% para uma dose de 7 a 36 mg de magnésio e se reduz para 11 a 14% quando a dose deste mineral é de 960 a 1.000 mg.

Outro aspecto a se considerar é a interferência de outros minerais na absorção de magnésio. Por exemplo, a ingestão elevada de zinco (superior a 100 mg) reduz a absorção de magnésio, assim como a ingestão concomitante de magnésio e de fosfato reduz a absorção de ambos minerais, decorrente da formação de um composto insolúvel, o fosfato de magnésio. Quanto à interação do cálcio com o magnésio na absorção intestinal dos mesmos, esta não parece ser significativa, tal como foi referido.

Ainda em relação à absorção intestinal do magnésio, é importante salientar que esta é reduzida por inibidores da bomba de prótons, o que pode induzir um balanço negativo de magnésio.

No que diz respeito ao balanço de magnésio, e tal como ocorre com o cálcio, deve-se considerar não apenas a absorção, como também a excreção. Assim sendo, deve ser mencionado que, enquanto o zinco diminui tanto a absorção quanto o balanço de magnésio, o fosfato, apesar de diminuir a absorção de magnésio, reduz a sua excreção urinária, pelo que não afeta o seu balanço.

Um fator que poderá influenciar o balanço de magnésio é a carga ácida da dieta. Uma dieta com elevada carga ácida poderá aumentar não apenas a excreção urinária de cálcio, como também a de magnésio, e originar um balanço negativo desses cátions.

Além da carga ácida da dieta, o uso de alguns fármacos, como diuréticos tiazídicos, inibidores do receptor do fator de crescimento epidérmico, cisplatina, carboplatina e determinados fármacos antimicrobianos, como aminoglicosídeos, pentamidina e anfotericina B, o álcool e, em menor escala, a cafeína também podem aumentar a excreção urinária de magnésio.

## Mecanismos associados à bioatividade do magnésio

O magnésio, por ser um componente essencial da estrutura dos ácidos nucleicos, estabiliza não apenas o DNA, como também os RNA mensageiro, transportador e ribossômico e, ao reagir com vários componentes das membranas celulares (plasmática, mitocondrial, nuclear e do retículo endoplasmático), afeta a sua integridade, estabilidade, fluidez e permeabilidade, bem como o potencial de membrana, o que, por sua vez, influencia a transmissão nervosa, o ritmo cardíaco, a vasodilatação e o transporte dos íons sódio, potássio e cálcio. Além disso, o magnésio atua como antagonista intracelular do cálcio iônico, o que é de suma importância, dado o referido papel do cálcio como sinalizador celular.

Contudo, a principal função celular do magnésio é a quelação da adenosina trifosfato (ATP), da adenosina difosfato (ADP), do inositol trifosfato e dos ácidos nucleicos (RNA e DNA), possibililtando a ligação desses nucleotídios às enzimas que os utilizam como substratos. Este papel em que se liga ao substrato, formando, assim, um complexo com o qual a enzima interage, ocorre em aproximadamente 600 reações metabólicas, como é o caso das reações de fosforilação mediadas por quinases que requerem ATP. O magnésio atua, ainda, diretamente em 200 enzimas, estabilizando-as na sua conformação ativa ou induzindo a formação de um sítio ativo ou de um sítio de ligação.

Desta maneira, o magnésio afeta a ativação de aminoácidos, a formação de fosforilcreatina, a glicólise, a via das pentoses, o ciclo de Krebs, a fosforilação oxidativa, bem como a síntese de ATP, a betaoxidação, e a síntese, o reparo e a duplicação de DNA. Além disso, atua em todas etapas de transcrição, tradução e síntese proteica e tem papel-chave na transdução de sinais intracelulares dependentes de reações de fosforilação ou mediadas por adenosina monofosfato cíclico (cAMP).

## Avaliação do *status* de magnésio

Como citado, a maior parte do magnésio é armazenada nos ossos, nos músculos e em outros tecidos e órgãos, o que significa que a sua avaliação em tecidos – com destaque para o tecido muscular – seria a forma mais rigorosa de determinação do seu *status*, entretanto, trata-se de um método invasivo, pouco prático e de difícil aplicação em contexto clínico. Além disso, o número de estudos utilizando o magnésio intramuscular para aferir o *status* desse mineral é escasso para que possa ser validado como biomarcador.

Outra forma de avaliação do *status* deste mineral é a medida do magnésio eritrocitário. Este parece ser um biomarcador efetivo do *status* de magnésio e as variações nas concentrações são dependentes da ingestão. Também o magnésio urinário pode ser outro biomarcador válido para avaliar o *status* deste nutriente. No entanto, apesar das suas limitações (nomeadamente representar menos de 1% do magnésio corporal), o biomarcador do *status* deste mineral mais estudado, mais prático e acessível e considerado mais efetivo é o magnésio total sérico ou plasmático. Referente ao magnésio ionizado (livre) sérico ou plasmático, estes não parecem refletir adequadamente o *status* deste nutriente, sendo, portanto, não recomendado o seu uso.

Diante do exposto, considera-se adequado o *status* de magnésio quando as concentrações no soro ou plasma se encontram entre 0,75 e 0,95 mmol/ℓ. No entanto, pode existir deficiência subclínica com concentrações superiores a 0,75 mmol/ℓ, como demonstrado por Costello *et al.* (2016), que concluíram que o limite inferior para o magnésio deveria ser 0,85 mmol/ℓ.

A deficiência de magnésio pode causar dislipidemia, inflamação, hipertensão arterial, arritmia, náuseas e vômito, fadiga, debilidade muscular, cãibras musculares, depressão, irritabilidade e alterações do sono. Além disso, está associada ao aumento do risco de diabetes tipo 2, síndrome metabólica, pré-eclâmpsia e eclâmpsia, infarto do miocárdio e acidente vascular cerebral. Considerando que a quantidade deste nutriente na alimentação de muitos indivíduos é baixa, a avaliação do seu *status* assume especial importância.

## Considerações sobre magnésio e exercício

Como exposto anteriormente, o magnésio está envolvido em vários processos centrais do metabolismo da glicose, do metabolismo lipídico, da ressíntese mitocondrial de ATP e da formação do fosforilcreatina. Assim, a ingestão inadequada de magnésio poderá afetar o rendimento ao comprometer várias vias energéticas. Por outro lado, na deficiência do magnésio, o DNA torna-se mais acessível às espécies reativas de oxigênio (ERO) e, como tal, mais suscetível a sofrer dano oxidativo. Além do DNA, várias outras estruturas poderão ficar mais "vulneráveis" à ação de ERO, pois o magnésio é cofator na síntese da glutationa, um dos mais importantes antioxidantes intracelulares.

Outra consequência da deficiência de magnésio é o aumento das concentrações intracelulares de cálcio iônico, resultando em hiperexcitabilidade celular e excessivo consumo de oxigênio e de ATP podendo, assim, causar fadiga e cãibras musculares. A deficiência de magnésio leva, ainda, a aumento da produção de moléculas pró-inflamatórias, como o fator de necrose tumoral α e a interleucina-1β.

Estes eventos são particularmente relevantes, uma vez que existe evidência de maiores perdas de magnésio por suor e urina em exercícios prolongados e extenuantes podendo, assim, a demanda deste mineral aumentar 10 a 20% em atletas de resistência. Apesar do aumento dessas necessidades, vários estudos relataram ingestão de magnésio por atletas inferior à RDA, a qual foi definida para indivíduos sedentários. Além disso, estudos realizados no Brasil observaram que atletas de diversas modalidades seguem padrões de dieta com reduzida ingestão de frutas e hortaliças, o que sugere que a carga ácida da dieta destes indivíduos seja elevada, o que, tal como exposto anteriormente, pode comprometer o balanço de magnésio e de cálcio.

Supõe-se que, por esta razão, alguns estudos de intervenção em atletas de várias modalidades tenham observado que a suplementação com magnésio aumentou a capacidade aeróbia e a força, diminuiu o dano oxidativo no DNA e promoveu aumento da hemoglobina e da testosterona total e livre. É importante salientar que, em indivíduos com um *status* adequado de magnésio, o aumento da ingestão desse mineral não parece ter benefícios, sugerindo que os resultados positivos encontrados em alguns estudos com atletas são justificados pelo fato de esses indivíduos apresentarem deficiência de magnésio.

Tal como ocorre com o cálcio e com a maioria dos nutrientes, a deficiência de magnésio pode ser prevenida e revertida somente pela alimentação, mas caso seja necessário recorrer à suplementação, é importante saber que a biodisponibilidade do citrato, cloreto, lactato e aspartato de magnésio é elevada, ao passo que a do óxido de magnésio é muito baixa. Apesar de a toxicidade grave causada pelo consumo de magnésio ser rara, com exceção de pacientes com insuficiência renal, a ingestão excessiva pela suplementação deste mineral na forma de sais pode causar diarreia e desidratação, e, em casos de ingestão muito elevada (3 a 5 g) de sulfato de magnésio, observou-se hipermagnesemia com náuseas, diplopia, fadiga e alterações da fala.

## FERRO

O ferro é um mineral fundamental nos processos de oferta de oxigênio para os tecidos e na utilização do oxigênio em níveis celular e subcelular. Esse mineral atua como componente funcional de proteínas que contêm ferro, incluindo hemoglobina, mioglobina, citocromos, além de algumas enzimas.

### Biodisponibilidade e metabolismo

O organismo de um indivíduo contém de 3 a 4 g de ferro, e cerca de 2 g deste estão distribuídos nas moléculas de hemoglobina. Os estoques de ferro (ferritina e hemossiderina) são encontrados principalmente no fígado. Sob circunstâncias normais, esse estoque é de aproximadamente de 300 a 1.000 mg em meninas e mulheres e de 500 a 1.500 mg em meninos e homens. O terceiro maior compartimento de ferro no organismo está na mioglobina (130 mg) – presente no tecido muscular. Apenas pequena quantidade do conteúdo de ferro total corporal está contida em metaloenzimas (8 mg). O ferro ligado à transferrina no plasma representa apenas 3 mg; todavia, diariamente, a transferrina transporta aproximadamente 10 vezes esta quantidade para atender à necessidade de ferro para a eritropoese.

A ingestão de ferro pela dieta consiste em dois componentes: ferro heme – presente em carnes vermelhas – e ferro não heme ou ferro inorgânico – presente em hortaliças, cereais etc. A RDA de ferro é apresentada na Tabela 9.1.

Em uma dieta contendo entre 13 e 18 mg de ferro por dia, apenas cerca de 1 mg é absorvido. Em uma situação de deficiência de ferro, a absorção é aumentada para 2 a 4 mg; em casos de sobrecarga de ingestão de ferro, a absorção é reduzida para 0,5 mg/dia. Cabe ressaltar que os estoques corporais de ferro são determinados pela regulação da absorção intestinal desse mineral, uma vez que não há significativa excreção de ferro pelos rins (Figura 9.3).

A formação de eritrócitos requer aproximadamente 30 mg de ferro por dia, e sua ocorrência é balanceada por igual fluxo de ferro a partir da degradação de eritrócitos velhos por células do sistema reticuloendotelial, no baço, e pelas células de Kupffer, no fígado. As perdas corporais de ferro são pequenas, consistindo em perdas de ferro por meio de células epiteliais (pele, sistema digestório, células do trato urinário) e fluidos (p. ex., lágrimas, suor, sangue menstrual). Essas perdas correspondem a 1 ou 2 mg/dia no caso de mulheres. A anemia por deficiência de ferro atinge cerca de 15% da população mundial, sendo que a definição comumente utilizada para anemia, independentemente da sua causa, é a baixa concentração de hemoglobina.

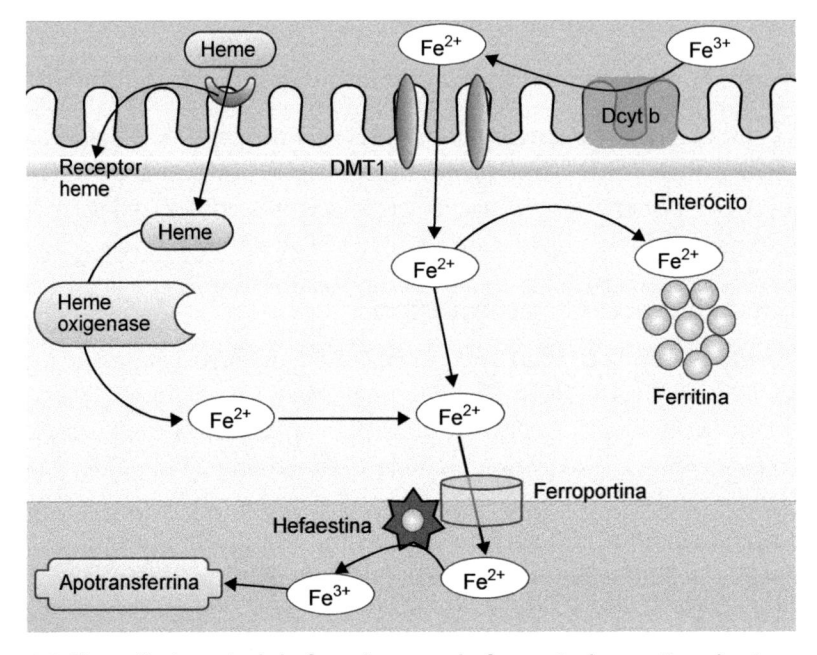

**Figura 9.3** Absorção intestinal de ferro heme e de ferro não heme. Dcyt b: citocromo b duodenal; DMT1: transportador de metal divalente; $Fe^{2+}$: ferro ferroso; $Fe^{3+}$: ferro férrico. (Adaptada de Shills *et al.*, 2006.) (Esta figura encontra-se reproduzida em cores no Encarte.)

## Parâmetros bioquímicos indicativos do estado nutricional relativo ao ferro

Biomarcadores do metabolismo do ferro possibilitam distinguir geralmente três níveis de deficiência de ferro: (i) depleção dos estoques de ferro; (ii) deficiência de ferro funcional inicial; e (iii) anemia por deficiência de ferro.

### ▶ Depleção dos estoques de ferro/ferritina

A ferritina é o mais sensível indicador dos estoques de ferro, sendo que a concentração de ferritina sérica está em equilíbrio com os estoques corporais, de forma que variações na quantidade de ferro estocado são refletidas na concentração sérica de ferritina. Em adultos, cada 1 mg de ferritina/$\ell$ de plasma é proporcional a 8 mg de estoque de ferro. Contudo, a distribuição normal de ferritina no plasma é dependente da idade e do gênero. Por exemplo, cada 1 mg de ferritina/$\ell$ de plasma em crianças é equivalente a 14 mg de estoque de ferro. Concentração plasmática de ferritina $\leq$ 12 mg/$\ell$ é indicativa de redução significativa dos estoques de ferro.

No estágio inicial do desenvolvimento da deficiência de ferro, verifica-se redução da concentração sérica de ferritina. Contudo, devido ao fato de a ferritina ser uma proteína de fase aguda, verifica-se aumento da concentração sérica de ferritina na presença de infecções, processos inflamatórios, hepatopatias e alguns tipos de tumores. A concentração plasmática de ferritina é aumentada com o consumo de etanol e com a hiperglicemia, sendo diretamente correlacionada ao índice de massa corporal (IMC).

A avaliação periódica da concentração sérica de ferritina em atletas é recomendada, uma vez que alterações no estoque e no transporte de ferro normalmente precedem a redução da concentração de hemoglobina. Durante o treinamento, alguns atletas apresentam redução transitória na concentração de hemoglobina e no percentual do hematócrito que, provavelmente, é causada pelo aumento do volume plasmático decorrente do início de treinamento físico ou da elevação repentina da carga de treinamento. Tal condição é chamada de "anemia do esporte", sendo uma forma de deficiência de ferro por hemodiluição, que não se correlaciona a qualquer efeito aparente sobre o desempenho físico. Não há consenso sobre o valor de ferritina sérica que corresponde a um quadro de deficiência/depleção de ferro, variando de < 10 a < 35 ng/m$\ell$. Uma avaliação clínica completa deste cenário é relevante, uma vez que a ferritina é uma proteína de fase aguda positiva, que aumenta com a resposta inflamatória; contudo, na ausência de inflamação, a concentração de ferritina sérica representa o melhor indicador precoce de depleção dos estoques de ferro.

### ▶ Deficiência de ferro funcional inicial

*Receptor de transferrina solúvel*

A concentração sérica do receptor de transferrina solúvel aumenta em proporção à extensão da deficiência funcional de ferro, ou seja, ocorre aumento da concentração sérica desse receptor quando o fornecimento de ferro para a medula óssea é marginal, porém ainda não suficiente para causar declínio significativo da concentração sanguínea de hemoglobina. O receptor de transferrina solúvel parece ser um indicador mais sensível e específico da deficiência inicial de ferro. Esse receptor é produzido pela clivagem proteolítica do domínio extracelular dos receptores de transferrina localizados na superfície celular, sendo, subsequentemente, liberado para o sangue em proporção ao número de receptores de transferrina contidos na membrana plasmática da célula, o qual, por sua vez, é proporcional à necessidade corporal de ferro.

### Saturação da transferrina sérica

A saturação da transferrina sérica é normalmente de 30 a 35%. Valores de 15% são indicativos de inadequado fornecimento de ferro para a medula óssea. Aliado à inadequação dos estoques de ferro, o prejuízo da liberação de ferro, a partir dos estoques teciduais, devido a doenças crônicas, reduz a saturação da transferrina.

## ▶ Anemia por deficiência de ferro

### Hematócrito e hemoglobina

O hematócrito e a concentração sanguínea de hemoglobina são parâmetros extremamente relevantes devido à simplicidade para a realização desses exames hematológicos e, especialmente, devido ao fato de valores baixos (anemia), quando decorrentes de deficiência de ferro, indicarem claramente a deficiência desse mineral, que é suficientemente grave para causar prejuízo na eritropoese.

As concentrações de hemoglobina diminuem apenas durante os estágios finais da deficiência de ferro, após os estoques de ferro teciduais terem sido significativamente depletados. Além disso, a concentração de hemoglobina pode ser afetada por outras deficiências nutricionais, como as de ácido fólico, vitamina $B_{12}$ e cobre, bem como por outras condições, como gestação (anemia fisiológica por hemodiluição), tabagismo, infecção, inflamação e desidratação. O hematócrito é também influenciado pelos mesmos fatores que afetam a concentração de hemoglobina e, em especial, por alterações no volume plasmático.

Em adultos, concentrações abaixo de 12 e 13 g de hemoglobina/d$\ell$ de sangue são indicativas de anemia em mulheres e homens, respectivamente.

### Índices hematimétricos

Eritrócitos no sangue periférico em indivíduos com anemia por deficiência de ferro são microcíticos, com valores reduzidos referentes ao volume corpuscular médio (VCM) e à hemoglobina corpuscular média (HCM). Nenhuma dessas alterações é específica para a deficiência de ferro, que é associada com aumento da amplitude de distribuição do tamanho dos eritrócitos (RDW). A precisão do diagnóstico laboratorial da anemia por deficiência de ferro pode ser melhorada pela associação da dosagem de hemoglobina no sangue com outros índices relacionados ao *status* de ferro, como a dosagem de ferritina e de protoporfirina eritrocitária, o VCM e a saturação da transferrina.

## Considerações sobre ferro e exercício

Muitos órgãos apresentam alterações morfológicas, fisiológicas e bioquímicas pela deficiência de ferro, as quais estão relacionadas ao *turnover* de proteínas que contêm esse mineral em sua estrutura. Em alguns casos, tal fato pode ocorrer anteriormente à redução significativa da concentração de hemoglobina. Nesse contexto, verifica-se que a deficiência de ferro está associada a alterações metabólicas, incluindo o transporte mitocondrial de elétrons, a síntese de neurotransmissores e de proteínas etc. A redução da concentração de hemoglobina pode significativamente alterar o desempenho físico por meio da redução do transporte de oxigênio para o músculo exercitado. Aliado a esse fato, apesar de o ferro não heme associado ao sistema enzimático responder por apenas 1% do ferro corporal total, constata-se que a diminuição da atividade de enzimas que contêm ferro pode acarretar efeitos prejudiciais no desempenho físico.

A prevalência de anemia por deficiência de ferro é comumente mais elevada em atletas, especialmente em atletas jovens do gênero feminino, em relação a indivíduos sedentários. A depleção dos estoques de ferro, evidenciada pela concentração de ferritina sérica abaixo de 12 $\mu g/\ell$, é um fato comumente observado em atletas do gênero feminino, tendo menor incidência em atletas do gênero masculino. Contudo, ainda é controverso se essa deficiência afeta o desempenho físico na ausência de anemia. Estudos mostram que a depleção dos estoques corporais de ferro na ausência de diagnóstico de anemia pode estar associada ao aumento da produção de lactato durante o exercício de alta intensidade, fato indicativo da redução da utilização de oxigênio pelo músculo esquelético. Em atletas de elite, a depleção dos estoques de ferro pode estar associada ao aumento da percepção subjetiva de sobrecarga de treinamento.

Edgerton *et al.* (1981) avaliaram a tolerância ao esforço físico em 31 indivíduos adultos, com concentrações de hemoglobina entre 2,5 e 14 g/d$\ell$. A tolerância ao esforço foi diretamente relacionada com a concentração de hemoglobina, independentemente da adequação do estoque de ferro corporal. Além disso, verificou-se que a concentração sanguínea de lactato durante o exercício foi maior nos indivíduos anêmicos em comparação ao grupo-controle.

Estudos têm sido propostos para investigar os mecanismos pelos quais o estado nutricional relacionado com o ferro poderia ser influenciado pelo exercício intenso. Explicações incluem o aumento das perdas de ferro causadas por sangramentos intestinais pós-exercício prolongado e exaustivo e a ocorrência de hematúria, como consequência da ruptura de eritrócitos presentes na circulação sanguínea que perfunde a região dos pés durante a corrida. Outro fator, relacionando exercício e metabolismo do ferro, refere-se à possibilidade de aumento do *turnover* de eritrócitos em atletas, cujo fato foi evidenciado em estudo de cinética de ferro, no qual a perda corporal de ferro radioativo ocorreu aproximadamente 20% mais rapidamente em atletas do gênero feminino em comparação ao grupo-controle. Não obstante, diante desses fatos, verifica-se que o organismo busca adaptar-se, frente ao treinamento de resistência, por meio do aumento da massa eritrocitária e do conteúdo de mioglobina do músculo esquelético.

### ▶ Metabolismo do ferro em maratonistas

A maratona, cuja distância a ser percorrida é de 42,2 km, caracteriza-se como um dos principais eventos de resistência no mundo esportivo. Dentre os atletas altamente competitivos, maratonistas representam o grupo com maior risco de desenvolver anemia, de perder densidade mineral óssea e de desenvolver quadro de imunossupressão devido ao treinamento intenso e prolongado. Estudos sugerem que a deficiência de ferro pode significativamente impactar o desenvolvimento de várias síndromes clinicamente relevantes que, por sua vez, podem prejudicar o desempenho na maratona – devido à redução da capacidade de transporte de oxigênio – e o estado geral de saúde. Apesar de a dieta típica de um maratonista apresentar elevado valor calórico total, em alguns casos, constata-se ingestão inadequada de ferro. Além disso, maratonistas podem apresentar maior fragilidade eritrocitária juntamente com aumento do *turnover* de eritrócitos. Tais fatos indicam que a necessidade de ingestão diária de ferro em maratonistas é, provavelmente, superior àquela preconizada para a população geral.

Após a realização de uma maratona, o metabolismo do ferro no organismo é significativamente alterado como resultado do esforço extenuante característico do evento em questão. Nesse contexto, verifica-se que a concentração sérica de ferro pode ficar inalterada ou aumentar imediatamente após a maratona e permanecer elevada por até 2 semanas. Todavia, a redução da contagem de eritrócitos, da concentração de hemoglobina e do percentual do hematócrito tem sido observada entre o 2º e o 9º dia após a realização da corrida. Alguns estudos mostraram que a maratona pode provocar hemoglobinúria, hemorragia pulmonar, perda de sangue gastrintestinal e, principalmente, ocorrência de hemólise associada ao impacto na região da planta dos pés durante a corrida.

Corredores com diagnóstico de anemia por deficiência de ferro ou depleção dos estoques de ferro apresentam melhora no desempenho em resposta à suplementação com este mineral. Por exemplo, LaManca e Haymes (1993) verificaram os efeitos da suplementação com ferro (100 mg/dia), durante 8 semanas, em mulheres fisicamente ativas (19 a 35 anos de idade) sobre a concentração de ferritina – cujo valor basal era inferior a 20 ng/m$\ell$ –, e desempenho em um teste de resistência (80% $V_{O_2\,máx}$) em um cicloergômetro. Após o período de intervenção, os valores de ferritina e de hemoglobina eram significativamente maiores no grupo suplementado em comparação ao grupo placebo. Além disso, o grupo suplementado apresentou maior $V_{O_2\,máx}$ e redução da concentração sanguínea de lactato pós-exercício, bem como houve aumento de 38% do tempo até a exaustão.

De modo geral, a decisão de suplementação de ferro em maratonistas deve ser realizada após extensa e cuidadosa análise dos exames laboratoriais. É comumente recomendado suplementar atletas com valores de ferritina sérica inferiores a 35 mg/$\ell$. A dosagem da concentração sérica de ferritina deve ser realizada 1 ou 2 vezes por ano, enquanto a suplementação deve ter como objetivo restaurar a concentração sérica de ferritina para valores próximos a 60 mg/$\ell$. Estudos indicam que a suplementação de 100 mg/dia de ferro heme representa quantidade adequada para repor os estoques no prazo de 2 a 3 meses.

### ▶ Ingestão de ferro em atletas

Uma vez que as perdas de ferro nas fezes, na urina e no suor são aumentadas pelo exercício prolongado e exaustivo, muitos atletas apresentam necessidade diária de ingestão de ferro superior àquela preconizada para indivíduos sedentários. A perda de ferro pode ser até 70% maior em atletas em comparação com os valores de referência para indivíduos sedentários. Cabe destacar que o aumento da ingestão de ferro em atletas pode ser obtido por meio de alimentação nutricionalmente balanceada e que atenda às necessidades diárias de ingestão de energia. Estudos com diferentes grupos de atletas indicam que a ingestão de ferro é proporcional ao valor calórico total da dieta. Diante do exposto, conclui-se que atletas de resistência que alcançam a sua necessidade diária de ingestão de energia, por meio de alimentação variada, em relação ao seu gasto energético, comumente ingerem quantidade suficiente de ferro (cerca de 6 mg de ferro são ingeridos para cada 1.000 kcal da dieta).

Atletas que apresentam maior risco de anemia, como corredores de longa distância, atletas vegetarianos, atletas que consomem dietas com reduzido valor calórico total e atletas que evitam a ingestão de alimentos ricos em ferro heme devem ser monitorados regularmente em relação ao *status* de ferro, bem como devem ingerir quantidade de ferro pela dieta que seja superior àquela preconizada pelas RDA (> 18 mg para mulheres e > 8 mg para homens).

Atletas com anemia por deficiência de ferro devem ter acompanhamento médico, incluindo suplementação oral de ferro, adequação da dieta no tocante à ingestão de ferro e de fatores que aumentem a biodisponibilidade desse mineral (p. ex., alimentos fontes de ferro heme e de vitamina C). A ingestão de suplementos de ferro no período imediatamente após a realização de exercícios exaustivos deve ser evitada, uma vez que o potencial aumento da concentração sérica de hepcidina interfere na absorção do ferro. Cabe destacar que a reversão do quadro de anemia por deficiência de ferro pode perdurar por 3 a 6 meses e, desse modo, é vantajoso iniciar uma intervenção nutricional previamente ao desenvolvimento da anemia como, por exemplo, em atletas que apresentam baixa concentração sérica de ferritina com ausência de anemia.

## CROMO

O cromo é um metal de transição com estados de valência que variam de 2– a 6+. Dentre as valências mais comuns, destacam-se o cromo hexavalente ($Cr^{6+}$) encontrado em rochas e solos, utilizado na produção de aço inoxidável, nos processos de cromagem, soldagem e produção de pigmentos, e o cromo trivalente ($Cr^{3+}$), considerado um mineral-traço essencial ao organismo, presente nos alimentos e relacionado ao metabolismo de carboidratos, lipídios e proteínas.

O cromo hexavalente é tóxico para o organismo, principalmente quando inalado, sendo evidenciado como potente agente carcinogênico devido à sua capacidade de promover peroxidação lipídica, causar danos ao DNA e, até mesmo, morte celular. Por outro lado, o cromo trivalente apresenta papel-chave na ação da insulina, uma vez que estudos indicam que esse mineral facilita a ligação da insulina ao seu receptor na membrana celular, o que promove aumento da captação de glicose e de aminoácidos, bem como favorece a síntese proteica.

Dentre as principais fontes dietéticas de cromo, destacam-se oleaginosas, carnes e vísceras, frutos do mar, especialmente mariscos e ostras, cereais integrais, cerveja, leguminosas, frutas e hortaliças, principalmente ameixa, brócolis, espinafre, cogumelos e aspargos. No entanto, vale ressaltar que a determinação das quantidades de cromo presentes nos alimentos deve ser cautelosa, visto que o método empregado para a determinação da concentração deste mineral favorece a contaminação das amostras analisadas.

Ademais, aliada a esta complexidade metodológica para determinar as concentrações de cromo presentes nos alimentos, a escassez de dados clínicos fidedignos que assegurem e estabeleçam quantidades adequadas de ingestão dificulta a definição de parâmetros que determinem as recomendações nutricionais desse mineral. Desse modo, o Instituto de Medicina do EUA (Institute of Medicine – IOM) definiu apenas as ingestões adequadas (AI) para o cromo, variando de acordo com a idade e o sexo (ver Tabela 9.1).

### Biodisponibilidade e metabolismo

O cromo apresenta baixa disponibilidade, e apenas 0,5 a 2% desse mineral ingerido é absorvido pelo organismo. Dentre os fatores que podem diminuir a absorção intestinal do cromo, destacam-se fitato, zinco, ferro e vanádio.

Ademais, o percentual de absorção é inversamente proporcional à quantidade de cromo ingerida. Em indivíduos saudáveis que consumiram 10 µg de cromo por dia, cerca de 2% foram absorvidos, e naqueles que consumiram 40 µg de cromo por dia, a absorção foi de apenas 0,5%. Além disso, a presença de aminoácidos, oxalato, vitamina C e amido pode aumentar a biodisponibilidade do cromo (Tabela 9.2).

Após a absorção por difusão passiva, o cromo adentra a circulação sanguínea por meio da ligação à transferrina e, em menor quantidade, às frações de betaglobulina e de albumina, onde é, então, transferido à cromodulina, que é um oligopeptídio composto por glicina, cisteína, glutamato e aspartato, armazenado no citosol e no núcleo celular. O cromo é principalmente armazenado em ossos, fígado, baço, músculos e tecido adiposo, totalizando um *pool* corporal ao redor de 0,4 a 6 mg. Entretanto, a concentração desse mineral pode ser reduzida em dietas ricas em açúcares simples, devido ao aumento da excreção desse mineral na urina. Situações de estresse metabólico, exercício físico extenuante, gestação e lactação também podem aumentar a perda, levando à deficiência, principalmente se a ingestão de cromo já for baixa.

O cromo não absorvido é excretado nas fezes, enquanto o cromo absorvido é prioritariamente eliminado na urina (80%) e, em menor quantidade, nos cabelos, na bile, nas fezes e no suor. Em condições clínicas que promovam diurese excessiva, como no diabetes descompensado, a eliminação renal do cromo também é aumentada.

## Suplementação com cromo

A suplementação com cromo pode ser viabilizada em quatro formas diferentes, sendo o picolinato de cromo a forma mais comumente utilizada, seguida pelo nicotinato de cromo, pelo cloreto de cromo, pelo citrato de cromo e, finalmente, pelo pidolato de cromo. Vale ressaltar que as formas sintéticas de picolinato e nicotinato de cromo são mais bem absorvidas quando comparadas às outras formas comercializadas e ao cromo na forma de cloreto, variedade naturalmente encontrada nas fontes alimentares. O picolinato de cromo, por exemplo, apresenta percentual de absorção em torno de 0,7 a 5,2%, enquanto apenas 0,4% do cloreto de cromo ingerido é absorvido.

**Tabela 9.2** Fatores dietéticos que interferem na biodisponibilidade de cromo.

| Redução da biodisponibilidade | Aumento da biodisponibilidade |
| --- | --- |
| Fitato | Aminoácidos |
| Zinco | Oxalatos |
| Ferro | Vitamina C |
| Vanádio | Amido |

## Mecanismos associados à bioatividade do cromo

A premissa principal que fundamenta a suplementação com cromo é respaldada pela relevante participação desse mineral no metabolismo da glicose, atuando na sensibilidade da insulina ao seu receptor, na modificação da composição corporal e no metabolismo de lipídios (Figura 9.4).

A sinalização intracelular da insulina se inicia após a ligação deste hormônio ao domínio extracelular do seu receptor, uma proteína com atividade quinase composta pelas subunidades α e β. A insulina se liga à subunidade α do receptor, induzindo a alteração conformacional da subunidade β e promovendo a atividade tirosinoquinase do receptor. Em seguida, a subunidade β sofre autofosforilação em múltiplos resíduos de tirosina, levando à fosforilação da família de substratos do receptor de insulina (IRS). A ativação do IRS-1 promove a ativação da fosfatidilinositol 3-quinase (PI3K), que, por sua vez, leva à fosforilação da proteinoquinase B (Akt), induzindo a translocação dos transportadores de glicose (GLUT4) presentes em vesículas intracelulares para a membrana plasmática.

Paralelamente, neste processo, o aumento das concentrações de insulina estimula o transporte e o influxo do cromo para as células, com consequente associação à cromodulina intracelular, intensificando a atividade tirosinoquinase do receptor de insulina, o que, em última instância, acarreta aumento da translocação do GLUT4 para a membrana plasmática. Nesse contexto, indivíduos com diabetes tipo 2 descompensado poderiam se beneficiar com a suplementação do cromo. Além da participação no metabolismo da glicose, o cromo também exerce papel-chave no anabolismo proteico mediado pela insulina, por meio da estimulação da captação de aminoácidos pelas células (Figura 9.5).

## Considerações sobre cromo e exercício

Duas vertentes são elencadas em relação à suplementação com cromo em atletas: a correção da deficiência e o favorecimento do anabolismo proteico.

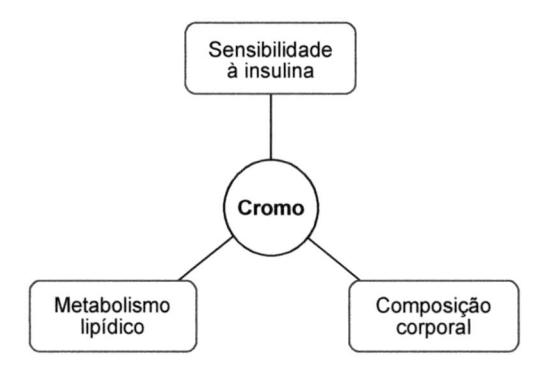

**Figura 9.4** Funções biológicas associadas à suplementação com cromo.

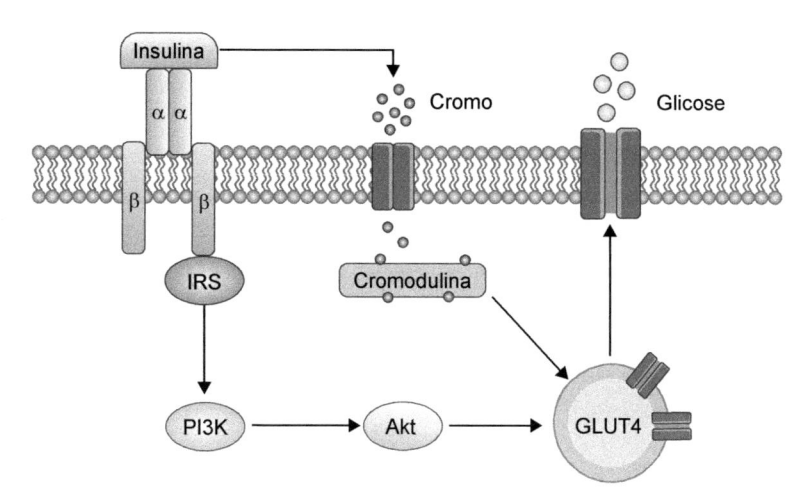

**Figura 9.5** Mecanismo de aumento da sensibilidade à insulina promovido pelo cromo.

Em relação à deficiência, embora os exercícios aeróbios e anaeróbios aumentem a absorção intestinal do cromo, a excreção urinária deste mineral durante a atividade física é intensa e resulta em depleção e redistribuição dos estoques de cromo, principalmente no período pós-treino. Estudos sugerem que o lactato oriundo do processo de glicólise que ocorre durante o exercício físico pode formar um complexo com o cromo plasmático, aumentando a excreção urinária desse mineral. Adicionalmente, o exercício extenuante aumenta a concentração de cortisol plasmático, que também pode contribuir para o aumento da perda urinária do cromo.

Anderson (1988) e Anderson *et al.* (1982) constataram que a excreção urinária de cromo é 5 vezes maior 2 horas após a sessão de treinamento agudo em corredores. Entretanto, não houve depleção dos estoques desse mineral, sugerindo que indivíduos que se exercitam regularmente podem desenvolver um mecanismo de compensação para as perdas de cromo durante o exercício. Adicionalmente, Hallmark *et al.* (1996) demonstraram que a suplementação com 200 µg/dia de picolinato de cromo, durante 6 semanas, em indivíduos não treinados submetidos ao exercício de resistência aumentou a excreção urinária deste mineral. Vale ressaltar ainda que, neste estudo, a excreção urinária do cromo permaneceu elevada até a 12ª semana de treinamento.

Em relação ao anabolismo proteico, sugere-se que o aumento da captação de aminoácidos – decorrente da melhora na sensibilidade à insulina – favoreça a síntese proteica muscular, com consecutiva ampliação da resposta metabólica adaptativa originada pelo próprio treinamento. Contudo, estudos mostraram que a suplementação com cromo na forma de picolinato de cromo ou de cloreto de cromo não foi capaz de promover o aumento da massa muscular, bem como diminuir a gordura corporal. Corroborando esses achados, Livolsi *et al.* (2001) suplementaram atletas mulheres praticantes de *softball*, durante 6 semanas, com 500 µg/dia de picolinato de cromo, e não observaram diferenças significativas em parâmetros de força muscular e de composição corporal.

No parecer de 2010 da Sociedade Internacional de Nutrição Esportiva (The International Society of Sports Nutrition – *ISSN Exercise & Sports Nutrition Review*), elaborado a partir da revisão dos artigos publicados nos últimos 5 anos, foi constatado que, apesar do ganho de massa muscular e de força durante o treinamento físico relatado em alguns estudos iniciais, outros estudos com controles mais consistentes demonstraram que não houve nenhum benefício em indivíduos saudáveis que foram suplementados com cromo (200 a 800 µg/dia), durante 4 a 16 semanas de treinamento. Em suma, a suplementação com cromo não apresenta evidências expressivas que corroborem o seu uso com o intuito de promover o ganho de massa muscular.

## ZINCO

O zinco é um mineral que desempenha papel importante no metabolismo humano, estando implicado em várias funções, como o metabolismo energético, a imunidade e a atividade antioxidante. A ampla influência do zinco no organismo nos permite classificar as suas funções como estruturais, reguladoras e catalíticas. Em geral estão identificadas, no genoma humano, aproximadamente 3.000 proteínas dependentes de zinco. Este mineral atua também como cofator de mais de 300 enzimas, incluindo a superóxido dismutase, a fosfatase alcalina, a álcool desidrogenase, as metaloproteinases, entre outras.

Aproximadamente 95% do zinco corporal é intracelular, enquanto a parte remanescente encontra-se nos fluidos extracelulares. Estima-se que o zinco constante no plasma ou no soro represente apenas 0,1% do total de zinco do organismo, e a concentração de zinco no interior dos glóbulos vermelhos seja superior àquela presente no plasma.

Uma vez que o zinco é essencial para regular o metabolismo de numerosos aspectos da função celular, a deficiência deste mineral compromete múltiplas funções, incluindo o crescimento físico, o sistema imune e a função reprodutora. A deficiência leve de zinco, como a que ocorre nas populações de risco (idosos e vegetarianos), pode prejudicar a funcionalidade de linfócitos T e de células NK. Em macrófagos, o zinco parece desempenhar importante papel anti-inflamatório ao atenuar a via de sinalização do fator nuclear kappa B (NF-κB).

Outras manifestações da deficiência de zinco estão relacionadas com lesões cutâneas, prejuízo da cicatrização de feridas, hipogeusia, transtornos de comportamento e cegueira noturna. A deficiência subclínica, pelo contrário, apresenta um espectro de sintomas e sinais ambíguos, mas existe evidência de que um estado subótimo de zinco possa estar envolvido em doenças crônicas, como o diabetes tipo 2 e as doenças cardiovasculares.

O zinco pode ser encontrado em ampla variedade de alimentos, como ostras, carnes bovina e de aves, feijões e nozes. Por outro lado, a biodisponibilidade de zinco é afetada pela presença de fitatos e pela suplementação de ferro. A RDA de zinco é apresentada na Tabela 9.1.

## Biodisponibilidade e metabolismo

O zinco da dieta é absorvido no sistema gastrintestinal, principalmente no intestino delgado, através da via paracelular ou mediante um mecanismo de transporte ativo. O transporte ativo representa a principal via de absorção intestinal deste mineral, realizado por transportadores específicos de zinco e transportadores de metais divalentes (DMT). A absorção de zinco pode ser prejudicada tanto pela competição direta com outros nutrientes, como pela presença de fatores antinutricionais, principalmente o fitato, que forma complexos insolúveis no lúmen intestinal, reduzindo a sua absorção.

Assim, um aspecto importante para estimar a biodisponibilidade de zinco na dieta é considerar a fração molar ácido fítico/zinco. Estima-se que exista uma elevada absorção de zinco quando esta relação é menor que 5. No entanto, valores superiores a 15 mostram redução de cerca de 70% na absorção de zinco, relacionada com a presença de cálcio e de magnésio. Caso ocorra elevada razão ferro/zinco, típica da suplementação de ferro, a biodisponibilidade do zinco também é reduzida significativamente.

O zinco excretado nas fezes é proveniente da ingestão alimentar, presente na bile e na secreção pancreática, e da própria descamação dos enterócitos, sendo que a ingestão marginal de zinco (< 8 mg/dia) reduz a excreção endógena desse mineral. A excreção de zinco pela urina não é significativa, contudo as perdas urinárias podem ser importantes em condições em que há aumento da diurese, como no caso do diabetes melito descompensado ou em situações de queimadura, trauma ou cirurgia.

## Considerações sobre zinco e exercício

Como principais fatores de risco para a ocorrência de deficiência de zinco em atletas, destacam-se as perdas de zinco por meio do suor e da urina e a redução de ingestão deste mineral na alimentação. Estão bem documentadas as perdas de zinco pelo suor em esportistas. Em um estudo conduzido por De Ruisseau *et al.* (2002), realizado com ciclistas homens e mulheres, foi demonstrada que a perda de zinco no suor, durante sessões de treinamento de 2 horas, representa 9 e 8% da RDA de zinco para homens e mulheres, respectivamente. Ademais, outros estudos apontam para elevada prevalência de deficiência de zinco em atletas de elite, especialmente em atletas de resistência (concentração sérica < 70 µg/d$\ell$).

Uma recente metanálise demonstrou como as concentrações plasmáticas de zinco, imediatamente após o exercício, encontram-se aumentadas em relação aos valores basais. Os mesmos autores, em metanálise posterior, mostraram que, durante a recuperação após treinamento de resistência, as concentrações plasmáticas de zinco diminuem significativamente em comparação ao valores pré-treinamento. Imediatamente após o exercício aeróbico, a diminuição da concentração de zinco sérico pode ser atribuída à liberação de íons zinco a partir das células musculares lesadas. Após o exercício, a cascata de eventos que ocorrem, destacando os processos inflamatórios e a liberação de citocinas, particularmente a interleucina 6 (IL-6), diminui a concentração plasmática de zinco. Cabe destacar que a infusão de IL-6 ou de lipopolissacarídeos (LPS) em humanos reduz a concentração de zinco em mais de 50%.

## IODO

O iodo é um elemento que desempenha papel fundamental na formação e estrutura dos hormônios da tireoide, tiroxina (T4) e tri-iodotironina (T3).

O iodo encontra-se fundamentalmente na forma inorgânica, como iodeto ou iodato. O iodeto, presente nas plantas e nos animais, varia substancialmente (de 10 µg/kg a 1 mg/kg), dependendo do iodeto existente no solo. Igualmente, ocorrem variações do iodeto presente na água, dependendo da localização geográfica. A água do mar contém elevada quantidade de iodo (60 µg/$\ell$); entretanto, as maiores quantidades deste mineral podem ser encontradas nos peixes e nas algas. Outra importante fonte de iodo é o cloreto de sódio (NaCl), muitas vezes fortificado com iodeto de potássio ou iodato potássico, medida que foi incorporada com a finalidade de assegurar a necessidade de ingestão diária de iodo. A RDA de iodo é apresentada na Tabela 9.1.

### Biodisponibilidade e metabolismo

O conteúdo de iodeto de um alimento pode ser afetado pelos processos de produção. Por exemplo, a fervura reduz o conteúdo de iodeto em quase 50%, enquanto a fritura o reduz em apenas 20%. Outros componentes da dieta também podem afetar a absorção do iodo, em especial vegetais do gênero das crucíferas, que são ricos em compostos sulfurados, como o glucosinolatos.

O iodo é absorvido no intestino proximal e passa para a corrente sanguínea; a maior parte do iodo circula no sangue na forma de iodeto – aproximadamente 80%, sendo captado, em grande parte, pela glândula tireoide para a formação dos hormônios tireoidianos. Em relação à sua excreção, 90% do iodo é excretado pela via urinária, ainda que parte relevante também seja eliminada pela transpiração. A excreção urinária de iodo é um bom indicador do *status* de iodo no organismo.

A entrada de iodo na tireoide ocorre por mecanismo de transporte dependente de energia, mediado pelo simportador sódio-iodo (NIS), localizado na membrana basolateral das células foliculares tireoidianas. Este transportador é estimulado pelo hormônio tireoestimulante, secretado pela tireoide.

Uma vez dentro das células foliculares da tireoide, o iodo participa da síntese dos hormônios 3,5,3'-L-tri-iodotironina (T3) e tiroxina (T4), únicos hormônios biologicamente ativos que contêm iodo em sua estrutura. O T3 é o hormônio biologicamente ativo, formado a partir da liberação de um iodo do T4, processo catalisado pelas enzimas dependentes de selênio, chamadas deiodinases.

## Considerações sobre iodo e exercício

O exercício intenso realizado em ambientes quentes e com elevada umidade favorece a perda de iodo. O estudo de Suzuki *et al.* (1985) foi um dos primeiros a demonstrar que a perda de iodo por meio da transpiração é aumentada em ambientes com elevada temperatura e umidade, constatando uma perda de iodo 2 a 3 vezes maior pela transpiração, durante um período de 8 horas, a 38,3ºC e 69% de umidade, em comparação ao mesmo período, a 28,9ºC e 50% de umidade. Adicionalmente, a perda líquida de peso corporal foi de 92 g/h a 28,9ºC, e de 676 g/h a 38,3ºC. Este estudo concluiu que sujeitos expostos a ambientes quentes e úmidos apresentam aumento da transpiração e maior perda de iodo.

Ademais, uma revisão realizada por Smyth *et al.* (2005) avaliou a perda de iodo no suor durante o exercício e demonstrou que, durante um período de treinamento de 10 semanas, um atleta pode perder mais de 5 mg de iodo, com média de 70 µg/dia. Assim, é possível concluir que os indivíduos que não suprem a ingestão diária recomendada de pelo menos 150 µg de iodo apresentam maior probabilidade de desenvolver distúrbios ocasionados pela deficiência de iodo, que incluem fadiga e redução do desempenho físico.

## CONCLUSÃO

Os atletas estão mais propensos a desenvolver deficiências nutricionais, devido às diversas condições a que são submetidos, como a rotina de treinamento, a intensidade da atividade física e o ambiente em que se exercitam, e aos fatores fisiológicos que os acompanham nas mais diversas modalidades esportivas, como a sudorese excessiva e o estresse metabólico. O acompanhamento do *status* nutricional, principalmente ao que se refere aos minerais, é de suma importância para assegurar aos atletas saúde e desempenho físico. Entretanto, preconiza-se a suplementação destes minerais de maneira pontual, prioritariamente para a correção de deficiências nutricionais, enquanto a suplementação para fins ergogênicos é pouco fundamentada na literatura científica.

## BIBLIOGRAFIA

Agarwal N, Prchal JT. Anemia of chronic disease (anemia of inflammation). Acta Haematol. 2009; 122(2-3):103-8.

Anderson RA. Chromium in human nutrition. Nutr Rev. 1988; 46(7):271-2.

Anderson RA. Chromium metabolism and its role in disease processes in man. Clin Physiol Biochem. 1986; 4(1):31-41.

Anderson RA. Essentiality of chromium in humans. Sci Total Environ. 1989; 86(1-2):75-81.

Anderson RA, Kozlovsky AS. Chromium intake, absorption and excretion of subjects consuming self-selected diets. Am J Clin Nutr. 1985; 41(6):1177-83.

Anderson RA, Polansky MM, Bryden NA *et al.* Urinary chromium excretion of human subjects: effects of chromium supplementation and glucose loading. Am J Clin Nutr. 1982; 36(6):1184-93.

Andreini C, Bertini I, Cavallaro G. Minimal functional sites allow a classification of zinc sites in proteins. PLoS One. 2011; 6(10).

Andrews NC, Schmidt PJ. Iron homeostasis. Annu Rev Physiol. 2007; 69:69-85.

Araujo MC, Bezerra IN, Barbosa Fdos S *et al.* Macronutrient consumption and inadequate micronutrient intake in adults. Rev Saude Publica. 2013; 47(Suppl 1):177S-89S.

Armendariz-Anguiano AL, Bacardí-Gascón M, Jiménez CA. Evidencias del efecto del cromo en personas con diabetes: revisión sistemática. Rev Biomed. 2007; 18(2):117-26.

Barry DW, Kohrt WM. Acute effects of 2 hours of moderate-intensity cycling on serum parathyroid hormone and calcium. Calcif Tissue Int. 2007; 80(6):359-65.

Beard J, Tobin B. Iron status and exercise. Am J Clin Nutr. 2000; 72(2 Suppl):594S-7S.

Beguin Y. Soluble transferrin receptor for the evaluation of erythropoiesis and iron status. Clin Chim Acta. 2003; 329(1-2):9-22.

Bermon S, Castell LM, Calder PC *et al.* Consensus Statement Immunonutrition and Exercise. Immunology Reviews. 2017; 23:8-39.

Boccio J, Salgueiro J, Lysionek A *et al.* Current knowledge of iron metabolism. Biol Trace Elem Res. 2003; 92(3):189-212.

Bohn T, Davidsson L, Walczyk T *et al.* Fractional magnesium absorption is significantly lower in human subjects from a meal served with an oxalate-rich vegetable, spinach, as compared with a meal served with kale, a vegetable with a low oxalate content. Br J Nutr. 2004; 91(4):601-6.

Bouassida A, Latiri I, Bouassida S *et al.* Parathyroid hormone and physical exercise: a brief review. J Sports Sci Med. 2006; 5(3):367-74.

Brownlie T, Utermohlen V, Hinton PS *et al.* Tissue iron deficiency without anemia impairs adaptation in endurance capacity after aerobic training in previously untrained women. Am J Clin Nutr. 2004; 79:437-43.

Brune M, Magnusson B, Persson H *et al.* Iron losses in sweat. Am J Clin Nutr. 1986; 43:438-43.

Burden RJ, Morton K, Richards T *et al.* Is iron treatment beneficial in, iron-deficient but nonanaemic (IDNA) endurance athletes? A meta-analysis. Br J Sports Med. 2015; 49(21):1389-97.

Campbell WW, Joseph LJ, Anderson RA *et al.* Effects of resistive training and chromium picolinate on body composition and skeletal muscle size in older women. Int J Sport Nutr Exerc Metab. 2002; 12(2):125-35.

Capone K, Sriram S, Patton T *et al.* Effects of chromium on glucose tolerance in infants receiving parenteral nutrition therapy. Nutr Clin Pract. 2018; 33(3):426-32.

Carvalheira JBC, Zecchin HG, Saad MJA. Vias de sinalização da insulina. Arq Bras Endocrinol Metab. 2002; 46(4):419-25.

Choudhary B, Paul D, Singh A *et al.* Removal of hexavalent chromium upon interaction with biochar under acidic conditions: mechanistic insights and application. Environ Sci Pollut Res Int. 2017; 24(20):16786-97.

Chu A, Petocz P, Samman S. Immediate effects of aerobic exercise on plasma/serum zinc levels: a meta-analysis. Med Sci Sports Exerc. 2016; 48(4):726-33.

Chu A, Petocz P, Samman S. Plasma/serum zinc status during aerobic exercise recovery: a systematic review and meta-analysis. Sports Med. 2017; 47(1):127-34.

Cinar V, Polat Y, Baltaci AK *et al.* Effects of magnesium supplementation on testosterone levels of athletes and sedentary subjects at rest and after exhaustion. Biol Trace Elem Res. 2011; 140(1):18-23.

Clarkson PM. Effects of exercise on chromium levels. Is supplementation required? Sports Med. 1997; 23(6):341-9.

Clarkson PM. Minerals: exercise performance and supplementation in athletes. J Sports Sci. 1991; 9:91-116.

Costello RB, Elin RJ, Rosanoff A *et al.* Perspective: the case for an evidence-based reference interval for serum magnesium: the time has come. Adv Nutr. 2016; 7(6):977-93.

Coutinho LA, Porto CP, Pierucci AP. Critical evaluation of food intake and energy balance in young modern pentathlon athletes: a cross-sectional study. J Int Soc Sports Nutr. 2016; 13:15.

Cowell BS, Rosenbloom CA, Skinner R *et al.* Policies on screening female athletes for iron deficiency in NCAA division I-A institutions. Int J Sport Nutr Exerc Metab. 2003; 13(3):277-85.

Cozzolino SMF, Cominetti C. Bases bioquímicas e fisiológicas da nutrição nas diferentes fases da vida, na saúde e na doença. São Paulo: Manole; 2013. 1257 p.

Da Cunha AT, Pereira HT, de Aquino SL *et al.* Inadequacies in the habitual nutrient intakes of patients with metabolic syndrome: a cross-sectional study. Diabetol Metab Syndr. 2016; 8:32.

De Baaij JHF, Hoenderop JGJ, Bindels RJM. Magnesium in man: implications for health and disease. Physiological Reviews. 2015; 95(1):1-46.

Delange F, Lecomte P. Iodine supplementation: benefits outweigh risks. Drug Safety. 2000; 22(2):89-95.

Della Valle DM. Iron supplementation for female athletes: effects on iron status and performance outcomes. Curr Sports Med Rep. 2013; 12(4):234-9.

DeRuisseau KC, Cheuvront SN, Hyames EM *et al.* Sweat iron and zinc losses during prolonged exercise. Int J Sport Nutr. 2002; 12:428-37.

Edgerton VR, Ohira Y, Hettiarachchi J *et al.* Elevation of hemoglobina and work tolerance in iron-deficient subjects. J Nutr Sci Vitaminol. 1981; 27(2):77-86.

Ehn L, Carlmark B, Hoglund S. Iron status in athletes involved in intense physical activity. Med Sci Sports Exerc. 1980; 12:61-4.

Fang AP, Li KJ, Shi HY *et al.* Habitual dietary calcium intakes and calcium metabolism in healthy adults Chinese: a systematic review and meta-analysis. Asia Pac J Clin Nutr. 2016; 25(4):776-84.

Fisberg RM, Marchioni D, de Castro MA. Ingestão inadequada de nutrientes na população de idosos do Brasil: Inquérito Nacional de Alimentação 2008-2009. Rev Saúde Pública. 2013; 47(1 Suppl):222S-30S.

Fraser WD. Bone and mineral metabolism. In: Rifai N, Horvath AR, Wittwer CT (eds). Tietz Textbook of Clinical Chemistry and Molecular Diagnostics. 6. ed. Missouri: Elsevier; 2017. p. 1422-91.

Frassetto LA, Morris RC Jr., Sebastian A. A practical approach to the balance between acid production and renal acid excretion in humans. J Nephrol. 2006; 19(Suppl 9):S33-40.

Frassetto LA, Morris RC Jr., Sebastian A. Dietary sodium chloride intake independently predicts the degree of hyperchloremic metabolic acidosis in healthy humans consuming a net acid-producing diet. Am J Physiol Renal Physiol. 2007; 293(2):F521-5.

Frassetto L, Morris RC Jr., Sellmeyer DE *et al.* Diet, evolution and aging--the pathophysiologic effects of the post-agricultural inversion of the potassium-to-sodium and base-to-chloride ratios in the human diet. Eur J Nutr. 2001; 40(5):200-13.

Frentsos JA, Baer JT. Increased energy and nutrient intake during training and competition improves elite triathletes' endurance performance. Int J Sport Nutr. 1997; 7(1):61-71.

Gomes MR, Rogero MM, Tirapegui J. Considerações sobre cromo, insulina e exercício físico. Rev Bras Med Esporte. 2005; 11(5):262-6.

Gomes MR, Tirapegui J. Relação de alguns suplementos nutricionais e o desempenho físico. ALAN. 2000;50(4).

Gropper SS, Smith JL, Carr TP. Advanced nutrition and human metabolism. 7. ed. Boston: Cengage Learning; 2017.

Hallmark MA, Reynolds TH, De Souza CA *et al.* Effects of chromium and resistive training on muscle strength and body composition. Med Sci Sports Exerc. 1996; 28(1): 139-44.

Heaney RP. Vitamin D and calcium interactions: functional outcomes. Am J Clin Nutr. 2008; 88(2):541S-4S.

Heaney RP, Dowell MS, Bierman J *et al.* Absorbability and cost effectiveness in calcium supplementation. J Am Coll Nutr. 2001; 20(3):239-46.

Hennigar SR, McClung JP, Pasiakos SM. Nutritional interventions and the IL-6 response to exercise. FASEB J. 2017; 31(9):3719-28.

Hermes CS, Nascimento DA, Medeiros ACQ *et al.* There is chronic latent magnesium deficiency in apparently healthy university students. Nutr Hosp. 2014; 30(1):200-4.

Hoshi A, Watanabe H, Chiba M *et al.* Seasonal variation of trace element loss to sweat during exercise in males. Environ Health Prev Med. 2002; 7:60-3.

Hua Y, Clark S, Ren J *et al.* Molecular mechanisms of chromium in alleviating insulin resistance. J Nutr Biochem. 2012; 23(4):313-9.

Institute of Medicine (US) Committee to Review Dietary Reference Intakes for Vitamin D and Calcium. In Ross AC, Taylor CL, Yaktine AL *et al.* (eds). Dietary Reference Intakes for Calcium and Vitamin D. Washington: National Academies Press; 2011.

Jones G. Metabolism and biomarkers of vitamin D. Scand J Clin Lab Invest. 2012; 243:7-13.

Jürgensen LP, Silva Daniel NV, Padovani RC *et al.* Assessment of the diet quality of team sports athletes. Rev Bras Cineantropom Desempenho Hum. 2015; 17(3):280-90.

King JC, Cousins RJ. Zinc. In: Ross AC, Caballero B, Cousins RJ *et al.* (eds). Modern nutrition in health and disease. 11. ed. Baltimore: Lippincott Williams & Wilkins; 2014. p. 189-205.

Kobla HV, Volpe SL. Chromium, exercise, and body composition. Crit Rev Food Sci Nutr. 2000; 40(4):291-308.

Kozlovsky AS, Moser PB, Reiser S *et al.* Effects of diets high in simple sugars on urinary chromium losses. Metabolism. 1986; 35(6):515-8.

Kreider RB, Wilborn CD, Taylor L *et al.* ISSN exercise & sport nutrition review: research & recommendations. J Int Soc Sports Nutr. 2010; 7:7.

Kynast-Gales SA, Massey LK. Effect of caffeine on circadian excretion of urinary calcium and magnesium. J Am Coll Nutr. 1994; 13(5):467-72.

Laires MJ, Monteiro C. Exercise, magnesium and immune function. Magnes Res. 2008; 21(2):92-6.

LaManca JJ, Haymes EM. Effects of iron repletion on $V_{O_2\,max}$, endurance, and blood lactate in women. Med Sci Sports Exerc. 1993; 25:1386-92.

Lau FC, Bagchi M, Sen CK *et al*. Nutrigenomic basis of beneficial effects of chromium(III) on obesity and diabetes. Mol Cell Biochem. 2008; 317(1-2):1-10.

Laurberg P. Iodine. In: Ross AC, Caballero B, Cousins RJ (eds). Modern Nutrition in Health and Disease. 11. ed. Baltimore: Lippincott Williams & Wilkins; 2014. p. 217-24.

Lefavi RG, Anderson RA, Keith RE *et al*. Efficacy of chromium supplementation in athletes: emphasis on anabolism. Int J Sport Nutr. 1992; 2(2):111-22.

Livolsi JM, Adams GM, Laguna PL. The effect of chromium picolinate on muscular strength and body composition in women athletes. J Strength Cond Res. 2001; 15(2):161-6.

Louzada ML, Martins AP, Canella DS *et al*. Impact of ultraprocessed foods on micronutrient content in the Brazilian diet. Rev Saúde Pública. 2015; 49:45.

Lukaski HC. Vitamin and mineral status: effects on physical performance. Nutrition. 2004; 20(7-8):632-44.

Maïmoun L, Sultan C. Effect of physical activity on calcium homeostasis and calciotropic hormones: a review. Calcif Tissue Int. 2009; 85(4):277-86.

McClung JP, Karl JP, Cable SJ *et al*. Randomized, double-blind, placebo controlled trial of iron supplementation in female soldiers during military training: Effects on iron status, physical performance, and mood. Am J Clin Nutr. 2009; 90(1):124-31.

Micheletti A, Rossi R, Rufini S. Zinc status in athletes: relation to diet and exercise. Sports Med. 2001; 31:577-82.

Munoz C, Rios E, Olivos J *et al*. Iron, copper and immunocompetence. Br J Nutr. 2007; 98(Suppl 1):S24-8.

Nielsen FH, Lukaski HC. Update on the relationship between magnesium and exercise. Magnes Res. 2006; 19(3):180-9.

Paiva AN, Lima JG, Medeiros AC *et al*. Beneficial effects of oral chromium picolinate supplementation on glycemic control in patients with type 2 diabetes: a randomized clinical study. J Trace Elem Med Biol. 2015; 32:66-72.

Peeling P, Dawson B, Goodman C *et al*. Athletic induced iron deficiency: new insights into the role of inflammation, cytokines and hormones. Eur J Appl Physiol. 2008; 103(4):381-91.

Peeling P, Dawson B, Goodman C *et al*. Cumulative effects of consecutive running sessions on hemolysis, inflammation and hepcidin activity. Eur J Appl Physiol. 2009; 106:51-9.

Peeling P, Sim M, Badenhorst CE *et al*. Iron status and the acute post-exercise hepcidin response in athletes. PloS ONE. 2014; 9(3):e93002.

Peng M, Yang X. Controlling diabetes by chromium complexes: The role of the ligands. J Inorg Biochm. 2015; 146:97-103.

Pereira AG, Muniz LB. Avaliação da suplementação de cromo em pacientes diabéticos tipo ii em um centro de saúde de Brasília – Distrito Federal. Revista. 2012; 1(1):25-31.

Petrović J, Stanić D, Dmitrašinović G *et al*. Magnesium supplementation diminishes peripheral blood lymphocyte dna oxidative damage in athletes and sedentary young man. Oxidative Medicine and Cellular Longevity. 2016; 2019643.

Płudowski P, Karczmarewicz E, Bayer M *et al*. Practical guidelines for the supplementation of vitamin D and the treatment of deficits in Central Europe – recommended vitamin D intakes in the general population and groups at risk of vitamin D deficiency. Endokrynol Pol. 2013; 64(4):319-27.

Reid SA, Speedy DB, Thompson JM *et al*. Study of hematological and biochemical parameters in runners completing a standard marathon. Clin J Sport Med. 2004; 14:344-53.

Reinwald S, Weaver CM, Kester JJ. The health benefits of calcium citrate malate: a review of the supporting science. Adv Food Nutr Res. 2008; 54:219-346.

Rodriguez NR, DiMarco NM, Langley S. American college of sports medicine position stand nutrition and athletic performance. Med Sci Sports Exerc. 2009; 41:709-31.

Roecker L, Meier-Buttermilch R, Brechtel L *et al*. Iron-regulatory protein hepcidin is increased in female athletes after a marathon. Eur J Appl Physiol. 2005; 95:569-71.

Rouault TA. The role of iron regulatory proteins in mammalian iron homeostasis and disease. Nat Chem Biol. 2006; 2:406-14.

Rude RK. Magnesium. In: Ross AC, Caballero B, Cousins RJ *et al* (eds). Modern Nutrition in Health and Disease. 11. ed. Baltimore: Lippincott Williams & Wilkins; 2014. p. 159-75.

Rylander R, Mégevand Y, Lasserre B *et al*. Moderate alcohol consumption and urinary excretion of magnesium and calcium. Scand J Clin Lab Invest. 2001; 61(5):401-5.

Rylander R, Remer T, Berkemeyer S *et al*. Acid-base status affects renal magnesium losses in healthy, elderly persons. J Nutr. 2006; 136(9):2374-7.

Sadri H, Larki NN, Kolahian S. Hypoglycemic and hypolipidemic effects of leucine, zinc, and chromium, alone and in combination, in rats with type 2 diabetes. Biol Trace Elem Res. 2017; 180(2):246-54.

Sampson HW. Alcohol's harmful effects on bone. Alcohol Health Res World. 1998; 22(3):190-4.

Schlemmer U, Frølich W, Prieto RM *et al*. Phytate in foods and significance for humans: food sources, intake, processing, bioavailability, protective role and analysis. Mol Nutr Food Res. 2009; 53(Suppl 2):S330-75.

Shapses SA. Calcium and phosphorous. In: Stipanuk MH, Caudill MA (eds). Biochemical, physiological and molecular aspects of human nutrition. 3. ed. Elsevier; 2012. p. 721-46.

Shills ME, Shike M, Ross AC *et al*. Modern nutrition in health and disease. 10. ed. Lippincott Williams & Wilkins; 2006.

Siegel AJ, Hennekens CH, Solomon HS *et al*. Exercise-related hematuria: findings in a group of marathon runners. JAMA. 1979; 241:391-2.

Sim M, Dawson B, Landers G *et al*. Iron regulation in athletes: exploring the menstrual cycle and effects of different exercise modalities on hepcidin production. Int J Sport Nutr Exerc Metab. 2014; 24(2):177-87.

Smyth PP, Duntas LH. Iodine uptake and loss-can frequent strenuous exercise induce iodine deficiency? Horm Metab Res. 2005; 37(9):555-8.

Spears JW, Lloyd KE, Krafka K. Chromium concentrations in ruminant feed ingredients. J Dairy Sci. 2017; 100(5):3584-90.

Spitzweg C, Heufelder AE, Morris JC. Thyroid iodine transport. Thyroid. 2000; 10(4): 321-30.

Staniek H, Krejpcio Z. The effects of supplementary Cr3 (chromium(iii) propionate complex) on the mineral status in healthy female rats. Biol Trace Elem Res. 2017; 180(1):90-9.

Stewart JG, Ahlquist DA, McGill DB *et al*. Gastrointestinal blood loss and anemia in runners. Ann Intern Med 1984; 100:843-5.

Suzuki M, Tamura T. Iodine intake of Japanese male university students: urinary iodine excretion of sedentary and physically active students and sweat iodine excretion during exercise. J Nutr Sci Vitaminol. 1985; 31(4):409-15.

Teixeira PDS, De Carli E, Colli C. Magnésio. In: Cominetti C, Rogero MM, Horst MA (eds). Genômica nutricional: dos fundamentos à nutrição molecular. São Paulo: Manole; 2017. p. 217-29.

Theil EC. Iron, ferritin, and nutrition. Annu Rev Nutr. 2004; 24:327-43.

Thomas DT, Erdman KA, Burke LM. Position of the Academy of Nutrition and Dietetics, Dietitians of Canada, and the American College of Sports Medicine: Nutrition and Athletic Performance. J Acad Nutr Diet. 2016; 116(3):501-28.

Tian H, Guo X, Wang X *et al.* Chromium picolinate supplementation for overweight or obese adults. Cochrane Database Syst Rev. 2013; (11):CD010063.

United States Department of Agriculture. USDA Food Composition Databases. Disponível em https://ndb.nal.usda.gov/ndb/. Acesso em 28 de Junho de 2017.

Vieth R. Why the minimum desirable serum 25-hydroxyvitamin D level should be 75 nmol/L (30 ng/ml). Best Pract Res Clin Endocrinol Metab. 2011; 25(4):681-91.

Vincent JB. The biochemistry of chromium. J Nutr. 2000; 130(4):715-8.

Volpe SL. Magnesium and the athlete. Curr Sports Med Rep. 2015; 14(4):279-83.

Vormann J. Magnesium. In: Stipanuk MH, Caudill MA (eds). Biochemical, physiological and molecular aspects of human nutrition. 3. ed. Elsevier; 2012. p. 747-58.

Walker LS, Bemben MG, Bemben DA *et al.* Chromium picolinate effects on body composition and muscular performance in wrestlers. Med Sci Sports Exerc. 1998; 30(12): 1730-7.

Weaver CM, Heaney RP. Calcium. In: Ross AC, Caballero B, Cousins RJ *et al* (eds). Modern Nutrition in Health and Disease. 11. ed. Baltimore: Lippincott Williams & Wilkins; 2014. p. 133-49.

Weiss AK, Hecht S. Council on sports medicine and fitness: the female athlete triad. Pediatrics. 2016; 138(2).

Witkowski M, Hubert J, Mazur A. Methods of assessment of magnesium status in humans: a systematic review. Magnes Res. 2011; 24(4):163-80.

Yin RV, Phung OJ. Effect of chromium supplementation on glycated hemoglobin and fasting plasma glucose in patients with diabetes mellitus. Nutr J. 2015; 14:14.

Zbigniew S. Role of iodine in metabolism. Recent Pat Endocr Metab Immune Drug Discov. 2017; 10(2):123-6.

# Capítulo 10

# Suplementos de Vitaminas

Thiago Onofre Freire, Aline Pereira Queiroz, Bruno Dias da Costa e Israel Adolfo Miranda Busto

## INTRODUÇÃO

Vitaminas são compostos orgânicos essenciais ao funcionamento adequado do corpo humano. São muito importantes na regulação do metabolismo pois atuam, direta ou indiretamente, como cofatores em diversas reações enzimáticas responsáveis pela produção de energia. Também são fundamentais no metabolismo dos macronutrientes, na proteção contra os radicais livres e na atividade do sistema imunológico. A ingestão adequada de vitaminas, pela alimentação ou suplementação, merece ser estudada para maximizar o desempenho esportivo e a saúde do corpo humano.

As vitaminas podem ser classificadas de acordo com seu grau de solubilidade, sendo hidrossolúveis as vitaminas C e do complexo B, e as lipossolúveis as vitaminas A, D, E e K. As vitaminas hidrossolúveis são absorvidas no intestino delgado pela ação de carreadores ou receptores presentes na borda em escova. Há ainda algumas peculiaridades, como é o caso da cianocobalamina (vitamina $B_{12}$), que necessita de uma glicoproteína secretada pelo estômago, o fator intrínseco, para ser absorvida. As vitaminas lipossolúveis são absorvidas juntamente com lipídios e requerem a presença da bile e do suco pancreático. São transportadas pelo sistema linfático por meio de quilomícrons e podem ser estocadas em diversos tecidos. A vitamina A é predominantemente armazenada no fígado enquanto as vitaminas D e E são estocadas nos tecidos adiposo e muscular.

## VITAMINAS HIDROSSOLÚVEIS

## Vitaminas do complexo B

As vitaminas do complexo B têm funções importantes no organismo, como produção de energia, síntese de hemoglobina, ativação do sistema imunológico e reparação do tecido muscular. Por isso, tiamina ($B_1$), riboflavina ($B_2$), niacina ($B_3$), ácido pantotênico ($B_5$), piridoxina ($B_6$), ácido fólico ($B_9$), e cobalamina ($B_{12}$) merecem destaque pela participação nos mecanismos fisiológicos que estão envolvidos no estresse ocasionado pelo exercício físico.

### ▶ $B_1$, $B_2$, $B_3$, $B_5$, $B_6$

A tiamina ($B_1$) é a que apresenta menor biodisponibilidade entre as vitaminas do complexo B devido à sua estrutura termolábil, hidrossolúvel e instável em pH alcalino. Desempenha importante função no metabolismo de carboidratos e gorduras por atuar como coenzima na piruvato desidrogenase, que converte piruvato a acetil-CoA, e na oxoglutarato desidrogenase, responsável pela formação de succinil-CoA no ciclo de Krebs. A tiamina também participa do metabolismo dos aminoácidos de cadeia ramificada (ACR), atuando na sua descarboxilação e catabolismo.

Considerando que o exercício físico aumenta a demanda das vias de produção de energia, a RDA deste nutriente foi definida primeiramente em função da necessidade calórica (0,12 mg/239 kcal). No entanto, em 1988 as *Dietary Reference Intake* (DRI; referência de ingestão diária) definiram a necessidade diária de tiamina em 1,2 mg para homens e 1,1 mg para mulheres dos 19 aos 50 anos, sem fazer diferenciação em função do gasto energético ou nível de exercício físico.

Apesar de não existirem muitos dados sobre a prevalência de deficiência de tiamina em atletas, algumas pesquisas sugerem que o risco de deficiência é muito baixo e estaria associado a dietas restritivas e a grupos de atletas que consomem dietas hipocalóricas em esportes ou competições que exijam muito controle do peso e/ou da aparência física. Porém, atletas que não fazem restrição calórica também podem apresentar deficiência de $B_1$ se escolherem alimentos pobres em nutrientes, como bebidas açucaradas, doces e outros alimentos industrializados.

A riboflavina ($B_2$) é necessária para síntese de importantes coenzimas envolvidas no metabolismo energético – a flavina mononucleotídio (FMN) e a flavina adenina dinucleotídio (FAD). Essas coenzimas são imprescindíveis para o metabolismo da glicose, dos ácidos graxos, do glicerol e dos aminoácidos, por participarem ativamente da cadeia de transporte de elétrons e da produção de adenosina trifosfato (ATP) através do metabolismo oxidativo.

A $B_2$ auxilia na metabolização de fármacos e compostos tóxicos através da ativação do citocromo P450, uma família de enzimas responsáveis pela oxidação, redução e peroxidação de substâncias endógenas e xenobióticas. A $B_2$

também pode atuar como antioxidante por participar da reação de regeneração da glutationa, de oxidada para reduzida, por meio da enzima glutationa redutase, e na xantina oxidase, cuja função é catalisar reações de oxidação das xantinas em ácido úrico. Além disso, a vitamina $B_2$ é necessária para a ativação de outras vitaminas do complexo B, como na conversão de piridoxina $(B_6)$ em seu composto ativo piridoxal-5-fosfato, e na conversão do ácido fólico em sua coenzima, a 5-metiltetra-hidrofolato.

A niacina, ou ácido nicotínico (vitamina $B_3$), é constituinte das coenzimas nicotinamida adenina dinucleotídio $(NAD^+)$ e nicotinamida adenina dinucleotídio fosfato (NADP). O $NAD^+$ está envolvido nas reações metabólicas de produção de energia. O NAD e o NADP atuam nas reações de oxirredução, como aceptores ou doadores de elétrons, sendo fundamentais para a manutenção do metabolismo aeróbio por meio da fosforilação oxidativa.

O ácido pantotênico (vitamina $B_5$) faz parte da coenzima A (CoA), necessária para diversas reações químicas do metabolismo energético que envolvem os lipídios, carboidratos e proteínas. A síntese de ácidos graxos, por exemplo, requer uma proteína carreadora de grupo acila dependente da vitamina $B_5$ na sua forma de 4-fosfopantotenato.

A piridoxina $(B_6)$ tem como função mais importante a sua participação no metabolismo de proteínas e aminoácidos. Sua forma biológica ativa é conhecida como piridoxal-5-fosfato (PLP). A PLP é cofator para diversas enzimas como transaminases, descarboxilases e outras enzimas envolvidas na transformação de aminoácidos em outros compostos nitrogenados. Durante o exercício físico, a via da gliconeogênese, que envolve a degradação de aminoácidos para produzir energia nos músculos, necessita ativamente do PLP como cofator para suas enzimas. Outra participação direta da $B_6$ nas vias energéticas é na quebra de glicogênio muscular. São necessárias concentrações adequadas de piridoxina para que a glicose seja liberada da molécula de glicogênio.

*Suplementação*

Apesar do amplo conhecimento da ação das vitaminas nas vias metabólicas, o número de estudos que investigam o efeito da suplementação desses nutrientes no desempenho esportivo é baixo e comumente com reduzido N amostral. Há carência de estudos de alto impacto sobre o assunto, o que dificulta a definição sobre a real necessidade e os benefícios associados à suplementação com vitaminas. De acordo com o último posicionamento oficial do American College of Sports Medicine (ACSM) e da Academy of Nutrition and Dietetics, Dietitians of Canada (DC) do ano de 2016, sobre suplementação de micronutrientes, não há qualquer indicação de suplementar vitaminas do complexo B, salvo em casos em que haja deficiência prévia comprovada. Essa deficiência pode ocorrer em atletas que fazem dietas restritivas, geralmente visando à perda de peso para competições. Até o presente momento, não há evidência científica de que a suplementação de vitaminas $B_1$, $B_2$, $B_3$, $B_5$ e $B_6$ possa beneficiar o desempenho esportivo.

### ▶ Ácido fólico e vitamina $B_{12}$

O ácido fólico (vitamina $B_9$), ou folato, atua como coenzima nas reações de transferência do grupo metil no metabolismo dos ácidos nucleicos e de aminoácidos. É necessário para a síntese de DNA e RNA (neste caso com auxílio da vitamina $B_{12}$) e para o catabolismo da histidina a ácido glutâmico, além da interconversão de serina em glicina e homocisteína em metionina. Desempenha, portanto, importante papel em tecidos que exigem elevada taxa de renovação celular como os leucócitos, as hemácias, os tecidos do sistema gastrintestinal e o útero.

Atletas e praticantes de exercício físico também necessitam de constante renovação tecidual, por isso, devem estar atentos em consumir quantidade suficiente dessas vitaminas.

A suplementação de ácido fólico por 4 semanas mostrou-se eficiente em melhorar a função vascular em corredoras amenorreicas. Nesse estudo foi verificada melhor dilatação da artéria braquial, mediada pelo fluxo sanguíneo, mesmo com o curto prazo de suplementação. Apesar dos resultados, esse estudo foi conduzido com baixo N amostral de apenas 10 mulheres.

A vitamina $B_{12}$, também denominada cobalamina, atua como cofator da metionina sintase (necessária à conversão da homocisteína) e da metilmalonil-CoA mutase, que converte L-metilmalonil-CoA em succinil-CoA, em uma reação de isomerização; este último, ao ser convertido em succinato, é capaz de produzir energia.

Uma população mais suscetível à deficiência de vitamina $B_{12}$ são os vegetarianos. De acordo com a posição da Academy of Nutrition and Dietetics – Vegetarian Diets, a deficiência de cobalamina causa sintomas como fadiga, formigamento nos dedos das mãos ou dos pés, má cognição e má digestão. A deficiência subclínica de $B_{12}$ resulta em concentrações elevadas de homocisteína, que se relacionam com aumento da incidência de acidente vascular encefálico, demência e prejuízo da saúde óssea.

Obersby *et al.* (2013), em sua revisão sistemática, identificaram resultados significativos de baixa concentração de vitamina $B_{12}$ e elevada concentração de homocisteína em indivíduos vegetarianos. A elevada concentração de homocisteína foi relacionada com maior risco de desenvolvimento de doenças cardiovasculares. Além disso, baixos níveis de ácido fólico e exercícios intensos também estão associados a aumento da homocisteína.

Pacientes com doença pulmonar obstrutiva crônica (DPOC) apresentam menor concentração sérica de vitamina $B_{12}$ e elevadas concentrações de homocisteína. Diante disso, Paulin *et al.* (2017) buscaram avaliar, nesse grupo populacional, os efeitos da suplementação de 500 mg de vitamina $B_{12}$, durante 8 semanas, em teste cicloergométrico. A suplementação elevou a concentração sérica de cobalamina e melhorou a captação de oxigênio.

### Relação entre ácido fólico, $B_{12}$ homocisteína e exercício

A homocisteína é um aminoácido sintetizado no fígado em resposta ao metabolismo da metionina. Há duas vias metabólicas para a conversão de homocisteína em metionina: a primeira, desmetilação, tem participação do metiltetra-hidrafolato (MTHF) como doador do grupamento metil em uma reação catalisada pela enzima metionina sintase (MS); e a segunda, também chamada de via alternativa, tem participação da betaína como doador do grupamento metil, em uma reação catalisada pela enzima betaína-homocisteína-S-metiltransferase (BHMT) (Figura 10.1).

A reação de desmetilação catalisada pela MTHF é dependente de folato e das vitaminas $B_6$ e $B_{12}$. Desse modo, a concentração de homocisteína pode ser regulada de acordo com as concentrações dessas vitaminas. Já a reação catalisada pela BHMT (2ª via) é dependente da concentração de betaína, que por sua vez, depende da concentração plasmática de colina, seu precursor direto.

A atividade física extenuante está relacionada com a diminuição plasmática de ácido fólico, podendo, consequentemente, contribuir para o aumento da concentração de homocisteína. A hiper-homocisteinemia está relacionada com perda óssea mais acelerada e maior risco de fratura devido a maior ação dos osteoclastos e disfunção mitocondrial. Contudo, na metanálise realizada por Ruan *et al.* (2015), a suplementação de vitaminas $B_6$, $B_{12}$ e ácido fólico não reduziu o risco de fraturas em pessoas com concentrações adequadas de homocisteína. Talvez essa suplementação apenas seja eficiente para minimizar a fratura óssea em pessoas com concentrações mais elevadas de homocisteína.

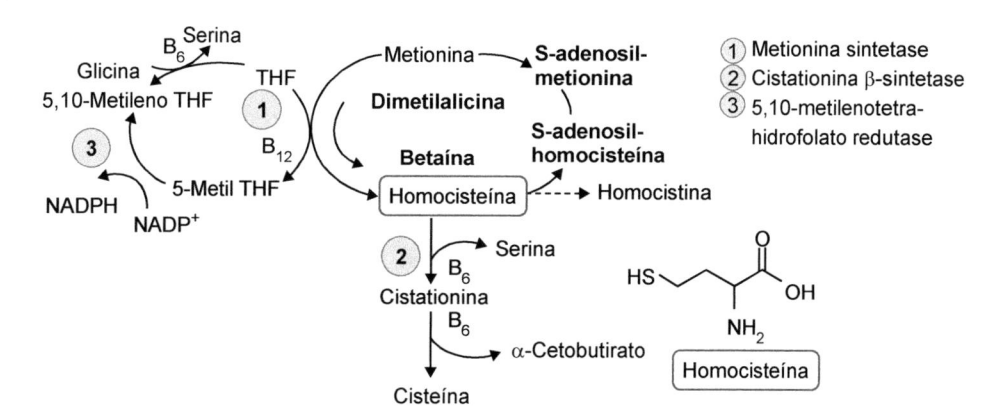

**Figura 10.1** Homocisteína e risco cardiometabólico. (Adaptada de Vannucchi e Melo, 2009.)

Os estudos atuais indicam que o aumento da homocisteína é um fator de risco para doenças cardiovasculares. Em humanos, concentrações maiores que 14,3 $\mu$mol/$\ell$ estão associadas a taxas de 54 e 52% para mortalidade por todas as causas e por doença cardiovascular, respectivamente. A justificativa para essa relação é que a hiper-homocisteinemia reduz a disponibilidade de óxido nítrico, aumenta a disfunção endotelial e promove o acúmulo de componentes tóxicos derivados da homocisteína, causando assim, maior propensão a eventos trombóticos. Diante disso, Deminice *et al.* (2016) avaliaram os efeitos do exercício agudo e do treinamento físico e a relação com a concentração de homocisteína em uma revisão sistemática. Os resultados demonstraram que o treinamento de resistência reduziu a concentração plasmática de homocisteína em 1,53 $\mu$mol/$\ell$ ($p = 0,02$), o que não foi verificado com o treinamento aeróbio. Observou-se também que todo exercício agudo, independente da intensidade, aumenta transitoriamente esse componente no plasma. No entanto, esse aumento não significa fator de risco para evento cardiovascular, uma vez que é transitório e reflete um efeito adaptativo. Após o exercício competitivo intenso, os valores de homocisteína aumentam mais em atletas com menor volume de treinamento (9,1 horas de treinamento/semana) do que aqueles com maior volume (14,9 horas de treinamento/semana), demonstrando, assim, uma relação de adaptação em relação ao treino.

A suposta explicação para a hiper-homocisteinemia após os exercícios refere-se ao aumento do *turnover* proteico e do catabolismo muscular, que interferem na concentração de aminoácidos livres no plasma, e, consequentemente, na formação da homocisteína. Esse aumento, por sua vez, demanda mais vitamina B$_6$ e ácido fólico, necessários para o catabolismo e a remoção da homocisteína, respectivamente.

O estudo experimental de Alomari *et al.* (2016) analisou o efeito da atividade física e das concentrações de ácido fólico e vitamina B$_{12}$ em adultos e idosos. Verificou-se nos adultos uma relação importante entre a concentração das vitaminas e a de homocisteína, dado não observado nos idosos.

Molina-Lopez *et al.* (2013) suplementaram 14 jogadores profissionais de *handball* com 200 $\mu$g/dia ácido fólico por 2 meses e, na sequência, esses ficaram 2 meses sem usar suplementos. Os resultados bioquímicos demonstraram que, apesar de não haver alteração significativa na concentração de ácido fólico, o aumento da concentração de homocisteína associado ao exercício foi mais acentuado no período sem a suplementação e com exercícios mais intensos. Os autores admitiram como hipótese que a suplementação com ácido fólico poderia prevenir a elevação da homocisteína durante temporadas de competição.

Dessa forma, apesar de existirem evidências dos benefícios da suplementação de B$_6$, B$_{12}$ e ácido fólico sobre as concentrações de homocisteína, ainda não há consenso de que essa suplementação possa melhorar o desempenho esportivo ou minimizar a produção de homocisteína. A literatura deixa claro que a deficiência dessas vitaminas pode ser prejudicial e que há a necessidade de se ingerirem quantidades adequadas, sem que haja a necessidade de suplementação.

## ▶ Colina

A colina é um micronutriente essencial encontrado em alimentos como gema de ovo, frango, carne de porco, espinafre, leite e batatas. No organismo, a colina pode ser encontrada na forma livre ou conjugada, no plasma ou no meio intracelular, e sua ação vai desde a participação como elemento estrutural (fosfatidilcolina presente na membrana celular) até sua capacidade de intervenção no funcionamento celular por neurotransmissores como a acetilcolina. Concentrações plasmáticas baixas de colina estão relacionadas com produção reduzida de acetilcolina, e isso, teoricamente, poderia prejudicar o desempenho esportivo (contração muscular) devido à falha de comunicação entre o neurônio motor e a junção neuromuscular.

A deficiência de colina também pode contribuir para que haja maior fragilidade da membrana celular, uma vez que o organismo é forçado a recorrer aos "estoques" de colina (fosfatidilcolina), comprometendo, assim, a integridade da membrana. Na falta de fosfatidilcolina, a membrana celular tende a ficar mais rígida e diminuir sua capacidade de suportar o estresse do exercício, aumentando o risco de lesões. A elevação plasmática da enzima creatinofosfoquinase (CPK), marcador de lesão muscular, por exemplo, pode ser um indicativo de deficiência de colina.

Apesar de a deficiência de colina levar a prejuízos no desempenho físico, concentrações aumentadas de colina por meio de suplementação não parecem exercer efeito ergogênico. Os estudos que avaliaram a elevação da concentração sanguínea de colina antes de uma série de exercícios não encontraram resultados significativos no aumento do rendimento, tampouco na função cognitiva.

Por isso, apesar de toda sua importância, a suplementação de colina no intuito de ultrapassar as concentrações plasmáticas fisiológicas não oferece, até a presente data, evidências científicas para aumento do desempenho.

## Vitamina C

O ácido ascórbico (vitamina C) apresenta diversas funções no organismo, dentre elas aumentar a resistência a infecções; combater o escorbuto; atuar como cofator na hidroxilação de prolinas necessárias à síntese de colágeno, elastina, proteoglicanos e matriz óssea; além de auxiliar no processo redox, aumentando a absorção do ferro. Junto com o mineral ferro, a vitamina C participa da síntese de carnitina e do metabolismo do colesterol a ácidos graxos. Além disso, atua em conjunto com a vitamina E, exercendo sua função de antioxidante em compostos como proteína, lipídios, carboidratos e ácidos nucleicos, evitando possíveis danos provocados pelo estresse oxidativo.

A vitamina C atua como antioxidante não enzimático por meio do ascorbato, neutralizando radicais livres, com maior efeito no plasma, por ser hidrossolúvel. Ela pode atuar também como regenerador da vitamina E, antioxidante com maior ação nas membranas celulares por ser lipossolúvel. O tocoferol (vitamina E), ao neutralizar um radical livre, se converte a tocoferila, que pode ser regenerado por betacaroteno ou pelo ácido ascórbico. Nessa reação de regeneração, a vitamina C transformada em radical ascorbila pode ser regenerada pela ação da glutationa peroxidase.

Devido à sua estrutura hidrossolúvel, grande parte do excesso de vitamina C pode ser eliminada; entretanto, já foi documentado que doses próximas a UL (2 g) podem causar distúrbios gastrintestinais e diarreia. Além disso, o excesso de vitamina C, em indivíduos com problemas renais, aumenta a excreção urinária de oxalato e, consequentemente, eventual formação de cálculos renais, não sendo recomendada a suplementação para esses indivíduos.

Em revisão sistemática sobre os efeitos da suplementação de vitamina C e sua relação com o exercício físico, Braakhuis (2012) cita que a vitamina C é capaz de reduzir o estresse oxidativo quando ingerida em doses de 200 a 1.000 mg/dia. Mesmo que ingerida a curto prazo, entre 1 e 2 semanas, pode beneficiar atletas em períodos de maior estresse. Entretanto, o autor também afirma que doses maiores que 1.000 mg podem prejudicar as adaptações induzidas pelo treinamento, reduzindo a biogênese mitocondrial e promovendo alterações da função vascular. Sugere-se que doses pequenas de vitamina C sejam consumidas pela ingestão de cinco porções de frutas e vegetais por dia, quantidade considerada segura para reduzir o estresse oxidativo sem que haja prejuízos às adaptações fisiológicas induzidas pelo treinamento.

Diante disso, Popovic *et al.* (2015) avaliaram a suplementação de 2.000 mg em indivíduos treinados e não treinados por 14 dias. A vitamina C atuou como antioxidante, uma vez que se constatou aumento nas concentrações plasmáticas de sua forma oxidada, o ácido desidroascórbico, assim como houve redução de marcadores de estresse oxidativo, como o malondialdeído sérico. A atividade mieloperoxidase se manteve estável no pré e no pós-exercício em ambos os grupos, indicando que a suplementação de vitamina C não foi capaz de modular a ação da resposta inflamatória dos neutrófilos.

Em suma, a recomendação é que a ingestão de vitamina C ocorra por alimentação rica e diversificada em frutas e verduras. Suplementar, especialmente em doses acima de 1.000 mg, pode trazer efeitos negativos relacionados com adaptações ao treinamento. Alguns autores argumentam que, em períodos de competição, é possível se beneficiar da suplementação de vitamina C com doses inferiores a 2.000 mg, mas isso está longe de ser um consenso.

## VITAMINAS LIPOSSOLÚVEIS

## Vitamina E

O tocoferol (vitamina E), na sua forma de alfatocoferol, atua como antioxidante não enzimático, prevenindo reações de peroxidação lipídica principalmente em ambientes lipofílicos, como nas membranas celulares e lipoproteínas de baixa densidade (LDL-colesterol). Essa vitamina está presente em alimentos de origem vegetal como óleos, folhosos verde-escuros, oleaginosas e germe de trigo, mas também pode ser encontrada em alimentos de origem animal como ovo, fígado, óleo de peixe e produtos lácteos.

### ▶ Antioxidantes e exercício físico

As espécies reativas de oxigênio (ERO) são responsáveis pelo estresse oxidativo e desempenham papel importante no exercício, causando danos às fibras musculares. Isso induz um processo adaptativo que eleva a ação do sistema de defesa do organismo, exigindo mais das reservas corporais de antioxidantes. Quando há baixa disponibilidade de nutrientes com essa característica, o estresse oxidativo pode aumentar e provocar danos às células, incluindo peroxidação das moléculas de DNA e de proteínas.

Nos últimos anos, mesmo sem a devida comprovação científica, a procura por suplementos antioxidantes vem crescendo bastante. Os benefícios alegados envolvem diminuição dos danos celulares, prevenção e/ou redução do estresse oxidativo, melhora do rendimento esportivo e aumento da expectativa de vida. Como já mencionado, o uso de nutrientes antioxidantes poderia atenuar os efeitos associados ao treinamento, uma vez que minimizaria os danos e, consequentemente, a adaptação advinda do treinamento.

Na metanálise publicada por Stepanyan *et al.* (2014), com o objetivo de investigar os efeitos da suplementação de vitamina E no desempenho físico e estresse oxidativo, apenas um dos artigos revisados foi capaz de mostrar redução significativa da peroxidação lipídica. Há uma alta heterogeneidade entre as metodologias dos estudos, dificultando a consistência dos dados e resultados. Desse modo, os autores concluíram que a suplementação do tocoferol não foi eficaz na proteção contra peroxidação lipídica induzida pelo exercício. Os autores ainda especularam sobre possíveis efeitos pró-oxidantes em razão da suplementação com esse nutriente.

Muitas vezes a suplementação de antioxidantes é feita com mais de uma vitamina ou nutriente antioxidante. No estudo realizado por Taghiyar *et al.* (2013), foram analisados os efeitos da suplementação de vitaminas E (400 UI/dia) e C (250 mg/dia) em mulheres treinadas durante 4 semanas. Eles identificaram que a suplementação dessas vitaminas reduziu os marcadores de lesão muscular avaliados por meio da creatinoquinase (CK) e da lactato desidrogenase (LDH). Teoricamente, as vitaminas C e E protegeriam a célula muscular, evitando a peroxidação lipídica e a lesão celular, de maneira mais eficaz.

A mesma investigação foi realizada por He *et al.* (2015) sobre os efeitos da suplementação de 1.000 mg de vitamina C e 400 UI de vitamina E diariamente durante 2 semanas em homens adultos treinados. Foram analisados marcadores de danos musculares (atividade de CK), de capacidade antioxidante (capacidade de absorção do radical de oxigênio [ORAC]) e classificações subjetivas de dor muscular (dor muscular de início tardio [DOMS]). Os marcadores sofreram significativa modificação entre o início e o final da avaliação, porém sem diferença significativa entre os grupos. O único resultado significativo foi a diminuição da DOMS do quadríceps para o grupo suplementado em comparação com o placebo ($p < 0,05$). Com base nesses resultados, os autores concluíram que a suplementação foi capaz de aumentar o potencial antioxidante e reduzir lesão muscular neste grupo estudado. Durante a discussão do seu trabalho, os autores reforçaram que a suplementação de antioxidantes pode ser capaz de alterar a resposta natural de adaptação ao exercício.

Esse mesmo tema foi analisado por Paulsen *et al.* (2014) quando investigaram os efeitos da suplementação de 1.000 mg de vitamina C e 235 mg de vitamina E por dia, em 32 indivíduos treinados, durante 10 semanas. Os resultados identificaram redução de força no grupo suplementado, mas sem efeito sobre a hipertrofia muscular. Dessa forma, os autores concluíram que indivíduos jovens e saudáveis que se exercitam para melhorar a força e o crescimento muscular devem evitar consumir altas dosagens de vitaminas C e E perto das sessões de exercício.

A asma crônica ou a broncoconstrição induzida pelo exercício (BIE) são situações clínicas caracterizadas por sibilos e falta de ar associados ao processo de inflamação das vias respiratórias. Recente revisão sistemática buscou avaliar os efeitos da suplementação de vitaminas C e E em adultos e crianças com esses diagnósticos. A ingestão de vitamina E esteve associada à redução da concentração de imunoglobulina E, sugerindo suposto efeito protetor dessa vitamina para a asma. Contudo, poucos estudos foram identificados e todos com baixo N amostral, não sendo possível obter informações suficientemente seguras entre suplementação de vitamina C e E e os sintomas de asma ou BIE.

Um estudo duplo-cego, randomizado e *crossover*, realizado por Chenoweth *et al.* (2015), avaliou o efeito da suplementação de antioxidantes (15.000 UI de betacaroteno; 500 mg de vitamina C; 400 UI de vitamina E; 7,5 mg de zinco; 50 mg de selênio; 1 mg de cobre e 2,5 mg de manganês) na função pulmonar de indivíduos com baixa ingestão de frutas e vegetais. Após 4 semanas, a suplementação foi eficiente na elevação das concentrações plasmáticas de antioxidantes e na redução da frequência respiratória, após 20 minutos de exercício. Apesar disso, não foi verificado efeito significativo na percepção do esforço.

Estresse oxidativo induzido pelo exercício, efeitos moduladores do exercício e suplementação do sistema antioxidante endógeno foram discutidos por Yavari *et al.* (2015) em uma revisão. Conclui-se que a melhor recomendação sobre antioxidantes para atletas e praticantes de atividade física é uma dieta equilibrada rica em antioxidantes naturais e fitoquímicos, obtidos pelo consumo regular de várias frutas e legumes, grãos integrais, feijão, brotos e sementes. Citaram ainda que não há dados suficientes para apoiar que os suplementos antioxidantes sejam capazes de evitar danos provenientes do exercício físico extenuante.

Ainda em relação à suplementação, o ACSM e a DC estabeleceram, em 2016, que o atleta bem treinado pode ter um sistema antioxidante endógeno mais desenvolvido do que um indivíduo menos ativo. Reforçaram que há pouca evidência de que os suplementos antioxidantes aumentem o desempenho atlético e a interpretação dos dados existentes é confundida por questões de desenho do estudo. Apenas atletas que restringem seu consumo energético, seguem uma dieta de longo perído com baixo teor de gordura e limitada ingestão de frutas, legumes e grãos integrais, apresentam risco de deficiência de nutrientes antioxidantes. Além disso, deve-se manter a atenção às dosagens recomendadas dos nutrientes, uma vez que doses elevadas podem agir como agentes pró-oxidantes.

## Vitamina D

A vitamina D atua em diversas funções no organismo, apesar de se destacar por sua ação no metabolismo do cálcio, no crescimento, na contratilidade muscular e na saúde óssea. Sua análise sérica deve ser medida pela 25-hidroxivitamina D (25[OH]D), e não da sua forma ativa, a 1,25-vitamina D, uma vez que aquela reflete melhor os estoques corpóreos. Em geral, a unidade de medida é expressa em ng/mℓ, mas, como alguns estudos usam nmol/ℓ, é importante informar que na taxa de conversão 1 ng/mℓ equivale a 2,496 nmol/ℓ. A deficiência dessa vitamina é definida por valores séricos de (25[OH]D) abaixo de 20 ng/mℓ, enquanto valores considerados adequados variam de 30 a 100 ng/mℓ (considera-se insuficiência dessa vitamina valores entre 21 e 29 ng/mℓ).

A deficiência de vitamina D está associada a problemas aparentemente simples como fraqueza e alterações de marcha, mas tem sido relacionada a outras doenças multifatoriais, como dor difusa, fraturas, inflamação, demência, câncer, doenças infecciosas, cardiovasculares e aumentos na taxa de mortalidade.

Poucos alimentos contêm naturalmente as vitaminas $D_2$ ou $D_3$, formas pré-ativa e ativa, respectivamente, da vitamina D, sendo sua principal fonte a conversão de 7-desidrocolesterol na pele pela ação da radiação ultravioleta. No entanto, considerando o bloqueio que as roupas e os protetores solares exercem sobre a ação dessa radiação, uma alta prevalência de deficiência de vitamina D vem sendo identificada. Em idosos, essa deficiência é ainda maior por conta da menor capacidade de síntese da vitamina D pela pele, além da menor absorção intestinal e ativação renal, de inativa em ativa, desse micronutriente. Mesmo nos idosos que ingerem vitamina D sintética ainda há a possibilidade de menor ação por conta da redução da expressão de receptores de vitamina D nos tecidos periféricos.

Os estudos mais recentes sobre o uso da suplementação de vitamina D apresentam como resultado melhora na força e equilíbrio em adultos, idosos e atletas. Em jovens e adultos com sobrepeso ou obesidade, a suplementação foi eficiente na melhora do desempenho esportivo. De maneira geral, os estudos demonstraram benefícios quando os valores pré-intervenção de vitamina D estão insuficientes.

Nos estudos analisados, a dosagem de suplementação variou entre 800 e 4.000 UI por dia ou 60.000 UI por semana, durante aproximadamente 4 semanas. Mas evidências recentes reforçam que é preferível suplementar baixas doses diariamente do que doses elevadas de uma única vez.

Segundo o posicionamento oficial do ACSM de 2016, que pode ser estendido à população geral, os atletas devem ser orientados para estratégias que envolvam o consumo dietético e a exposição solar suficientes para que se mantenham as concentrações séricas de vitamina D (25-hidroxivitamina D) em valores adequados, ou seja, entre 30 e 100 ng/m$\ell$.

## Vitamina A

São componentes que representam a vitamina A os retinoides de origem animal e os carotenoides denominados provitamina A. Essa vitamina tem papel essencial na regulação do sistema imunológico, pois estimula a diferenciação de leucócitos. É necessária para o funcionamento normal do sistema visual e o crescimento, a diferenciação e a manutenção da integridade celular epitelial. Além disso, facilita a incorporação do ferro na hemoglobina, o que oferece benefícios, quando suplementados em conjunto, no processo de recuperação da anemia ferropriva.

O betacaroteno, precursor da vitamina A, é um potente antioxidante com ação protetora contra doenças cardiovasculares. A oxidação do LDL-colesterol é fator crucial para o desenvolvimento da aterosclerose, e o betacaroteno, em conjunto com os demais componentes enzimáticos e não enzimáticos do organismo, atua inibindo o processo de oxidação da lipoproteína.

As fontes alimentares de carotenoides são abóbora, cenoura, manga, bata-doce, espinafre, mostarda, couve, entre outros. Entretanto, o buriti (*Mauritia vinifera*) e o dendê (*Elaeis guineensis*), que são frutos de palmeiras, se destacam como as fontes mais ricas de provitamina A encontradas no Brasil.

Um estudo experimental realizado por Patlar *et al.* (2016) identificou que a suplementação com 300 mg de vitamina A (retinol) durante 4 semanas foi eficaz na redução das concentrações de óxido nítrico em homens saudáveis que realizaram exercício extenuante 1 vez/semana. Apesar disso, não verificaram alterações em marcadores como o malondialdeído, a glutationa peroxidase, a catalase e a superóxido dismutase. Com isso, os autores concluíram que suplementação de vitamina A em doses fisiológicas tem um efeito limitado na peroxidação lipídica causada pelo exercício extenuante.

Há poucos relatos sobre a influência da suplementação desta vitamina e o desempenho esportivo. Contudo, considera-se necessária a conservação das quantidades mínimas recomendadas para manutenção do metabolismo corporal, que podem ser alcançadas com uma alimentação suficientemente equilibrada.

## Vitamina K

A vitamina K pode ser apresentada na forma de filoquinona ou menaquinonas. A filoquinona, também chamada de vitamina $K_1$, é encontrada em hortaliças e óleos vegetais, sendo a fonte predominante dessa vitamina. A forma de menaquinonas, vitamina $K_2$, é sintetizada endogenamente por bactérias intestinais. Devido à sua estrutura lipossolúvel, é absorvida no intestino delgado, incorporada aos quilomícrons e transportada pelas vias linfáticas; requer bile e suco pancreático para máximo aproveitamento.

A vitamina K é cofator para a reação de carboxilação do ácido glutâmico em ácido gamacarboxiglutâmico (GLA) que, por sua vez, é necessário para a ligação de íons cálcio requeridos na ativação de fatores de coagulação como protrombina e fatores VII, IX e X na cascata de coagulação sanguínea. Esta vitamina também é essencial para o metabolismo ósseo pela sua ação no metabolismo da proteína GLA do osso, a osteocalcina, importante marcador biológico da atividade osteoblástica.

A deficiência dessa vitamina pode aumentar o risco de hemorragias, por dificultar a atividade da cascata de coagulação, e o de fraturas, por provocar descarboxilação parcial ou total da osteocalcina, quando esta fica em maior concentração na corrente sanguínea. Além disso, megadoses de vitaminas lipossolúveis A e E atuam como antagonistas da vitamina K.

### ▶ Vitamina K e varfarina

A reação em que o glutamato é carboxilado, gerando o ácido gamacarboxiglutâmico, é dependente da oxidação da vitamina K. A estrutura da vitamina K oxidada é restaurada pela ação de enzimas como a epoxirredutase ou a quinona redutase de vitamina K; entretanto, medicamentos como varfarina inibem o efeito dessas enzimas, mantendo a vitamina K na sua forma oxidada inativa.

Por esse motivo, existe uma preocupação com aqueles que necessitam da varfarina e o efeito da interação deste medicamento com o consumo concomitante de vitamina K, já que os mesmos apresentam efeitos antagonistas. Devido à sua ação na cascata de coagulação, é possível que a ingestão dietética de vitamina K neutralize o efeito anticoagulante da varfarina; por outro lado, alguns autores relatam que dosagens mínimas de suplementação de vitamina K podem ser benéficas.

A revisão de Mahtani *et al.* (2014) teve como objetivo avaliar os efeitos da suplementação de doses baixas de vitamina K oral e o controle anticoagulante da varfarina. Este trabalho mostra que os resultados existentes na literatura são inconsistentes, tendo um dos estudos apresentado melhora no controle da coagulação com 150 mcg por dia. Não houve relatos de efeitos adversos como tromboembolismo, hemorragia ou morte, porém, os autores concluíram que estudos mais amplos e de maior qualidade são necessários para avaliar se a adição de vitamina K à varfarina melhora o controle da anticoagulação.

Diante disso, Violi *et al.* (2016) buscaram resumir na sua revisão sistemática a possível interação da ingestão de vitamina K e mudanças na medida de anticoagulação. Foi identificada grande heterogeneidade entre os estudos com diferentes populações, intervenções e medidas para os resultados, o que resultou em alguns estudos apresentando uma correlação negativa entre a ingestão de vitamina K e a estabilidade da coagulação, enquanto outros sugeriram que uma quantidade mínima de vitamina K diária é necessária para manter anticoagulação adequada. Com isso, os autores concluíram que a restrição da ingestão dietética de vitamina K pode não ser necessária para iniciação da terapia com anticoagulantes, considerando como recomendado que se evitem grandes alterações na ingestão de vitamina.

### ▶ Vitamina K e exercício

Não foram encontrados estudos recentes que relacionassem a suplementação de vitamina K com desempenho esportivo. Contudo, devido à sua participação na cascata de coagulação e na constituição óssea, recomenda-se a manutenção de dosagens mínimas diárias.

## CONDIÇÕES ESPECIAIS

### Atleta vegetariano

O posicionamento do ACSM admite que a dieta vegetariana em atletas, dependendo de sua composição e seu grau de restrição, pode aumentar o risco de baixa ingestão de energia, proteína, gordura, creatina, carnosina, ácidos graxos ômega-3 e micronutrientes essenciais como ferro, cálcio, riboflavina, zinco e vitamina $B_{12}$. Outro fator importante é a escassez de pesquisas que avaliem o impacto do vegetarianismo, a longo prazo, no desempenho esportivo.

A vitamina $B_{12}$ é consumida principalmente por meio alimentos de origem animal, por isso, dietas veganas propiciam maior risco de deficiência dessa vitamina. Fontes vegetais como *nori*, espirulina e alga *chlorella* não podem ser consideradas adequadas devido à baixa biodisponibilidade de $B_{12}$. Desse modo, os vegetarianos e, principalmente, os veganos precisam consumir regularmente fontes confiáveis de vitamina $B_{12}$ em alimentos enriquecidos ou por meio de suplementos.

A dieta vegetariana pode proporcionar benefícios à saúde, em prevenção e tratamento de doenças crônicas. Esses benefícios estão associados ao consumo reduzido de gordura saturada, menor concentração de colesterol total sérico e menor prevalência de obesidade e pressão arterial. No entanto, apesar dos benefícios associados ao padrão alimentar vegetariano, Obersby *et al.* (2013) sugeriram, em uma revisão sistemática, que a dieta vegetariana, deficiente em vitamina $B_{12}$, poderia se relacionar com alta concentração plasmática de homocisteína e maior risco cardiovascular.

O processo de absorção da $B_{12}$ pelo alimento é dependente do fator intrínseco e é saturável, por isso, requer um período de 4 a 6 horas para promover absorção completa. Por isso, o consumo dessa vitamina deve ser fracionado em pelos menos duas refeições ao dia com intervalo superior a 6 horas, de forma a propiciar melhor absorção de $B_{12}$.

De acordo com o posicionamento da Academy of Nutrition and Dietetics (*apud* Melina *et al.*, 2016), o padrão alimentar vegetariano, incluindo a estratégia vegana, é saudável e nutricionalmente adequado a diferentes momentos da vida, incluindo gravidez, lactação, infância, adolescência e velhice, e a atletas. No entanto, destaca que há a necessidade de atenção especial aos nutrientes como ferro, zinco, cálcio, ômega-3, vitaminas $B_{12}$ e D, sendo necessárias, em alguns casos, a suplementação e a orientação para consumo de alimentos fortificados.

## CONCLUSÃO

As vitaminas exercem amplo papel no metabolismo dos seres humanos e são cruciais para o processo de obtenção de energia a partir dos macronutrientes. É possível que uma dieta variada e adequada, em termos calóricos, seja suficiente para suprir os requerimentos das vitaminas essenciais para manutenção da saúde e adaptações ao treinamento físico. No entanto, casos de restrição alimentar, treinos em altas latitudes ou em locais fechados, pouca possibilidade de variar os alimentos e escolhas individuais, como a adesão ao vegetarianismo, podem gerar circunstâncias em que a suplementação de vitaminas ou o uso de alimentos fortificados sejam recomendados.

As DRIs de vitaminas em diferentes estágios e/ou momentos de vida podem ser vistas na Tabela 10.1.

**Tabela 10.1** Referências de ingestão diária (DRIs) de vitaminas.

| Nutriente/função | Estágio e/ou momento de vida | RDA/AI (mg/dia) | UL (mg/dia) | Fontes alimentares | Observações |
|---|---|---|---|---|---|
| **Tiamina (B₁)** Coenzima no metabolismo de carboidratos e aminoácidos de cadeia ramificada | **Bebês** | | | Produtos enriquecidos, fortificados ou de grãos inteiros; Pão e produtos de pão, alimentos misturados cujos principais ingredientes são grãos e cereais | As pessoas que podem ter necessidades aumentadas de tiamina incluem aquelas que estão sendo tratadas com hemodiálise ou diálise peritoneal, ou indivíduos com síndrome de má absorção |
| | 0 a 6 meses | 0,2* | ND | | |
| | 7 a 12 meses | 0,3* | ND | | |
| | **Crianças** | | | | |
| | 1 a 3 anos | 0,5 | ND | | |
| | 4 a 8 anos | 0,6 | ND | | |
| | **Homens** | | | | |
| | 9 a 13 anos | 0,9 | ND | | |
| | 14 a 18 anos | 1,2 | ND | | |
| | 19 a 30 anos | 1,2 | ND | | |
| | 31 a 50 anos | 1,2 | ND | | |
| | 50 a 70 anos | 1,2 | ND | | |
| | > 70 anos | 1,2 | ND | | |
| | **Mulheres** | | | | |
| | 9 a 13 anos | 0,9 | ND | | |
| | 14 a 18 anos | 1,0 | ND | | |
| | 19 a 30 anos | 1,1 | ND | | |
| | 31 a 50 anos | 1,1 | ND | | |
| | 50 a 70 anos | 1,1 | ND | | |
| | > 70 anos | 1,1 | ND | | |
| | **Gestação** | | | | |
| | ≤ 18 anos | 1,4 | ND | | |
| | 19 a 30 anos | 1,4 | ND | | |
| | 31 a 50 anos | 1,4 | ND | | |
| | **Lactação** | | | | |
| | ≤ 18 anos | 1,4 | ND | | |
| | 19 a 30 anos | 1,4 | ND | | |
| | 31 a 50 anos | 1,4 | ND | | |
| **Riboflavina (B₂)** Coenzima em numerosas reações redox | **Bebês** | | | Vísceras, leite, produtos de pão e cereais fortificados | |
| | 0 a 6 meses | 0,3* | ND | | |
| | 7 a 12 meses | 0,4* | ND | | |
| | **Crianças** | | | | |
| | 1 a 3 anos | 0,5 | ND | | |
| | 4 a 8 anos | 0,6 | ND | | |
| | **Homens** | | | | |
| | 9 a 13 anos | 0,9 | ND | | |
| | 14 a 18 anos | 1,3 | ND | | |
| | 19 a 30 anos | 1,3 | ND | | |
| | 31 a 50 anos | 1,3 | ND | | |
| | 50 a 70 anos | 1,3 | ND | | |
| | > 70 anos | 1,3 | ND | | |

**Tabela 10.1** Referências de ingestão diária (DRIs) de vitaminas. (*Continuação*)

| Nutriente/função | Estágio e/ou momento de vida | RDA/AI (mg/dia) | UL (mg/dia) | Fontes alimentares | Observações |
|---|---|---|---|---|---|
| | **Mulheres** | | | | |
| | 9 a 13 anos | 0,9 | ND | | |
| | 14 a 18 anos | 1,0 | ND | | |
| | 19 a 30 anos | 1,1 | ND | | |
| | 31 a 50 anos | 1,1 | ND | | |
| | 50 a 70 anos | 1,1 | ND | | |
| | > 70 anos | 1,1 | ND | | |
| | **Gestação** | | | | |
| | ≤ 18 anos | 1,4 | ND | | |
| | 19 a 30 anos | 1,4 | ND | | |
| | 31 a 50 anos | 1,4 | ND | | |
| | **Lactação** | | | | |
| | ≤ 18 anos | 1,6 | ND | | |
| | 19 a 30 anos | 1,6 | ND | | |
| | 31 a 50 anos | 1,6 | ND | | |
| **Niacina** Coenzima ou cossubstrato em muitas reações biológicas de redução e oxidação assim requeridas para o metabolismo energético | **Bebês** | | | Carne, peixe, aves de criação doméstica, pães e produtos à base de cereais inteiros e enriquecidos, cereais fortificados | Dado como equivalentes de niacina (NE). 1 mg de niacina = 60 mg de triptofano |
| | 0 a 6 meses | 2* | ND | | |
| | 7 a 12 meses | 4* | ND | | |
| | **Crianças** | | | | |
| | 1 a 3 anos | 6 | 10 | | |
| | 4 a 8 anos | 8 | 15 | | |
| | **Homens** | | | | |
| | 9 a 13 anos | 12 | 20 | | |
| | 14 a 18 anos | 16 | 30 | | |
| | 19 a 30 anos | 16 | 35 | | |
| | 31 a 50 anos | 16 | 35 | | |
| | 50 a 70 anos | 16 | 35 | | |
| | > 70 anos | 16 | 35 | | |
| | **Mulheres** | | | | |
| | 9 a 13 anos | 12 | 20 | | |
| | 14 a 18 anos | 14 | 30 | | |
| | 19 a 30 anos | 14 | 35 | | |
| | 31 a 50 anos | 14 | 35 | | |
| | 50 a 70 anos | 14 | 35 | | |
| | > 70 anos | 14 | 35 | | |
| | **Gestação** | | | | |
| | ≤ 18 anos | 18 | 30 | | |
| | 19 a 30 anos | 18 | 35 | | |
| | 31 a 50 anos | 18 | 35 | | |
| | **Lactação** | | | | |
| | ≤ 18 anos | 17 | 30 | | |
| | 19 a 30 anos | 17 | 35 | | |
| | 31 a 50 anos | 17 | 35 | | |

(*continua*)

**Tabela 10.1** Referências de ingestão diária (DRIs) de vitaminas. (*Continuação*)

| Nutriente/função | Estágio e/ou momento de vida | RDA/AI (mg/dia) | UL (mg/dia) | Fontes alimentares | Observações |
|---|---|---|---|---|---|
| Ácido pantotênico Coenzima no metabolismo de ácidos graxos | **Bebês** | | | Frango, carne, batata, aveia, cereais, produtos de tomate, fígado, rim, levedura, ovo, gema, brócolis, grãos integrais | |
| | 0 a 6 meses | 1,7* | ND | | |
| | 7 a 12 meses | 1,8* | ND | | |
| | **Crianças** | | | | |
| | 1 a 3 anos | 2* | ND | | |
| | 4 a 8 anos | 3* | ND | | |
| | **Homens** | | | | |
| | 9 a 13 anos | 4* | ND | | |
| | 14 a 18 anos | 5* | ND | | |
| | 19 a 30 anos | 5* | ND | | |
| | 31 a 50 anos | 5* | ND | | |
| | 50 a 70 anos | 5* | ND | | |
| | > 70 anos | 5* | ND | | |
| | **Mulheres** | | | | |
| | 9 a 13 anos | 4* | ND | | |
| | 14 a 18 anos | 5* | ND | | |
| | 19 a 30 anos | 5* | ND | | |
| | 31 a 50 anos | 5* | ND | | |
| | 50 a 70 anos | 5* | ND | | |
| | > 70 anos | 5* | ND | | |
| | **Gestação** | | | | |
| | ≤ 18 anos | 6* | ND | | |
| | 19 a 30 anos | 6* | ND | | |
| | 31 a 50 anos | 6* | ND | | |
| | **Lactação** | | | | |
| | ≤ 18 anos | 7* | ND | | |
| | 19 a 30 anos | 7* | ND | | |
| | 31 a 50 anos | 7* | ND | | |
| Vitamina $B_6$ (piridoxina) Coenzima no metabolismo de aminoácidos, glicogênio | **Bebês** | | | Cereais fortificados, vísceras, carne fortificada à base de soja | |
| | 0 a 6 meses | 0,1* | ND | | |
| | 7 a 12 meses | 0,3* | ND | | |
| | **Crianças** | | | | |
| | 1 a 3 anos | 0,5 | 30 | | |
| | 4 a 8 anos | 0,6 | 40 | | |
| | **Homens** | | | | |
| | 9 a 13 anos | 1,0 | 60 | | |
| | 14 a 18 anos | 1,3 | 80 | | |
| | 19 a 30 anos | 1,3 | 100 | | |
| | 31 a 50 anos | 1,3 | 100 | | |
| | 50 a 70 anos | 1,7 | 100 | | |
| | > 70 anos | 1,7 | 100 | | |

**Tabela 10.1** Referências de ingestão diária (DRIs) de vitaminas. (*Continuação*)

| Nutriente/função | Estágio e/ou momento de vida | RDA/AI (mg/dia) | UL (mg/dia) | Fontes alimentares | Observações |
|---|---|---|---|---|---|
| | **Mulheres** | | | | |
| | 9 a 13 anos | 1,0 | 60 | | |
| | 14 a 18 anos | 1,2 | 80 | | |
| | 19 a 30 anos | 1,3 | 100 | | |
| | 31 a 50 anos | 1,3 | 100 | | |
| | 50 a 70 anos | 1,5 | 100 | | |
| | > 70 anos | 1,5 | 100 | | |
| | **Gestação** | | | | |
| | ≤ 18 anos | 1,9 | 80 | | |
| | 19 a 30 anos | 1,9 | 100 | | |
| | 31 a 50 anos | 1,9 | 100 | | |
| | **Lactação** | | | | |
| | ≤ 18 anos | 2,0 | 80 | | |
| | 19 a 30 anos | 2,0 | 100 | | |
| | 31 a 50 anos | 2,0 | 100 | | |
| Ácido fólico (B$_9$) | **Bebês** | | | Grãos de cereais enriquecidos, legumes de folhas escuras, pães e produtos à base de cereais integrais e em grão, cereais fortificados | Dado como equivalentes de folato na dieta (DFE) 1 DFE = 1 µg de folato alimentar = 0,6 µg de folato de alimento fortificado ou como suplemento consumido com alimento = 0,5 µg de suplemento tomado com o estômago vazio |
| | 0 a 6 meses | 65* | ND | | |
| | 7 a 12 meses | 80* | ND | | |
| | **Crianças** | | | | |
| | 1 a 3 anos | 150 | 300 | | |
| | 4 a 8 anos | 200 | 400 | | |
| | **Homens** | | | | |
| | 9 a 13 anos | 300 | 600 | | |
| | 14 a 18 anos | 400 | 800 | | |
| | 19 a 30 anos | 400 | 1.000 | | |
| | 31 a 50 anos | 400 | 1.000 | | |
| | 50 a 70 anos | 400 | 1.000 | | |
| | > 70 anos | 400 | 1.000 | | |
| | **Mulheres** | | | | |
| | 9 a 13 anos | 300 | 600 | | |
| | 14 a 18 anos | 400 | 800 | | |
| | 19 a 30 anos | 400 | 1.000 | | |
| | 31 a 50 anos | 400 | 1.000 | | |
| | 50 a 70 anos | 400 | 1.000 | | |
| | > 70 anos | 400 | 1.000 | | |
| | **Gestação** | | | | |
| | ≤ 18 anos | 600 | 800 | | |
| | 19 a 30 anos | 600 | 1.000 | | |
| | 31 a 50 anos | 600 | 1.000 | | |
| | **Lactação** | | | | |
| | ≤ 18 anos | 500 | 800 | | |
| | 19 a 30 anos | 500 | 1.000 | | |
| | 31 a 50 anos | 500 | 1.000 | | |

(continua)

**Tabela 10.1** Referências de ingestão diária (DRIs) de vitaminas. (*Continuação*)

| Nutriente/função | Estágio e/ou momento de vida | RDA/AI (mg/dia) | UL (mg/dia) | Fontes alimentares | Observações |
|---|---|---|---|---|---|
| Vitamina B$_{12}$ (cobalamina) Coenzima no metabolismo de ácidos nucleicos; previne anemia megaloblástica | Bebês | | | Cereais fortificados, carne, peixe, aves | Como 10 a 30% dos idosos podem desenvolver má absorção, é aconselhável para aqueles com mais de 50 anos para satisfazer as suas RDA, principalmente por consumir alimentos fortificados com vitamina B$_{12}$ ou um suplemento contendo vitamina B$_{12}$ |
| | 0 a 6 meses | 0,4* | ND | | |
| | 7 a 12 meses | 0,5* | ND | | |
| | Crianças | | | | |
| | 1 a 3 anos | 0,9 | ND | | |
| | 4 a 8 anos | 1,2 | ND | | |
| | Homens | | | | |
| | 9 a 13 anos | 1,8 | ND | | |
| | 14 a 18 anos | 2,4 | ND | | |
| | 19 a 30 anos | 2,4 | ND | | |
| | 31 a 50 anos | 2,4 | ND | | |
| | 50 a 70 anos | 2,4 | ND | | |
| | > 70 anos | 2,4 | ND | | |
| | Mulheres | | | | |
| | 9 a 13 anos | 1,8 | ND | | |
| | 14 a 18 anos | 2,4 | ND | | |
| | 19 a 30 anos | 2,4 | ND | | |
| | 31 a 50 anos | 2,4 | ND | | |
| | 50 a 70 anos | 2,4 | ND | | |
| | > 70 anos | 2,4 | ND | | |
| | Gestação | | | | |
| | ≤ 18 anos | 2,6 | ND | | |
| | 19 a 30 anos | 2,6 | ND | | |
| | 31 a 50 anos | 2,6 | ND | | |
| | Lactação | | | | |
| | ≤ 18 anos | 2,8 | ND | | |
| | 19 a 30 anos | 2,8 | ND | | |
| | 31 a 50 anos | 2,8 | ND | | |
| Colina Precursor para acetilcolina, fosfolípidos e betaína | Bebês | | | Leite, fígado, ovos, amendoim | Consumo excessivo: sudorese, salivação, hipotensão, hepatotoxicidade |
| | 0 a 6 meses | 125* | ND | | |
| | 7 a 12 meses | 150* | ND | | |
| | Crianças | | | | |
| | 1 a 3 anos | 200* | 1.000 | | |
| | 4 a 8 anos | 250* | 1.000 | | |
| | Homens | | | | |
| | 9 a 13 anos | 375* | 2.000 | | |
| | 14 a 18 anos | 550* | 3.000 | | |
| | 19 a 30 anos | 550* | 3.500 | | |
| | 31 a 50 anos | 550* | 3.500 | | |
| | 50 a 70 anos | 550* | 3.500 | | |
| | > 70 anos | 550* | 3.500 | | |

**Tabela 10.1** Referências de ingestão diária (DRIs) de vitaminas. (*Continuação*)

| Nutriente/função | Estágio e/ou momento de vida | RDA/AI (mg/dia) | UL (mg/dia) | Fontes alimentares | Observações |
|---|---|---|---|---|---|
| | **Mulheres** | | | | |
| | 9 a 13 anos | 375* | 2.000 | | |
| | 14 a 18 anos | 400* | 3.000 | | |
| | 19 a 30 anos | 425* | 3.500 | | |
| | 31 a 50 anos | 425* | 3.500 | | |
| | 50 a 70 anos | 425* | 3.500 | | |
| | > 70 anos | 425* | 3.500 | | |
| | **Gestação** | | | | |
| | ≤ 18 anos | 450* | 3.000 | | |
| | 19 a 30 anos | 450* | 3.500 | | |
| | 31 a 50 anos | 450* | 3.500 | | |
| | **Lactação** | | | | |
| | ≤ 18 anos | 550* | 3.000 | | |
| | 19 a 30 anos | 550* | 3.500 | | |
| | 31 a 50 anos | 550* | 3.500 | | |
| **Vitamina C** Cofator para reações que requerem metaloenzima de cobre ou ferro reduzida e como um antioxidante | **Bebês** | | | Frutas cítricas, acerola, tomates, suco de tomate, batatas, couves-de-bruxelas, couve-flor, brócolis, repolho e espinafre | Indivíduos que fumam requerem um adicional de 35 mg/dia de vitamina C em relação àquela necessária para não fumantes Os não fumantes regularmente expostos ao fumo do tabaco são encorajados a assegurar que cumpram a RDA para a vitamina C |
| | 0 a 6 meses | 40* | ND | | |
| | 7 a 12 meses | 50* | ND | | |
| | **Crianças** | | | | |
| | 1 a 3 anos | 15 | 400 | | |
| | 4 a 8 anos | 25 | 650 | | |
| | **Homens** | | | | |
| | 9 a 13 anos | 45 | 1.200 | | |
| | 14 a 18 anos | 75 | 1.800 | | |
| | 19 a 30 anos | 90 | 2.000 | | |
| | 31 a 50 anos | 90 | 2.000 | | |
| | 50 a 70 anos | 90 | 2.000 | | |
| | > 70 anos | 90 | 2.000 | | |
| | **Mulheres** | | | | |
| | 9 a 13 anos | 45 | 1.200 | | |
| | 14 a 18 anos | 65 | 1.800 | | |
| | 19 a 30 anos | 75 | 2.000 | | |
| | 31 a 50 anos | 75 | 2.000 | | |
| | 50 a 70 anos | 75 | 2.000 | | |
| | > 70 anos | 75 | 2.000 | | |
| | **Gestação** | | | | |
| | ≤ 18 anos | 80 | 1.800 | | |
| | 19 a 30 anos | 85 | 2.000 | | |
| | 31 a 50 anos | 85 | 2.000 | | |
| | **Lactação** | | | | |
| | ≤ 18 anos | 115 | 1.800 | | |
| | 19 a 30 anos | 120 | 2.000 | | |
| | 31 a 50 anos | 120 | 2.000 | | |

(*continua*)

**Tabela 10.1** Referências de ingestão diária (DRIs) de vitaminas. (*Continuação*)

| Nutriente/função | Estágio e/ou momento de vida | RDA/AI (mg/dia) | UL (mg/dia) | Fontes alimentares | Observações |
|---|---|---|---|---|---|
| **Vitamina E** A principal função da vitamina E parece ser um antioxidante não específico | **Bebês** | | | Óleos vegetais, grãos de cereais, nozes, frutas, legumes, carnes | Os efeitos adversos de suplementos contendo vitamina E podem incluir toxicidade hemorrágica |
| | 0 a 6 meses | 4* | ND | | |
| | 7 a 12 meses | 5* | ND | | |
| | **Crianças** | | | | |
| | 1 a 3 anos | 6 | 200 | | |
| | 4 a 8 anos | 7 | 300 | | |
| | **Homens** | | | | |
| | 9 a 13 anos | 11 | 600 | | |
| | 14 a 18 anos | 15 | 800 | | |
| | 19 a 30 anos | 15 | 1.000 | | |
| | 31 a 50 anos | 15 | 1.000 | | |
| | 50 a 70 anos | 15 | 1.000 | | |
| | > 70 anos | 15 | 1.000 | | |
| | **Mulheres** | | | | |
| | 9 a 13 anos | 11 | 600 | | |
| | 14 a 18 anos | 15 | 800 | | |
| | 19 a 30 anos | 15 | 1.000 | | |
| | 31 a 50 anos | 15 | 1.000 | | |
| | 50 a 70 anos | 15 | 1.000 | | |
| | > 70 anos | 15 | 1.000 | | |
| | **Gestação** | | | | |
| | ≤ 18 anos | 15 | 800 | | |
| | 19 a 30 anos | 15 | 1.000 | | |
| | 31 a 50 anos | 15 | 1.000 | | |
| | **Lactação** | | | | |
| | ≤ 18 anos | 19 | 800 | | |
| | 19 a 30 anos | 19 | 1.000 | | |
| | 31 a 50 anos | 19 | 1.000 | | |
| **Vitamina D (calciferol)** Manter as concentrações séricas de cálcio e fósforo | **Bebês** | | | Óleos de fígado de peixe, carne de peixe gordo, fígado e gordura de focas e ursos-polares, ovos de galinhas alimentadas com vitamina D, produtos lácteos fortificados e cereais fortificados | Nota: 1 µg de calciferol = 40 UI de vitamina D Os valores DRI são baseados na ausência de exposição adequada à luz solar Pacientes com terapia glicocorticoides podem necessitar de vitamina D adicional |
| | 0 a 6 meses | 5* | 25 | | |
| | 7 a 12 meses | 5* | 25 | | |
| | **Crianças** | | | | |
| | 1 a 3 anos | 5* | 50 | | |
| | 4 a 8 anos | 5* | 50 | | |
| | **Homens** | | | | |
| | 9 a 13 anos | 5* | 50 | | |
| | 14 a 18 anos | 5* | 50 | | |
| | 19 a 30 anos | 5* | 50 | | |
| | 31 a 50 anos | 5* | 50 | | |
| | 50 a 70 anos | 10* | 50 | | |
| | > 70 anos | 15* | 50 | | |

**Tabela 10.1** Referências de ingestão diária (DRIs) de vitaminas. (*Continuação*)

| Nutriente/função | Estágio e/ou momento de vida | RDA/AI (mg/dia) | UL (mg/dia) | Fontes alimentares | Observações |
|---|---|---|---|---|---|
| | **Mulheres** | | | | |
| | 9 a 13 anos | 5* | 50 | | |
| | 14 a 18 anos | 5* | 50 | | |
| | 19 a 30 anos | 5* | 50 | | |
| | 31 a 50 anos | 5* | 50 | | |
| | 50 a 70 anos | 10* | 50 | | |
| | > 70 anos | 15* | 50 | | |
| | **Gestação** | | | | |
| | ≤ 18 anos | 5* | 50 | | |
| | 19 a 30 anos | 5* | 50 | | |
| | 31 a 50 anos | 5* | 50 | | |
| | **Lactação** | | | | |
| | ≤ 18 anos | 5* | 50 | | |
| | 19 a 30 anos | 5* | 50 | | |
| | 31 a 50 anos | 5* | 50 | | |
| **Vitamina A** Necessária para visão normal, expressão gênica, reprodução, desenvolvimento embrionário e função imunológica | **Bebês** | | | Fígado, produtos lácteos, legumes folhosos | Nota: dado como equivalentes de atividade de retinol (RAE). 1 RAE = 1 µg de retinol, 12 µg de betacaroteno, 24 µg de α-caroteno ou 24 µg de β-criptoxantina. Para calcular RAE de RE de carotenoides de provitamina A em alimentos, divida as RE em 2. Para vitamina A pré-formada em alimentos ou suplementos e para carotenoides de provitamina A em suplementos, 1 RE = 1 RAE |
| | 0 a 6 meses | 400* | 600 | | |
| | 7 a 12 meses | 500* | 600 | | |
| | **Crianças** | | | | |
| | 1 a 3 anos | 300 | 600 | | |
| | 4 a 8 anos | 400 | 900 | | |
| | **Homens** | | | | |
| | 9 a 13 anos | 600 | 1.700 | | |
| | 14 a 18 anos | 900 | 2.800 | | |
| | 19 a 30 anos | 900 | 3.000 | | |
| | 31 a 50 anos | 900 | 3.000 | | |
| | 50 a 70 anos | 900 | 3.000 | | |
| | > 70 anos | 900 | 3.000 | | |
| | **Mulheres** | | | | |
| | 9 a 13 anos | 600 | 1.700 | | |
| | 14 a 18 anos | 700 | 2.800 | | |
| | 19 a 30 anos | 700 | 3.000 | | |
| | 31 a 50 anos | 700 | 3.000 | | |
| | 50 a 70 anos | 700 | 3.000 | | |
| | > 70 anos | 700 | 3.000 | | |
| | **Gestação** | | | | |
| | ≤ 18 anos | 750 | 2.800 | | |
| | 19 a 30 anos | 770 | 3.000 | | |
| | 31 a 50 anos | 770 | 3.000 | | |
| | **Lactação** | | | | |
| | ≤ 18 anos | 1.200 | 2.800 | | |
| | 19 a 30 anos | 1.300 | 3.000 | | |
| | 31 a 50 anos | 1.300 | 3.000 | | |

(*continua*)

**Tabela 10.1** Referências de ingestão diária (DRIs) de vitaminas. (*Continuação*)

| Nutriente/função | Estágio e/ou momento de vida | RDA/AI (mg/dia) | UL (mg/dia) | Fontes alimentares | Observações |
|---|---|---|---|---|---|
| **Vitamina K** Coenzima durante a síntese de muitas proteínas envolvidas na coagulação do sangue e metabolismo ósseo | **Bebês** | | | Legumes verdes (couve, espinafre, salada, brócolis), couve-de-bruxelas, repolho, óleos vegetais e margarina | Os doentes sob terapêutica anticoagulante devem monitorar a ingestão de vitamina K |
| | 0 a 6 meses | 2,0* | ND | | |
| | 7 a 12 meses | 2,5* | ND | | |
| | **Crianças** | | | | |
| | 1 a 3 anos | 30* | ND | | |
| | 4 a 8 anos | 55* | ND | | |
| | **Homens** | | | | |
| | 9 a 13 anos | 60* | ND | | |
| | 14 a 18 anos | 75* | ND | | |
| | 19 a 30 anos | 120* | ND | | |
| | 31 a 50 anos | 120* | ND | | |
| | 50 a 70 anos | 120* | ND | | |
| | > 70 anos | 120* | ND | | |
| | **Mulheres** | | | | |
| | 9 a 13 anos | 60* | ND | | |
| | 14 a 18 anos | 75* | ND | | |
| | 19 a 30 anos | 90* | ND | | |
| | 31 a 50 anos | 90* | ND | | |
| | 50 a 70 anos | 90* | ND | | |
| | > 70 anos | 90* | ND | | |
| | **Gestação** | | | | |
| | ≤ 18 anos | 75* | ND | | |
| | 19 a 30 anos | 90* | ND | | |
| | 31 a 50 anos | 90* | ND | | |
| | **Lactação** | | | | |
| | ≤ 18 anos | 75* | ND | | |
| | 19 a 30 anos | 90* | ND | | |
| | 31 a 50 anos | 90* | ND | | |

A tabela é adaptada dos relatórios DRI (consulte em www.nap.edu). Representa dose diária recomendada (RDA) em negrito, inquéritos adequados (AI) em tipo normal seguido de um asterisco (*) e níveis de admissão toleráveis (UL).

[a]UL: o nível máximo de ingestão diária de nutrientes que é suscetível de não representar qualquer risco de efeitos adversos. Salvo indicação em contrário, o UL representa a ingestão total de alimentos, água e suplementos. Devido à falta de dados adequados, não foi possível estabelecer UL para a vitamina K, tiamina, riboflavina, vitamina $B_{12}$, ácido pantotênico, biotina ou carotenoides. Na ausência de ULs, precaução extra deve ser garantida em níveis de consumo acima das ingestões recomendadas.

ND: não determinável devido à falta de dados de efeitos adversos nessa faixa etária e preocupação com a falta de capacidade de lidar com quantidades excessivas. Fonte de ingestão deve ser de alimentos apenas para evitar altos níveis de ingestão.

Fontes: *Dietary Reference Intakes* para tiamina, riboflavina, niacina, vitamina $B_6$, folato, vitamina $B_{12}$, ácido pantotênico, biotina e colina (1998); *Dietary Reference Intakes* para vitamina C, vitamina E, selênio e carotenoides (2000); e *Dietary Reference Intakes* para vitamina A, vitamina K. Esses relatórios podem ser acessados via www.nap.edu. *Copyright* 2001 pelas academias nacionais. Todos os direitos reservados.

## BIBLIOGRAFIA

Alomari MA, Khabour OF, Gharaibeh MY *et al*. Effect of physical activity on levels of homocysteine, folate, and vitamin B 12 in the elderly. Phys Sportsmed. 2016; 44(1):68-73.

Ambrosio CLB, Campos FDACES, De Faro ZP. Carotenoides como alternativa contra a hipovitaminose A. Rev Nutr. 2006; 19(2):233-43.

American Colllege of Sports Medicine. Posicionamento oficial. Rev Bras Med Esporte. 1997; 3(6):89-91.

Batista EDS, Costa AG V, Pinheiro-Sant'Ana HM. Adição da vitamina E aos alimentos: implicações para os alimentos e para a saúde humana. Rev Nutr. 2007; 20(5):525-35.

Beaudart C, Buckinx F, Rabenda V *et al*. The effects of vitamin d on skeletal muscle strength, muscle mass, and muscle power: a systematic review and meta-analysis of randomized controlled trials. J Clin Endocrinol Metab. 2014; 99(11):4336-45.

Braakhuis AJ. Effect of vitamin c supplements on physical performance. Curr Sports Med Rep. 2012; 11(4):180-4.

Chenoweth LM, Smith JR, Ferguson CS *et al*. The effects of antioxidant vitamin supplementation on expiratory flow rates at rest and during exercise. Eur J Appl Physiol. 2015; 115(10):2049-58.

Cundiff DK, Agutter PS. Cardiovascular disease death before age 65 in 168 countries correlated statistically with biometrics, socioeconomic status, tobacco, gender, exercise, macronutrients, and vitamin K. Cureus. 2016; 8(8):e748.

Custódio das Dôres SM, Rupp de Paiva SA, Campana ÁO. Vitamina K: metabolismo e nutrição. Rev Nutr. 2001; 14(3):207-18.

Deminice R, Ribeiro DF, Frajacomo FTT. The effects of acute exercise and exercise training on plasma homocysteine: a meta-analysis. PLoS One. 2016; 11(3):e0151653.

Farrokhyar F, Tabasinejad R, Dao D *et al*. Prevalence of vitamin D inadequacy in athletes: a systematic-review and meta-analysis. Sport Med. 2015; 45(3):365-78.

Flueck JL, Schlaepfer MW, Perret C. Effect of 12-week vitamin D supplementation on 25[Oh]D status and performance in athletes with a spinal cord injury. Nutrients. 2016; 8(10).

He F, Hockemeyer JAK, Sedlock D. Does combined antioxidant vitamin supplementation blunt repeated bout effect? Int J Sports Med. 2015; 36(5):407-13.

Hoch AZ, Lynch SL, Jurva JW *et al*. Folic acid supplementation improves vascular function in amenorrheic runners. Clin J Sport Med [Internet]. 2010; 20(3):205-10.

Holick MF, Binkley NC, Bischoff-Ferrari IIA *et al*. Evaluation, treatment, and prevention of vitamin D deficiency: an Endocrine Society clinical practice guideline. J Clin Endocrinol Metab. 2011; 96(7):1911-30.

Krzywanski J, Mikulski T, Krysztofiak H *et al*. Seasonal vitamin D status in polish elite athletes in relation to sun exposure and oral supplementation. PLoS One. 2016; 11(10): 1-12.

Lecoultre V, Schutz Y. Metabolic effects: effect of a small dose of alcohol on the endurance performance of trained cyclists. Alcohol and Alcoholism. 2009; 44(3):278-83.

Lukaski HC. Vitamin and mineral status: Effects on physical performance. Nutrition. 2004; 20(7-8):632-44.

Mahtani KR, Heneghan CJ, Nunan D *et al*. Vitamin K for improved anticoagulation control in patients receiving warfarin. Cochrane database Syst Rev. 2014; 5(5):CD009917.

Majeed Babar MZ, Haider SS MG. Effects of Vitamin D supplementation on physical activity of patients with Heart Failure. Park J Med Sci. 2016; 32(6):1430-3.

Manore MM. Effect of physical activity on thiamine, riboflavin, and vitamin B-6 requirements. Am J Clin Nutr. 2000; 72(2 Suppl):598-606.

Melina V, Craig W, Levin S. Position of the Academy of Nutrition and Dietetics: Vegetarian Diets. J Acad Nutr Diet. 2016; 116(12):1970-80.

Molina-López J, Molina JM, Chirosa LJ *et al*. Effect of folic acid supplementation on homocysteine concentration and association with training in handball players. J Int Soc Sports Nutr [Internet]. 2013; 10(1):10.

Muir SW, Montero-Odasso M. Effect of vitamin D supplementation on muscle strength, gait and balance in older adults: A systematic review and meta-analysis. J Am Geriatr Soc. 2011; 59(12):2291-300.

Neves dos Santos A, Figueiredo MA *et al*. Consumo alimentar em praticantes de musculação em academias na cidade de Pesqueira-PE. Revista Brasileira de Nutrição Esportiva. 2016; 68-78.

Obersby D, Chappell DC, Dunnett A *et al*. Plasma total homocysteine status of vegetarians compared with omnivores: a systematic review and meta-analysis. Br J Nutr. 2013; 109(5):785-94.

Oosterwerff MM, Meijnen R, Schoor NM Van *et al*. Effect of vitamin D supplementation on physical performance and activity in non-western immigrants. Endocr Connect. 2014; 3(4):224-32.

Patlar S, Baltaci AK, Mogulkoc R. Effect of vitamin A administration on free radicals and lactate levels in individuals exercised to exhaustion. Pak J Pharm Sci. 2016; 29(5):1531-4. Disponível em: http://www.ncbi.nlm.nih.gov/pubmed/27731808. Acesso em 21/08/2018.

Paulin F V, Zagatto AM, Chiappa GR *et al*. Addition of vitamin B12 to exercise training improves cycle ergometer endurance in advanced COPD patients: A randomized and controlled study. Respir Med. 2017; 122:23-9.

Paulsen G, Hamarsland H, Cumming KT *et al*. Vitamin C and E supplementation alters protein signalling after a strength training session, but not muscle growth during 10 weeks of training. J Physiol. 2014; 592(24):5391-408.

Penry JT, Manore MM. Choline: an important micronutrient for maximal endurance-exercise performance? Int J Sport Nutr Exerc Metab. 2008; 18(2):191-203.

Pingitore A, Lima GPP, Mastorci F *et al*. Exercise and oxidative stress: Potential effects of antioxidant dietary strategies in sports. Nutrition. 2015; 31(7-8):916-22.

Popovic LM, Mitic NR, Miric D *et al*. Influence of vitamin C supplementation on oxidative stress and neutrophil inflammatory response in acute and regular exercise. Oxid Med Cell Longev. 2015; 2015:295497.

Ruan J, Gong X, Kong J *et al*. Effect of B vitamin (folate, B6, and B12) supplementation on osteoporotic fracture and bone turnover markers: a meta-analysis. Med Sci Monit. 2015; 21:875-81.

Santos M, Tinucci T. O consumo de álcool e o esporte: uma visão geral em atletas universitários. Rev Mackenzie Educ Física e Esporte. 2004; 3(3):27-43.

Stage L, Food S. Dietary Reference Intakes: vitamins nutrient adverse effects of excessive consumption Dietary Reference Intakes: vitamins folate. Fluoride. 2001; 101(1997): 294-301.

Stepanyan V, Crowe M, Haleagrahara N *et al*. Effects of vitamin E supplementation on exercise-induced oxidative stress: a meta-analysis. Appl Physiol Nutr Metab. 2014; 39(9):1029-37.

Stockton KA, Mengersen K, Paratz JD *et al*. Effect of vitamin D supplementation on muscle strength: A systematic review and meta-analysis. Osteoporos Int. 2011; 22(3):859-71.

Taghiyar M, Darvishi L, Askari G *et al.* The effect of vitamin C and e supplementation on muscle damage and oxidative stress in female athletes: a clinical trial. Int J Prev Med. 2013; 4(Suppl 1):S16-23.

The Academy of Nutrition and Dietetics (AND), Dietitians of Canada (DC) and AC of SM (ACSM). Special Communications: Joint Position Statement, Nutrition and athletic performance. Med Sci Sport Exerc. 2016; 48(3):543-68.

Thomas DT, Erdman KA, Burke LM. American College of Sports Medicine jount position statement. Nutrition and Athletic Performance. Med Sci Sport Exerc. 2016; 48(3):543-68.

Tomlinson PB, Joseph C, Angioi M. Effects of vitamin D supplementation on upper and lower body muscle strength levels in healthy individuals. A systematic review with meta-analysis. J Sci Med Sport. 2015; 18(5):575-80.

Vannucchi H, Melo SS. Hiper-homocisteinemia e risco cardiometabólico. Arq Bras Endocrinol Metabol. 2009; 53(5):540-9.

Violi F, Lip GYH, Pignatelli P *et al.* Interaction between dietary vitamin K intake and anticoagulation by vitamin K antagonists: is it really true? A systematic review. Medicine. 2016; 95(10):7.

White GE, Ruderman EB. Don't mess with stress: vitamin supplementation and the role of oxidative stress for aerobic exercise adaptation. J Physiol. 2014; 18:3951-2.

Wilkinson M, Hart A, Milan SJ *et al.* Vitamins C and E for asthma and exercise-induced bronchoconstriction. Cochrane Database Syst Rev. 2014; (6):CD010749.

Woolf K, Manore MM. B-vitamins and exercise: does exercise alter requirements? Int J Sport Nutr Exerc Metab. 2006; 16(5):453-84.

Yavari A, Javadi M, Mirmiran P *et al.* Exercise-induced oxidative stress and dietary antioxidants. Asian J Sports Med. 2015; 6(1):1-7.

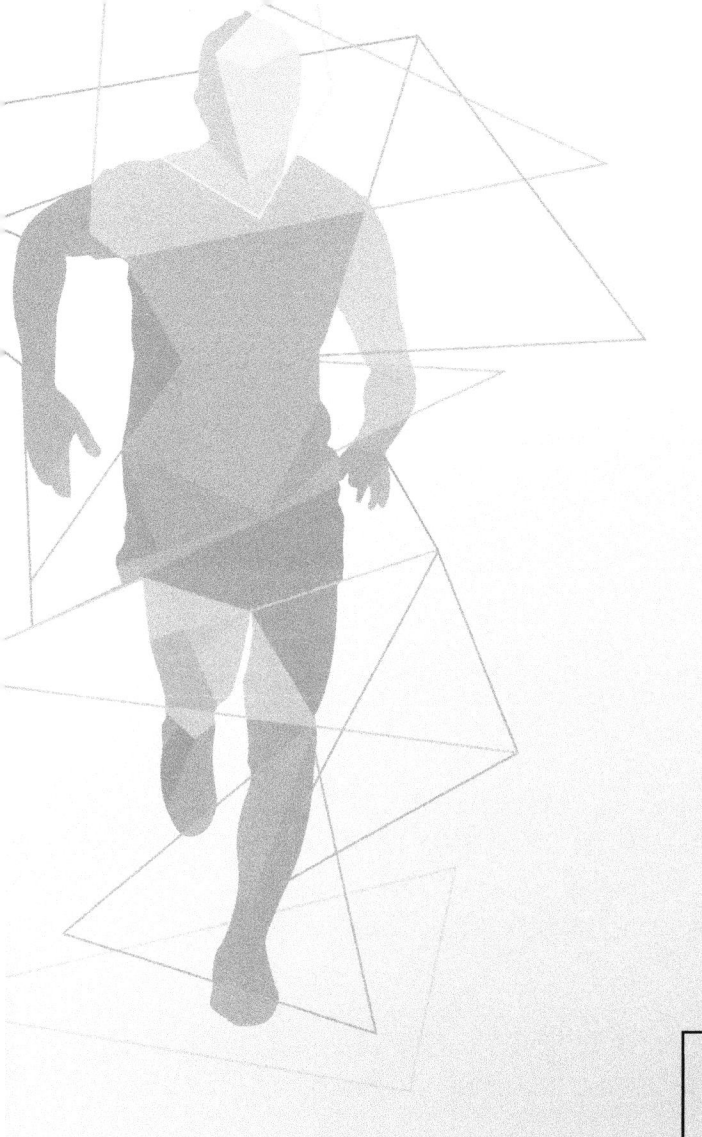

**PARTE 3**

# Suplementação e Desempenho

# Microbiota Intestinal e Probióticos Aplicados aos Praticantes de Exercício Físico e Atletas

Geovana S. F. Leite, Ayane de Sá Resende, Aline Vasques da Costa e Antonio Herbert Lancha Jr.

## COMPOSIÇÃO DA MICROBIOTA HUMANA

O trato gastrintestinal (TGI) é colonizado por trilhões de microrganismos (bactérias, fungos, protozoários), conhecidos como microbiota intestinal. Esta colonização estabelece uma relação simbiótica que é benéfica para ambos (microrganismos e hospedeiro) desde o nascimento do hospedeiro.

A microbiota intestinal normal do ser humano é vasta tanto em massa quantitativa absoluta quanto em diversidade qualitativa, atingindo uma densidade de $10^{12}$ bactérias por grama de conteúdo no intestino grosso. A composição da microbiota é alterada em duas fases no início da vida: do nascimento ao desmame e do desmame até a vida adulta, sendo tais alterações impulsionadas pelo aumento da diversidade na dieta.

No início da vida, uma das grandes influências para a colonização da microbiota intestinal é o tipo de parto. No parto normal, o bebê entra em contato com as bactérias comensais a partir do contato com o canal vaginal da mãe, sendo a colonização inicial da criança nascida por parto normal muito semelhante às bactérias presentes na mucosa vaginal da mãe. Já no parto cesáreo, as crianças experimentam uma colonização tardia com uma diversidade bacteriana parecida com a da pele da mãe (pelo contato a partir da amamentação). Nos seres humanos, essa mudança na diversidade ocorre em grande escala até os 3 anos de idade, sendo, então, estabelecida uma microbiota residente semelhante à do adulto, à qual o organismo terá a tendência a retornar sempre que ocorrer algum tipo de desequilíbrio nas comunidades bacterianas.

Por muitos anos, acreditou-se que o útero fazia parte de um ambiente estéril e que o primeiro contato e início da colonização das mucosas do bebê começavam a partir do nascimento. Porém atualmente existem evidências que demonstram que o bebê tem contato com um microbioma inicial antes do nascimento. Um inóculo placentário é fornecido pela mãe e complementado pelo tipo de parto, pelo aleitamento materno ou pela fórmula infantil. As investigações sobre o potencial de transmissão bacteriana através da barreira placentária detectaram bactérias no sangue do cordão umbilical, na placenta, no líquido amniótico e nas primeiras fezes do recém-nascido (mecônio).

A colonização bacteriana intestinal na infância exerce uma grande influência no desenvolvimento e na maturação do sistema imunológico. O aleitamento materno fornece a primeira fonte de secreção imune mediada por anticorpos. No trato gastrintestinal, todo o conteúdo lácteo materno é transferido para o lactente sob a forma de imunoglobulina A secretora (IgA), que abastece o sistema imune do bebê. As IgA podem moldar a composição da microbiota intestinal e promover benefícios imunológicos, como a prevenção de infecção e inflamação, e promoção da função de barreira intestinal. Este sistema de defesa pode ser estabelecido por algumas cepas de bactérias capazes de inibir o crescimento de microrganismos patogênicos por exclusão competitiva por meio da produção de compostos antimicrobianos, tais como as bacteriocinas e os ácidos orgânicos.

## Variação da microbiota ao longo das porções do intestino

A composição da microbiota, além de potenciais mecanismos protetores e variações fisiológicas que atuam em diferentes regiões intestinais, pode ter efeito tanto simbiótico quanto patogênico. No intestino delgado, o ambiente encontra-se mais ácido e com maior concentração de oxigênio e agentes antimicrobianos, apresentando, assim, menor diversidade bacteriana na sua porção superior. Já no íleo, o conteúdo aumenta gradativamente; a comunidade bacteriana é determinada pelo rápido crescimento de bactérias facultativas anaeróbias que toleram o efeito combinado dos antimicrobianos e ácidos biliares, que são bactericidas para determinadas espécies devido a suas propriedades surfactantes, moldando a composição da microbiota desta região. Maior diversidade de bactérias pode ser vista no cólon com maior número por unidade colonizadora e volume, além das fezes.

A microbiota intestinal do ser humano adulto é composta predominantemente por dois filotipos: Firmicutes gram-positivos (60 a 80%) e Bacteroidetes gram-negativos (20 a 40%). Outros filos existentes em menor quantidade incluem Proteobacteria, Verrucomicrobia, Actinobacteria e Cianobacteria. Esta microbiota permanece estável ao longo do tempo e está sujeita a alterações que podem ser causadas por idade, dieta, uso de medicamentos, infecção, exercício físico e/ou cirurgia.

Há 301 filotipos de bactérias pertencentes ao filo Firmicutes e abrigam, principalmente, o gênero *Clostridium*, além de bactérias produtoras de butirato, que exercem papéis importantes para manutenção e proteção do epitélio do cólon. Além do gênero *Clostridium*, também se enfatiza a presença de *Lactobacillus*, dos quais uma vasta quantidade exerce função probiótica, ou seja, atua sobre o equilíbrio bacteriano intestinal.

O segundo filo mais prevalente, chamado Bacteroidetes, é composto por 65 filotipos diferentes, sendo os mais importantes os gêneros *Bacteroides*, *Prevotella* e *Xilanybacter*, que são capazes de degradar uma grande gama de complexos glicanos. Essas bactérias desempenham importante papel na modulação de processos fisiológicos associados a digestão de nutrientes, motilidade gastrintestinal, sistema imune e função de barreira intestinal. O filo Bacteroidetes é constituído, em sua maioria, por bactérias gram-negativas que contêm lipolissacarídeo (LPS) em sua parede celular. O LPS, quando liberado, pode ligar-se em receptores do tipo Toll 4 e gerar uma cascata de respostas inflamatórias no intestino ou em outros tecidos do organismo (p. ex., muscular e adiposo), levando à endotoxemia.

## Interação da microbiota com o organismo humano

As bactérias intestinais apresentam enzimas específicas que degradam nutrientes não digeridos ao longo do TGI como forma de obtenção de energia. Esse processo é conhecido como fermentação.

A partir da fermentação de carboidratos complexos (fibras, polissacarídeos, amidos resistentes), diversos ácidos graxos de cadeia curta (AGCC), principalmente o acetato, o propionato e o butirato, são produzidos no lúmen intestinal (Figura 11.1). Maior concentração de AGCC no lúmen contribui para manter o pH mais ácido na região distal do TGI, favorecendo o ambiente para o crescimento de bactérias comensais. A membrana do epitélio intestinal é permeável aos AGCC que alcançam o interior do enterócito. O acetato e o propionato são transportados até a circulação porta-hepática; chegando à circulação sistêmica, são utilizados pelos órgãos (principalmente fígado, tecido adiposo, músculo e coração) no metabolismo glicídico e lipídico (p. ex., acetato pode entrar no ciclo de Krebs e na via de síntese do colesterol; propionato é um precursor para a gliconeogênese e atua regulando a síntese de colesterol). O butirato é o principal substrato para as células intestinais (enterócitos,

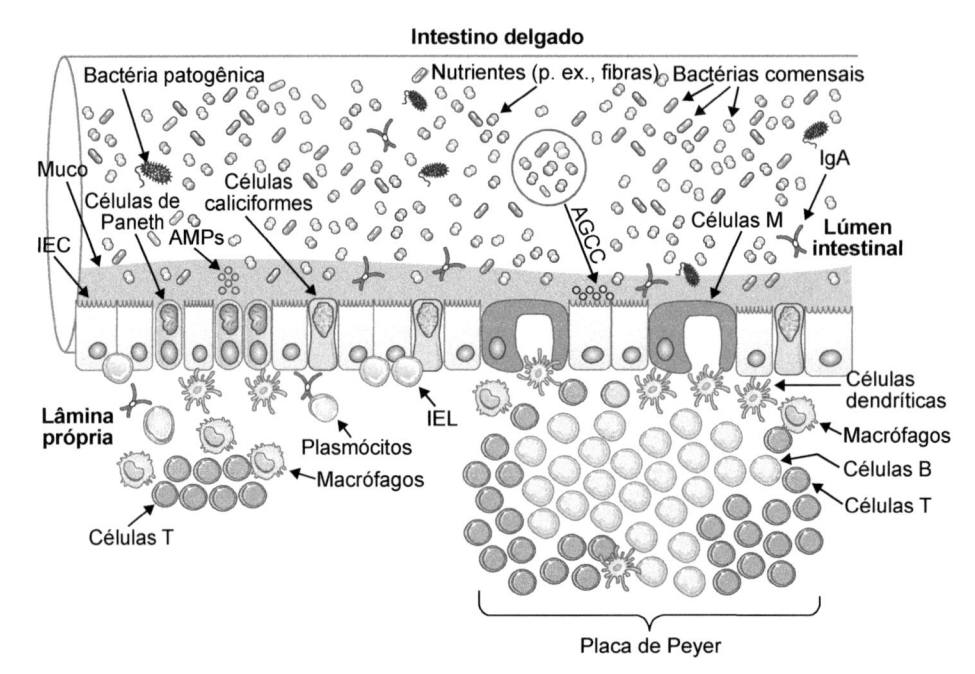

**Figura 11.1** Visão geral do ambiente intestinal colonizado pela microbiota intestinal. No lúmen intestinal localizam-se as bactérias que compõem a microbiota intestinal. Os nutrientes (p. ex., fibras) que não foram absorvidos pelo epitélio intestinal sofrem interação das bactérias intestinais pelo processo de fermentação, em que são produzidos metabólitos, tais como os AGCC (ácidos graxos de cadeia curta). Na lâmina própria concentram-se as células imunológicas do GALT (tecido linfoide associado ao trato intestinal). AMPs: peptídios antimicrobianos; IEC: célula epitelial intestinal; IEL: linfócito intraepitelial. (Esta figura encontra-se reproduzida em cores no Encarte.)

colonócitos) e, por isso, a maior parte do que é produzido é consumido no ambiente intestinal.

As "bactérias produtoras de butirato" são denominadas desse modo porque têm enzimas capazes de produzir butirato pela fermentação ou pela conversão de lactato ou outros compostos produzidos por outras bactérias. A maior concentração de bactérias produtoras de butirato encontra-se na porção mais distal do TGI, onde há, consequentemente, maior concentração de butirato e este, por sua vez, ajuda a reduzir o pH intestinal nessa região para em torno de 5,5. Esse pH ácido limita o crescimento de patobiontes.

Em vários órgãos do corpo existem receptores que identificam especificamente os AGCC, conhecidos como receptores acoplados à proteína G, principalmente, GPR41, GPR43 e GPR109A. Através desses receptores, os AGCC, inclusive o butirato, desempenham diversas funções, por exemplo: regulam a função imunológica e equilibram as respostas inflamatórias, atenuando a liberação do fator de necrose tumoral alfa (TNF-alfa); promovem a liberação de hormônios e peptídios, tais como peptídio YY (PYY), peptídio semelhante ao glucagon-1 (GLP-1), ácido gama-aminobutírico (GABA), triptofano, serotonina e catecolaminas; ativam o eixo hipotalâmico-pituitário-adrenal (HPA); e participam do metabolismo oxidativo.

## MICROBIOTA INTESTINAL E EXERCÍCIO FÍSICO

Como visto, a microbiota intestinal está envolvida em diversos processos metabólicos e fisiológicos do corpo humano. Por esse motivo, ela se tornou uma vertente de grande interesse para as ciências da saúde, incluindo as áreas do exercício e do desporto. De fato, a composição da microbiota intestinal e a sua diversidade são influenciadas pela prática de exercício físico.

### Composição da microbiota intestinal em indivíduos fisicamente ativos

O treinamento físico aeróbio promove o aumento da capacidade aeróbia, que pode ser calculada a partir do consumo de oxigênio máximo ($V_{O_2 máx}$). O aumento do $V_{O_2 máx}$, por sua vez, afeta positivamente famílias, gêneros e espécies de bactérias presentes no lúmen intestinal. Esses dados foram confirmados por estudos que compararam indivíduos fisicamente ativos e indivíduos sedentários. Indivíduos ativos com maior $V_{O_2 máx}$ apresentaram maior diversidade de bactérias intestinais com predominância de bactérias benéficas à saúde. Essa maior diversidade representa um efeito positivo à saúde intestinal e imunológica, uma vez que indivíduos saudáveis exibem também maior diversidade na composição da microbiota intestinal, quando comparados com indivíduos doentes (hipertensos, diabéticos, obesos, com doenças inflamatórias intestinais).

As mudanças na composição da microbiota intestinal causadas pelo exercício envolvem principalmente o aumento de:

- *Faecalibacterium prausnitzii*, das famílias Rumicocacceae, Lachnospiraceae, Erysipelotrichaceae, da ordem Clostridiales, e do gênero *Roseburia*, sendo estas bactérias produtoras de butirato
- *Akkermansia muciniphila*, bactéria que, ao metabolizar glicoproteínas do muco intestinal, pode promover a renovação desse muco e mostrou-se inversamente relacionada com índice de massa corpórea (IMC), obesidade e distúrbios metabólicos
- Espécies do gênero *Oscillospira*, bactérias associadas com o IMC eutrófico
- Espécies de *Bifidobacterium*, bactérias que estimulam o controle da resposta inflamatória
- Espécies *Bacteroides coccoides* e *Eubacterium rectale*, que são bactérias capazes de converter lactato em butirato.

### Vias que relacionam o exercício e a microbiota intestinal

Como já é sabido, o treinamento aeróbio é capaz de modular positivamente a resposta inflamatória sistêmica, uma vez que a sua prática regular favorece uma adaptação do perfil anti-inflamatório frente à liberação de citocinas pelo músculo durante a atividade física. Essa modulação da resposta inflamatória acontece também no intestino e acredita-se que esse efeito esteja relacionado com a alteração na composição da microbiota intestinal causada pelo exercício. As bactérias intestinais interagem com as células imunológicas do tecido linfoide associado ao trato gastrintestinal (GALT), direta ou indiretamente (via metabólitos), o que pode modular a resposta inflamatória local e, consequentemente, a resposta imunológica (ver Figura 11.1).

Alguns grupos de bactérias, aumentados com o exercício, são capazes de influenciar a resposta inflamatória. A depender do tipo de bactéria, esse controle pode acontecer pela estimulação de citocinas anti-inflamatórias como, por exemplo, a IL-10, pela redução da liberação de citocinas pró-inflamatórias, como o TNF-$\alpha$. Pode haver ainda um aumento de citocinas pró-inflamatórias em paralelo ao aumento de citocinas anti-inflamatórias, ocorrendo, assim, um equilíbrio nessa resposta, como na razão IL-12:IL-10. Esse estímulo por citocinas é importante, uma vez que favorece a ativação adequada das células imunológicas e ajuda a prevenir o estabelecimento de inflamações crônicas de baixo grau e o desenvolvimento de doenças.

Os efeitos do exercício físico na microbiota intestinal e, logo, a repercussão dessa interação na saúde, dependem de algumas características do exercício, principalmente, intensidade, volume e frequência. Quando realizado com frequência regular e intensidade moderada (entre 45 e 60% do $V_{O_2\,máx}$), o exercício pode ser capaz de aumentar algumas populações de bactérias produtoras de butirato no cólon ou de metabólitos que são convertidos em butirato. Consequentemente, há aumento na concentração desse ácido graxo no cólon, que está positivamente associado ao $V_{O_2\,máx}$. Como mencionado, o butirato tem função importante no tecido intestinal, principalmente, para o cólon. Ele participa do metabolismo oxidativo, sendo capaz de fosforilar a proteína AMPK (adenosina monofosfato-ativado proteinoquinase) e induzir a expressão gênica da proteína PGC-1$\alpha$ (coativador 1-alfa do receptor gama ativado por proliferador de peroxissomo) nos colonócitos, no músculo esquelético e no tecido adiposo marrom, aumentando a função mitocondrial e, consequentemente, o gasto energético. O butirato também pode atenuar o perfil inflamatório local e sistêmico a partir da inibição da via do NF-$\kappa$B na lâmina própria do intestino, estimulando as células T regulatórias a produzir IL-10 e atenuando a resposta inflamatória induzida por LPS. Essa regulação da resposta inflamatória é importante, uma vez que a inflamação de baixo grau favorece o aumento da permeabilidade intestinal. Além disso, ele é capaz de regular as concentrações luminais de oxigênio, favorecendo o ambiente para as bactérias comensais.

Já no esporte, atletas de modalidades coletivas, quando comparados a indivíduos com baixa regularidade de atividade física, eutróficos ou com sobrepeso, apresentam melhor perfil de citocinas pró e anti-inflamatórias, além de maior diversidade da microbiota intestinal. No entanto, exercícios de longa duração, extenuantes e/ou de alta intensidade podem apresentar algumas variáveis importantes. Tanto o estresse físico quanto o psicológico causados pelos treinamentos intensos e frequentes (associado ao calendário de competições) podem provocar imunodepressão, ou seja, uma queda na atividade e na eficiência da resposta imunológica após o exercício. Essa imunodepressão aumenta a suscetibilidade para infecções do trato respiratório superior. Além disso, é comum que os atletas apresentem desconfortos e sintomas gastrintestinais, tais como diarreia, flatulências, dores estomacais e vômito durante ou logo após sessões de exercícios prolongados. Uma vez que a microbiota intestinal tem relação direta com o sistema imunológico, é possível que haja efeito específico desse tipo de exercício na microbiota intestinal ou na fisiologia intestinal, como demonstrado recentemente pelo nosso grupo.

O exercício realizado acima de 65% do $V_{O_2 \text{ máx}}$, caracterizado como de alta intensidade, aumenta a atividade simpática, estimulando por um período maior o eixo HPA. O estímulo desse eixo leva à liberação de hormônios catabólicos, principalmente GABA, dopamina, epinefrina e norepinefrina, que vão atuar no trato gastrintestinal. A dopamina, por exemplo, é produzida em grande quantidade por células intestinais específicas e também por bactérias presentes na microbiota intestinal, e estimula o aumento da motilidade e do esvaziamento gástrico, a resposta imune, o comportamento de ansiedade e a sensação de dor. O GABA também é capaz de modular proteínas envolvidas com a barreira intestinal.

O aumento da atividade simpática relacionado com o exercício também atua no TGI. A maior liberação de catecolaminas pelas glândulas suprarrenais durante o exercício físico diminui o fluxo sanguíneo para a região do intestino, inibe os movimentos peristálticos e o esvaziamento gástrico. A redução do fluxo sanguíneo para o intestino também pode resultar em ambiente intestinal mais propício para bactérias patogênicas, como as espécies *Clostridium difficile* e *Clostridium perfringens*. Além disso, o eixo HPA e os hormônios catabólicos liberados durante o exercício podem estimular a secreção de mediadores como histaminas, proteases e citocinas pró-inflamatórias. Estes mediadores atuam no epitélio intestinal e podem enfraquecer a barreira intestinal. O enfraquecimento da barreira intestinal favorecerá a translocação do LPS.

Esses mecanismos estão diretamente ligados aos sintomas gastrintestinais citados anteriormente e às infecções do trato respiratório superior encontradas, principalmente, entre atletas que praticam esportes de resistência, como triátlon, maratonas, ciclismo, natação, entre outros. Apesar de o exercício aeróbio promover aumento da diversidade da microbiota intestinal, o estresse agudo do exercício prolongado extenuante pode enfraquecer a barreira intestinal e provocar problemas importantes que influenciam o desempenho esportivo. Por esse motivo, nos próximos tópicos serão abordadas estratégias nutricionais que podem prevenir tais eventos nesta população.

Até o momento não há relatos acerca dos efeitos do exercício aeróbio intervalado de alta intensidade (*high-intensity interval training* [HIIT]) na microbiota intestinal. Assim como a dieta e qualquer estímulo ambiental, o exercício físico é capaz de provocar mudanças rápidas, porém pequenas, na composição da microbiota intestinal. As mudanças mais impactantes se dão a partir da permanência do estímulo como um hábito regular (Figura 11.2).

## Relação exercício-dieta-microbiota intestinal

Os benefícios do exercício na microbiota e na fisiologia intestinal parecem acontecer independentemente dos efeitos da dieta. Dietas ricas em gordura, principalmente saturada, aumentam a circulação de ácidos biliares, com destaque para os ácidos secundários, que são considerados tóxicos para o ambiente intestinal e para algumas bactérias comensais. Além disso, algumas bactérias resistentes a esses ácidos são patogênicas e podem proliferar nesse meio, a exemplo da bactéria *Bilophila*. O excesso de gordura saturada favorece o aumento de infiltrados no tecido intestinal, entre eles, macrófagos e moléculas de gordura, que podem prejudicar a integridade da barreira intestinal, aumentando a permeabilidade dessa barreira. Consequentemente, essa situação pode favorecer a translocação do LPS e de bactérias patogênicas. Por outro lado, o treinamento físico aeróbio moderado pode ter efeito protetor na integridade e morfologia do epitélio intestinal, uma vez que ele é capaz de reduzir processos inflamatórios no intestino. Este tipo de treinamento é capaz de aumentar a atividade de enzimas antioxidantes, como por exemplo, a glutationa peroxidase, e citocinas anti-inflamatórias (IL-10). Além disso, pode haver diminuição de moléculas pró-inflamatórias, como IL-17 e TNF-$\alpha$, e de proteínas pró-apoptóticas, como as caspases 3 e 7. A atuação do exercício nesses marcadores promove uma atenuação da via do NF-$\kappa$B no cólon, inibindo uma via importante de inflamação. O treinamento físico aeróbio também é capaz de reduzir as vias de biossíntese de LPS.

Já no ponto que se refere à obesidade induzida pela dieta rica em gordura, uma maneira pela qual o exercício pode prevenir esta morbidade é por meio da modulação da microbiota intestinal. Algumas bactérias que estão aumentadas no indivíduo obeso são eficientes no processo de extração de energia a partir dos nutrientes da dieta e podem favorecer os processos de gliconeogênese e lipogênese, favorecendo o ganho de peso. Além disso, estudos que fizeram transplante de microbiota intestinal por amostras de fezes de ratos obesos para ratos magros mostraram que os magros aumentaram significativamente seu peso e o percentual de gordura corporal, mesmo mantendo a mesma alimentação. Por outro lado, estudos mostraram que mudanças na composição da microbiota intestinal que estiveram associadas com as mudanças na composição corporal (redução do percentual de gordura) e os AGCC são capazes de aumentar a oxidação de ácidos graxos e o gasto energético. Além disso, os AGCC também favorecem a liberação de hormônios no intestino, como o PYY e o GLP-1, que inibem o apetite. Como vimos anteriormente, o exercício

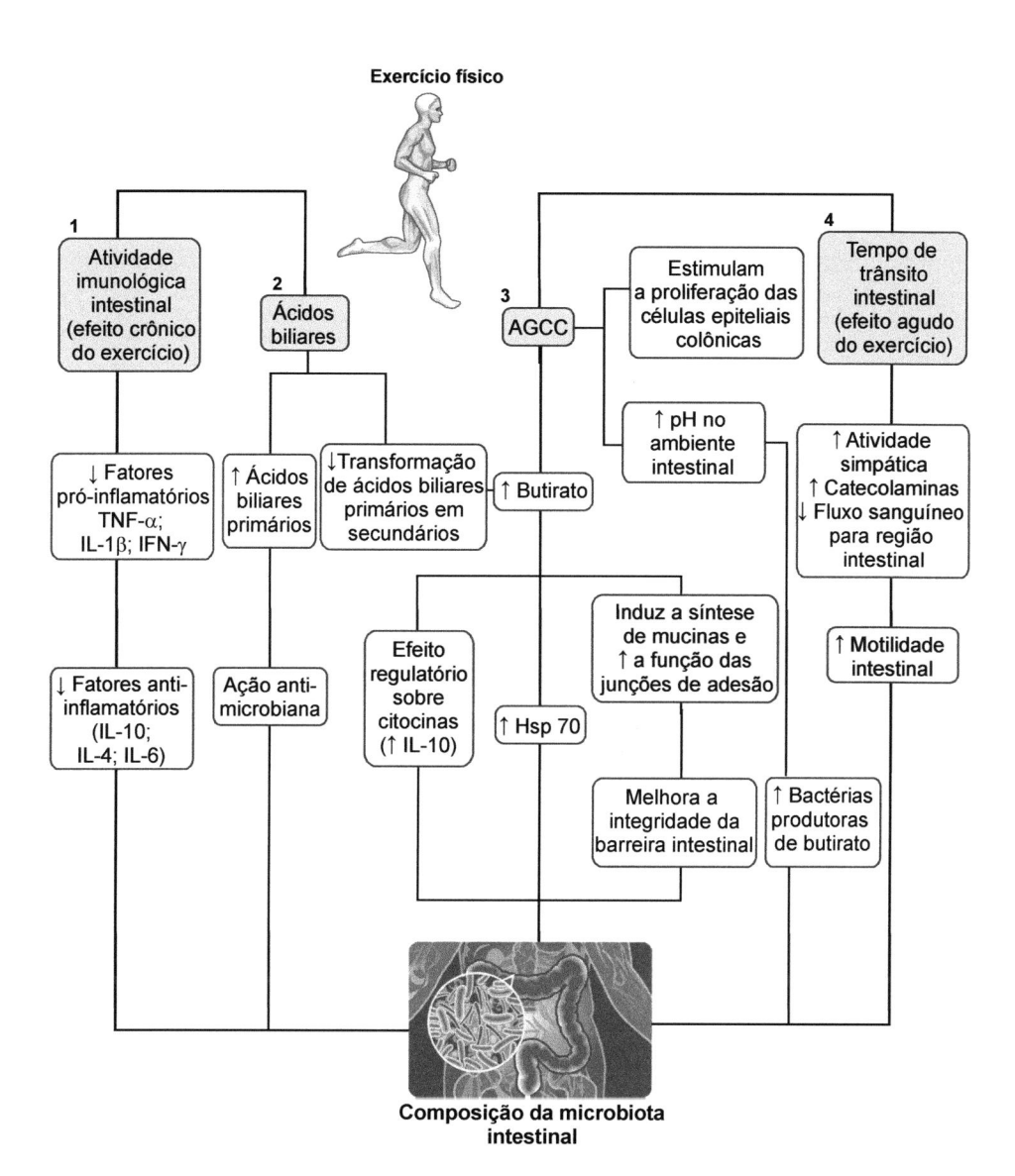

**Figura 11.2** Principais meios pelos quais o exercício físico pode influenciar a composição da microbiota intestinal: (1) pelas interações das bactérias colônicas e o sistema imune, em que o treinamento físico proporciona uma predominância da resposta anti-inflamatória na resposta pró-inflamatória; (2) pelo metabolismo dos ácidos biliares, os quais apresentam ação antimicrobiana, favorecendo o equilíbrio entre as espécies bacterianas intestinais; (3) pela produção dos ácidos graxos de cadeia curta (AGCC), especialmente o butirato, o qual contribui para a redução do pH do lúmen intestinal, favorecendo o crescimento de populações de bactérias produtoras, e apresenta ação protetora no epitélio intestinal; (4) pelo aumento da atividade simpática e de catecolaminas circulantes que aceleram o trânsito intestinal após o exercício, facilitando a formação e a passagem do bolo fecal. Como discutido com mais detalhes no capítulo, durante a realização do exercício físico ocorre a diminuição do fluxo sanguíneo para a região gastrintestinal, sendo a restrição relativa à intensidade do exercício realizado. ↑: aumenta/melhora; ↓: diminui; Hsp: proteína de choque térmico. (Adaptada de Costa *et al.*, 2017.)

físico é capaz de provocar mudanças que estão relacionadas com o aumento de bactérias comensais, produtoras destes AGCC, e a regulação na proporção entre os filos Firmicutes e Bacteroidetes em direção ao estabelecimento de um equilíbrio entre esses dois grupos. Os estudos também mostram que o exercício físico é capaz de prevenir o ganho de gordura corporal e atenuar os malefícios de uma dieta rica em gordura como, por exemplo, a inflamação, por meio de mudanças na composição da microbiota intestinal.

Os meios pelos quais o exercício atua na microbiota intestinal são independentes dos efeitos da dieta rica em gordura, porém o mesmo parece não acontecer em dietas com restrição calórica. Neste caso, a dieta restritiva e o exercício podem provocar uma redução de bactérias benéficas como, por exemplo, espécies de *Lactobacillus* e *Bifidobacterium*. Essas espécies são utilizadas como probióticos e têm ação importante na defesa contra agentes infecciosos, melhoram a atividade imunológica e a saúde gastrintestinal, como será detalhado no tópico a seguir. Portanto, a redução dessas espécies no meio intestinal pode não ser benéfica.

O consumo de proteínas pode ter os dois lados da moeda no que se refere à microbiota e à fisiopatologia intestinal. O consumo excessivo de carne vermelha favorece a metabolização da trimetilamina (TMA) em óxido-N-trimetilamina (TMAO) e essa conversão é realizada por algumas bactérias da microbiota intestinal. O aumento na produção de TMAO está relacionado com doenças cardiovasculares e câncer de cólon. Tanto a carne vermelha quanto a caseína, quando consumidas em excesso na dieta diariamente, estão associadas a aumento de danos celulares no DNA e redução da camada intestinal de muco. No entanto, o consumo de proteínas de origem animal e vegetal, dentro da recomendação diária estabelecida pelos órgãos de saúde pública (0,8 a 1,4 g/kg de peso/dia para fisicamente ativos ou 1,2 a 1,6 g/kg de peso/dia para atletas), contendo a presença de glutamina e aminoácidos essenciais, por indivíduos fisicamente ativos, está relacionado positivamente com o aumento da diversidade da microbiota intestinal.

Com relação ao consumo de fibras, as recomendações para a população são de ingestão em torno de, no mínimo, 25 e 38 g de fibras por dia para mulheres e homens, respectivamente. Uma vez que esses carboidratos complexos influenciam positivamente a composição da microbiota intestinal e são substratos para produção de AGCC (p. ex., butirato), atletas e praticantes de exercício físico devem ter atenção a estas recomendações. Além disso, estes AGCC melhoram o metabolismo e o gasto energético durante o exercício. Vale salientar que essas fibras são capazes de alterar o trânsito intestinal de modo a acelerá-lo ou atrasá-lo; portanto, a hidratação também deve estar de acordo com o movimento intestinal.

Principalmente por causa da ligação entre microbiota intestinal, possíveis modificações provocadas por estes microrganismos no ambiente intestinal e interação com a atividade imunológica, a administração de microrganismos exógenos com possíveis propriedades benéficas à saúde humana ganhou atenção na última década. No tópico a seguir serão abordados os probióticos e sua utilização por pessoas ativas e atletas.

## PROBIÓTICOS

De acordo com a FAO/WHO (2001), probióticos são "microrganismos vivos que, quando administrados em doses adequadas, conferem benefícios à saúde do hospedeiro". Até o momento, as espécies mais consumidas como elementos probióticos são bactérias sacarolíticas (produtoras de ácido láctico ou ácido acético). Em matriz alimentar, são encontradas para consumo em produtos lácteos (leites fermentados ou derivados), sendo as espécies mais comercializadas pertencentes aos gêneros *Lactobaccillus, Bifidobacterium* e *Enterococcus*. Atualmente no Brasil, é autorizada a utilização destes microrganismos em concentrações de $10^8$ a $10^9$ unidades formadoras de colônia (UFC), porém, fora do Brasil, é permitida a utilização de concentrações maiores, além de compostos multiespécies que contêm até 45 bilhões de microrganismos.

Cada espécie de probióticos age no organismo ou interage com a microbiota residente de maneira distinta. Por exemplo, *Lactobacillus rhamnosus* GG é uma espécie utilizada no tratamento de diarreias e capaz de aumentar a produção de butirato, ao contrário do *Bifidobacterium bifidum*, que tem efeito na constipação intestinal. No entanto, quando essas espécies são administradas em combinação, podem ter ação diferente, não necessariamente positiva ou negativa, do que quando administradas isoladamente. Por esse motivo, é necessária investigação prévia sobre qual a espécie ou combinação de espécies é mais indicada para se obterem os efeitos desejados.

De uma maneira geral, os probióticos conferem benefícios à saúde do hospedeiro. Eles são capazes de:

- Competir por substrato com microrganismos patogênicos, diminuindo sua disponibilidade para estes últimos
- Agir como barreira física, impedindo a passagem de microrganismos invasores para o interior do organismo
- Estimular a produção de muco pelas células de Paneth, causando modificações no pH local, tornando o ambiente menos favorável à proliferação de microrganismos patogênicos
- Produzir substâncias antimicrobianas (defensinas, mucinas, bacteriocinas), AGCC (acetato, butirato, propionato) e estimular a produção de neurotransmissores (GABA/serotonina, acetilcolina)
- Diminuir a permeabilidade intestinal a partir do fortalecimento da adesão paracelular (*gap junctions*)
- Interagir com as células do sistema imune, melhorando a atividade fagocítica dos macrófagos e o reconhecimento de antígenos por células dendríticas, estimulando a atividade de linfócitos T regulatórios e o aumento da produção de citocinas e imunoglobulinas (linfócitos B).

O tipo de modulação nas células imunológicas ou a interação com a microbiota residente é dependente da espécie de probiótico administrado, uma vez que algumas espécies estimulam respostas pró-inflamatórias e outras, a liberação de citocinas anti-inflamatórias. Deve-se levar em conta o contexto alimentar e a microbiota intestinal do indivíduo, ponderando-se que a microbiota intestinal varia amplamente em cada pessoa, podendo ser considerada como uma "impressão digital". O mesmo elemento probiótico pode ter diferentes efeitos em populações diferentes, de acordo com a microbiota com a qual este interage.

Os pré-bióticos são ingredientes seletivamente fermentados que resultam em alterações específicas na composição e/ou atividade da microbiota residente, proporcionando benefícios à saúde do hospedeiro. Inulina, fruto-oligossacarídeos (FOS) e galacto-oligossacarídeos (GOS) são exemplos de pré-bióticos e tipos de matéria orgânica que podem ser utilizados como substrato energético pelas bactérias intestinais residentes. Essas bactérias, portanto, fermentam esses pré-bióticos e produzem substâncias que conferem benefícios à saúde do hospedeiro, por exemplo, aumentando a produção de AGCC (butirato) e de muco, diminuindo o pH local, melhorando a atividade imunológica, entre outros.

Em geral os elementos probióticos comercializados em pó ou cápsulas normalmente estão associados a algum elemento pré-biótico; esta associação origina os elementos simbióticos. Quando um probiótico está associado à matriz alimentar, normalmente esta matriz é utilizada como fonte de energia para esses microrganismos, e o produto da fermentação destes também pode trazer benefícios para a saúde humana.

## Uso de probióticos no esporte

No meio esportivo os elementos probióticos estão sendo utilizados principalmente nas modalidades de resistência, e sua utilização tem por objetivo melhorar a resposta imunológica, reduzir o estresse oxidativo e os sintomas gastrintestinais que acometem grande parte destes atletas, principalmente, após sessões de exercício de característica intensa e prolongada (acima de 80% do $V_{O_2 máx}$ ou duração superior a 90 minutos).

É bem descrito e caracterizado na literatura que durante a realização do exercício prolongado extenuante ocorre queda transitória da resposta imunológica. As causas dessa imunodepressão estão relacionadas com o aumento das concentrações de hormônios do estresse (p. ex., catecolaminas e cortisol), o desequilíbrio nas concentrações entre as citocinas pró e anti-inflamatórias e a elevação do estresse oxidativo. Com isso, os atletas em período intenso de treinamento tornam-se mais suscetíveis ao acometimento por infecções do trato respiratório superior e infecções intestinais.

Além disso, o treinamento intenso e/ou prolongado tem por característica a restrição do fluxo sanguíneo para a região gastrintestinal. O exercício praticado acima de 80% do $V_{O_2 máx}$ pode ocasionar restrição grave do fluxo sanguíneo para o trato gastrintestinal, o que pode favorecer o acúmulo de metabólitos e a falta de aporte de oxigênio para esta região. Este quadro pode gerar apoptose das células intestinais, além do aumento da permeabilidade intestinal pela quebra das proteínas de oclusão, responsáveis por manter as células intestinais juntas, formando uma barreira. O aumento da permeabilidade facilita a passagem do LPS e este, por sua vez, ativa vias pró-inflamatórias, levando à endotoxemia. Atletas, por conta da sua rotina de treinos, podem ser expostos a este baixo grau de inflamação constantemente, trazendo prejuízos a seu estado de saúde a longo prazo. Algumas combinações de cepas de probióticos parecem atuar beneficamente na permeabilidade intestinal, revertendo o quadro descrito, conforme mostraram os estudos realizados por Lamprecht *et al.* (2012) e por Roberts *et al.* (2016) (Tabela 11.1).

Até o momento, não foram descobertas ou utilizadas cepas específicas que demonstrem potencial ergogênico no desempenho físico ou no retardo do limiar de fadiga, porém grande variedade de cepas e combinações já foram utilizadas em estudos visando, principalmente, à recuperação pós-exercício pela atenuação da imunodepressão relacionada com o exercício físico prolongado extenuante.

Os efeitos da utilização dos probióticos na imunodepressão estão relacionados com a diminuição da gravidade dos sinais e sintomas das infecções do trato respiratório superior, que acometem grande parte dos atletas de modalidades de longa duração. Os probióticos também são eficazes em aumentar a produção de IgA, o que seria importante para combater agentes patogênicos.

Alguns estudos também relataram a possível ação de determinadas cepas na atenuação do estresse oxidativo. É possível que uma das formas pelas quais os probióticos possam atuar seja pela produção de butirato, uma vez que ele participa diretamente do metabolismo oxidativo em células de todo o organismo. Ele também é capaz de fosforilar a proteína AMPK (adenosina monofosfato-ativado por proteinoquinase) e induzir a expressão gênica da proteína PGC-1$\alpha$ (coativador 1-alfa do receptor gama ativado por proliferador de peroxissomo) nos colonócitos, no músculo esquelético e no tecido adiposo marrom, aumentando a função mitocondrial, e, consequentemente, a possibilidade de produção de energia pelo metabolismo oxidativo. O butirato também atua atenuando o perfil inflamatório local e sistêmico a partir da inibição da via do NF-$\kappa$B na lâmina própria do intestino, estimulando as células T regulatórias a produzir IL-10 e diminuindo a resposta inflamatória induzida por LPS.

A Tabela 11.1, apresentada a seguir, mostra os resultados encontrados por estudos realizados nos últimos 5 anos no meio esportivo com a utilização de diferentes cepas de probióticos. Podemos notar que os efeitos estão relacionados com a utilização crônica desses microrganismos, sendo seus efeitos percebidos a partir de 4 semanas de utilização.

**Tabela 11.1** Estudos realizados com a utilização de probióticos no esporte.

| Probiótico utilizado/dose (UFC) | Período de uso | Modalidade | Efeito encontrado | Estudo |
|---|---|---|---|---|
| *Lactobacillus salivarius* – $2 \times 10^{10}$ | 16 semanas | Indivíduos muito ativos | Sem diferença do placebo para a gravidade e o número de episódios de ITRS ou em relação às células imunológicas | Gleeson *et al.* (2012) |
| Multiespécies: *Bifidobacterium bifidum* W23, *Bifidobacterium lactis* W51, *Enterococcus faecium* W54, *Lactobacillus acidophilus* W22, *Lactobacillus brevis* W63 e *Lactococcus lactis* W58 – $1 \times 10^{10}$ | 14 semanas | Atletas de resistência (corredores, ciclistas, triatletas) | Permeabilidade intestinal parece diminuir após o período de suplementação, que aparenta não ter influência em marcadores de estresse oxidativo | Lamprecht *et al.* (2012) |
| Multiespécies: *Lactobacillus gasseri* – $2,6 \times 10^{10}$; *Bifidobacterium bifidum* – $2 \times 10^{9}$; *Bifidobacterium longum* – $2 \times 10^{9}$ | 4 semanas | Jogadores profissionais de rúgbi | Incidência de sintomas (ITRS) e sintomas gastrintestinais foram maiores no grupo-placebo, sugerindo ação benéfica dos probióticos | Haywood *et al.* (2014) |
| *Bifidobacterium animalis* subsp. *lactis* BI-04 – $2 \times 10^{9}$; ou *Lactobacillus acidophilus* NCFM + *Bifidobacterium animalis* subsp. *lactis* Bi-07 – $5 \times 10^{9}$ | 20 semanas | Sujeitos fisicamente ativos | *Bifidobacterium animalis* spp. *lactis* BI-04 diminuiu o risco para episódios de ITRS | West *et al.* (2014) |
| *Lactobacillus helveticus* Lafti® L10 – $2 \times 10^{10}$ | 14 semanas | Atletas de elite de diversas modalidades | Diminuição da duração e sintomas de ITRS. Tendência para aumento da razão entre as células TCD4/TCD8 | Michalickova *et al.* (2016) |

**Tabela 11.1** Estudos realizados com a utilização de probióticos no esporte. (*Continuação*)

| Probiótico utilizado/ dose (UFC) | Período de uso | Modalidade | Efeito encontrado | Estudo |
|---|---|---|---|---|
| Multiespécies: *Lactobacillus acidophilus* CUL-60 (NCIMB 30157) – 1 × $10^{10}$; *Lactobacillus acidophillus* CUL-21 (NCIMB 30156) – 1 × $10^{10}$; *Bifidobacterium bifidum* CUL-20 (NCIMB 30172) – 9,5 × $10^9$; *Bifidobacterium animalis* spp. *lactis* CUL-34 (NCIMB 30153) – 5 × $10^9$; fruto-oligossacarídeo – 55,8 mg | 12 semanas | Atletas recreacionais de triátlon de longa distância | Uso do probiótico reduziu endotoxinas na avaliação realizada 6 dias após a prova e parece diminuir a permeabilidade intestinal e os sintomas gastrintestinais | Robert *et al.* (2016) |
| *Bifidobacterium bifidum* W23; *Bifidobacterium lactis* W51; *Enterococcus faecium* W54; *Lactobacillus acidophilus* W22; *Lactobacillus brevis* W63; *Lactococcus lactis* W58 – 1 × $10^{10}$ | 12 semanas | Atletas | Diminuiu sintomas de ITRS | Strasser *et al.* (2016) |
| Leite fermentado, contendo *Lactobacillus casei* Shirota – 6,5 × $10^9$ | 20 semanas | Atletas de resistência em modalidades individuais e coletivas | Não muda incidência, duração e gravidade de ITRS Estimulou a diminuição da produção de anticorpos para vírus Epstein-Barr e citomegalovírus, demonstrando maior habilidade do sistema imunológico em controlar as reações virais | Gleeson *et al.* (2016) |

ITRS: infecções do trato respiratório superior.

## Antibiótico e sua possível relação com o desempenho esportivo

O uso de antibióticos pode causar grandes mudanças na infância e na velhice; no entanto, também são prejudiciais para a microbiota intestinal de adultos, uma vez que eles causam redução da diversidade microbiana e aumento dos genes resistentes aos antibióticos, podendo levar a uma disbiose. A disbiose é caracterizada por um desequilíbrio na proporção entre os grupos de bactérias intestinais com maior aumento de bactérias gram-negativas, o que pode aumentar a liberação de LPS.

Antibióticos de largo espectro têm ação antibactericida em um grande número de bactérias, tanto patogênicas como simbióticas. É bastante comum a ocorrência de diarreia com a utilização deste tipo de medicação, o que está relacionado com aumento da permeabilidade intestinal e queda da resposta imunológica. No tratamento com amoxicilina, um terço ou mais dessa perda na diversidade pode ser recuperada após 1 mês.

Em geral os atletas utilizam antibióticos com grande frequência devido a sintomas e doenças que lhes acometem após as sessões de exercício extenuante. A rotina de treinamento intenso e o uso de antibióticos podem ser prejudiciais à sua saúde. O uso de probióticos também não deve ser iniciado juntamente com o uso de antibióticos, mas anteriormente e continuamente. É possível que seus benefícios amenizem os riscos do exercício intenso e do uso de antibióticos.

## CONCLUSÃO

A composição da microbiota intestinal é de grande importância para o melhor funcionamento do organismo de praticantes de exercícios e esportes. Esta tem ação em inúmeros processos relacionados com a quebra e a absorção de nutrientes, bem como a produção de substâncias que podem ser utilizadas como substrato enérgico para células intestinais ou que tenham função em processos metabólicos, ou ainda, que atuem como precursores para produção de outras substâncias. Além disso, deve-se considerar a interação da microbiota intestinal e do sistema imunológico.

O exercício físico é um fator capaz de causar modificações na composição da microbiota intestinal; o exercício aeróbio, em intensidade moderada, pode ser benéfico para ambos, o intestino e a microbiota intestinal; e o exercício prolongado extenuante ou intenso pode causar perturbações prejudiciais para os dois.

A utilização de elementos probióticos tem ampla aplicação, tanto no contexto desportivo como em doenças específicas, e no meio esportivo vem sendo utilizado para melhorar a resposta imunológica e a permeabilidade intestinal.

## BIBLIOGRAFIA

Angeli A, Minetto M, Dovio A *et al*. The overtraining syndrome in athletes: a stress-related disorder. Journal of Endocrinological Investigation. 2004; 27:603-12.

Bermon S, Petriz B, Kajènienè A *et al*. The microbiota: an exercise immunology perspective. Exercise Immunology Review. 2015; 21:70-9.

Brasil. Agência Nacional de Vigilância Sanitária (ANVISA). Alimentos com Alegacões de Propriedades Funcionais e ou de Saúde. Brasília, 2008. http://portal.anvisa.gov.br/alimentos/alegacoes. Acesso em agosto de 2017.

Bressa C, Bailén-Andrino M, Pérez-Santiago J *et al*. Differences in gut microbiota profile between women with active lifestyle and sedentary women. PLoS One. 2017; 12(2):e0171352.

Brouns F, Beckers E. Is the gut an athletic organ? Digestion, absorption and exercise. Sports Med. 1993; 15(4):242-57.

Campbell SC, Wisniewski PJ, Noji M *et al*. The effect of diet and exercise on intestinal integrity and microbial diversity in mice. PLoS ONE. 2016; 11(3):1-17.

Cerdá B, Pérez M, Pérez-Santiago JD *et al*. Gut microbiota modification: Another piece in the puzzle of the benefits of physical exercise in health? Frontiers in Physiology. 2016; 7(51):1-11.

Clark A, Mach N. Exercise-induced stress behavior, gut microbiota-brain axis and diet: a systematic review for athletes. J Int Soc Sports Nutr. 2016; 13:43.

Clark A, Mach N. The crosstalk between the gut microbiota and mitochondria during exercise. Frontiers in Physiology. 2017; 8:319-36.

Clarke SF, Murphy EF, O'sullivan O *et al*. Exercise and associated dietary extremes impact on gut microbial diversity. Gut. 2014; 63(12): 1913-20.

Cook MD, Allen JM, Pence BD *et al*. Exercise and gut immune function: evidence of alterations in colon immune cell homeostasis and microbiome characteristics with exercise training. Immunology and Cell Biology. 2016; 94(2):158-63.

Costa AV, Leite GSF, Resende AS *et al*. Exercise, nutrition and gut microbiota: possible links and consequences. International Journal of Sports and Exercise Medicine. 2017; 3(42017):063-9.

Costa AV, Neves W, Gama P *et al*. Aerobic exercise protects against intestinal villus damage induced by inflammation in rats. Medicine & Science in Sports & Exercise. 2017; 49(5S):324.

Cox AJ, Pyne DB, Saunders PU *et al*. Oral administration of the probiotic Lactobacillus fermentum VRI-003 and mucosal immunity in endurance athletes. Br J Sports Med. 2010; 44(4):222-6.

Cronin O, Molloy MG, Shanahan F. Exercise, fitness, and the gut. Current Opinion in Gastroenterology. 2016; 32(2):1.

Dahl WJ, Stewart ML. Position of the academy of nutrition and dietetics: Health implications of dietary fiber. J Acad Nutr Diet. 2015; 115:1861-70.

Den Besten G, Van Eunen K, Groen AK *et al*. The role of short-chain fatty acids in the interplay between diet, gut microbiota, and host energy metabolism. Journal of Lipid Research. 2013; 54:2325-40.

Derrien M, Van Hylckama Vlieg JE. Fate, activity, and impact of ingested bacteria within the human gut microbiota. Trends Microbiol. 2015; 23:354-66.

Dibaise JK *et al*. Gut microbiota and its possible relationship with obesity. Mayo Clinic proceedings. Mayo Clinic. 2008; 83(4):460-9.

Donaldson GP, Lee SM, Mazmanian SK. Gut biogeography of the bacterial microbiota. Nature Reviews Microbiology. 2015; 14(1):20-32.

Estaki M, Pither J, Baumeister P *et al*. Cardiorespiratory fitness as a predictor of intestinal microbial diversity and distinct metagenomic functions. The FASEB Journal. 2016; 30(1):1027-35.

Evans CC, Lepard KJ, Kwak JW *et al*. Exercise prevents weight gain and alters the gut microbiota in a mouse model of high fat diet-induced obesity. PLoS ONE. 2014; 9(3):e92193.

Everard A, Belzer C, Geurts L *et al*. Cross-talk between Akkermansia muciniphila and intestinal epithelium controls diet-induced obesity. Proceedings of the National Academy of Sciences. 2013; 110(22):9066-71.

Fayock K, Voltz M, Sandella B *et al*. Antibiotic precautions in athletes. Sports Health. 2014; 6(4):321-5.

Food and Agriculture Organization (FAO). Probiotics in food. Food Nut Pap. 2001; 85:71.

Funkhouser LJ, Bordenstein SR. Mom knows best: The universality of maternal microbial transmission. PLoS Biology. 2013; 11(8):1-9.

Gleeson M, Bishop NC, Oliveira M *et al*. Effects of a Lactobacillus salivarius probiotic intervention on infection, cold symptom duration and severity, and mucosal immunity in endurance athletes. Int J Sport Nutr Exerc Metab. 2012; 22(4):235-42.

Gleeson M, Bishop NC, Struszczak L. Effects of Lactobacillus casei shirota ingestion on common cold infection and herpes virus antibodies in endurance athletes: a placebo-controlled, randomized trial. Eur J Appl Physiol. 2016; 116(8):1555-63.

Guilloteau P, Martin L, Eeckhaut V *et al*. From gut to the peripheral tissues: the multiple effects of butyrate. Nutrition Research Reviews. 2010; 23:366-84.

Hansen CHF *et al*. Mode of delivery shapes gut colonization pattern and modulates regulatory immunity in mice. The Journal of Immunology. 2014; 193(3):1213-22.

Haywood BA, Black KE, Baker D *et al*. Probiotic supplementation reduces the duration and incidence of infections but not severity in elite rugby union players. J Sci Med Sport. 2014; 17(4):356-60.

Hill C, Guarner F, Reid G *et al*. Expert consensus document: The International Scientific Association for Probiotics and Prebiotics consensus statement on the scope and appropriate use of the term probiotic. Nat Rev Gastroenterol Hepatol. 2014; 11:506-14.

Ho JT, Chan GC, Li JC. Systemic effects of gut microbiota and its relationship with disease and modulation. BMC immunology. 2015; 16(1):21.

Hold GL. The gut microbiota, dietary extremes and exercise. Gut. 2014; 63(12):1838-9.

Holzer P, Farzi A. Neuropeptides and the microbiota-gut-brain axis. Adv Exp Med Biol. 2014; 817:195-219.

Janssen AW, Kersten S. The role of the gut microbiota in metabolic health. FASEB J. 2015; 29(8):3111-23.

Kang SS, Jeraldo PR, Kurti A *et al*. Diet and exercise orthogonally alter the gut microbiome and reveal independent associations with anxiety and cognition. Molecular Neurodegeneration. 2014; 9(36).

Kasabuchi M, Hasegawa S, Hiramatsu T *et al*. Dietary gut microbial metabolites, short-chain fatty acids, and host metabolic regulation. Nutrients. 2015; 7:2839-49.

Lam *et al*. Effects of dietary fat profile on gut permeability and microbiota and their relationships with metabolic changes in mice. Obesity (Silver Spring). 2015; 23(7):1429-39.

Lambert *et al*. Exercise training modifies gut microbiota in normal and diabetic mice. Appl Physiol Nutr Metab. 2015; 40(7):749-52.

Lamprecht M, Bogner S, Schippinger G et al. Probiotic supplementation affects markers of intestinal barrier, oxidation, and inflammation in trained men; a randomized, double-blinded, placebo-controlled trial. J Int Soc Sports Nutr. 2012; 9(1):45.

Lange K, Buerger M, Stallmach A et al. Effects of antibiotics on gut microbiota. Digestive Diseases. 2016; 34. p. 260-8.

Lira FS, Rosa JC, Pimentel GD et al. Endotoxin levels correlate positively with a sedentary lifestyle and negatively with highly trained subjects. Lipids in health and disease. 2010; 9:82.

Lozupone C et al. Diversity, stability and resilience of the human gut microbiota. Nature. 2012; 489(7415):220-30.

Martin R et al. Isolation of bifidobacteria from breast milk and assessment of the bifido-bacterial population by PCR-denaturing gradient gel electrophoresis and quantitative real-time PCR. Applied and Environmental Microbiology. 2009; 75(4):965-9.

Matsumoto M, Inoue R, Tsukahara T et al. Voluntary running exercise alters microbiota composition and increases n-butyrate concentration in the rat cecum. Bioscience, Bio-technology, and Biochemistry. 2008; 72(2):572-6.

Matsuo T, Saotome K, Selno S et al. Low-volume, high-intensity, aerobic interval exercise for sedentary adults: $V_{O_2 máx}$, cardiac mass, and heart rate recovery. European Journal of Applied Physiology. 2014; 114:1963-72.

Mcfarland LV. Meta-analysis of probiotics for prevention of antibiotic associated diarrhea and treatment of Clostridium difficile disease. Am J Gastroenterol. 2006; 101:812-22.

Michalickova D, Minic R, Dikic N et al. Lactobacillus helveticus Lafti L10 supplementa-tion reduces respiratory infection duration in a cohort of elite athletes: a randomized, double-blind, placebo-controlled trial. Appl Physiol Nutr Metab. 2016; 41(7):782-9.

Morgan XC, Tickle TL, Sokol H et al. Dysfunction of the intestinal microbiome in inflam-matory bowel disease and treatment. Genome Biol. 2012; 13:R79.

Neish AS. Microbes in gastrointestinal health and disease. Gastroenterology. 2009; 136(1):65-80.

Pantoja-Feliciano IG et al. Biphasic assembly of the murine intestinal microbiota during early development. The ISME Journal. 2013; 7(6):1112-5.

Patel R, Dupont HL. New approaches for bacteriotherapy: prebiotics, new-generation probiotics, and synbiotics. Clin Infect Dis. 2015; 60:S108-S121.

Pedersen BK, Saltin B. Evidence for prescribing exercise as therapy in chronic disease. Scand J Med Sci Sports. 2006; 16(Suppl 1):3-63.

Peters H, De Vries WR, Vanberge-Henegouwen GP et al. Potential benefits and hazards of physical activity and exercise on the gastrintestinal tract. Gut. 2001; 48(3):435-9.

Petriz BA, Castro AP, Almeida JA et al. Exercise induction of gut microbiota modifications in obese, non-obese and hypertensive rats. BMC Genomics. 2014; 15:511.

Queipo-Ortuño MI, Seoane LM, Murri M et al. Gut microbiota composition in male rat models under different nutritional status and physical activity and its association with serum leptin and ghrelin levels. PLoS One. 2013; 8(5):e65465.

Rajilic-Stojanovic M, De Vos WM. The first 1000 cultured species of the human gastroin-testinal microbiota. FEMS Microbiology Reviews. 2014; 38(5):996-1047.

Roberts JD, Suckling CA, Peedle GY et al. An exploratory investigation of endotoxin levels in novice long distance triathletes, and the effects of a multi-strain probiotic/prebiotic, antioxidant intervention. Nutrients. 2016; 8(11).

Rogier EW, Frantz AL, Bruno MEC et al. Secretory antibodies in breast milk promote long-term intestinal homeostasis by regulating the gut microbiota and host gene expression.

Proceedings of the National Academy of Sciences of the United States of America. 2014; 111(8):3074-9.

Sánchez B, Delgado S, Blanco-Míguez A *et al.* Probiotics, gut microbiota, and their influence on host health and disease. Mol Nutr Food Res. 2017; 61(1).

Sirisinha S. The potential impact of gut microbiota on your health: Current status and future challenges. Asian Pac J Allergy Immunol 2016; 34:249-64.

Sokol H, Pigneur B, Watterlot L *et al.* Faecalibacterium prausnitzii is an anti-inflammatory commensal bacterium identified by gut microbiota analysis of Crohn disease patients. Proceendings of the National. Academy of Sciences USA. 2008; 105:16731-6.

Steinert A, Radulovic K, Niess JH. Gastrointestinal tract: the leading role of mucosal immunity. Swiss Medical Weekly. 2016; 146:14293.

Strasser B, Geiger D, Schauer M *et al.* Probiotic supplements beneficially affect tryptophan-kynurenine metabolism and reduce the incidence of upper respiratory tract infections in trained athletes: a randomized, double-blinded, placebo-controlled trial. Nutrients. 2016; 8(11):752.

Strober W. Impact of the gut microbiome on mucosal inflammation. Trends Immunol. 2013; 34(9):423-30.

Toden S, Bird AR, Topping DL *et al.* Resistant starch prevents colonic DNA damage induced by high dietary cooked red meat or casein in rats. Cancer Biol Ther. 2006; 5: 267-72.

Tremaroli V, Bäckhed F. Functional interactions between the gut microbiota and host metabolism. Nature. 2012; 489(7415):242-9.

Turnbaugh PJ *et al.* An obesity-associated gut microbiome with increased capacity for energy harvest. Nature. 2006; 444(7122):1027-31.

van Wijck K, Lenaerts K, Van Loon LJ *et al.* Exercise-induced splanchnic hypoperfusion results in gut dysfunction in healthy men. PLoS One. 2011; 6(7):e22366.

Walker AW, Duncan SH, Mcwilliam Leitch *et al.* pH and peptide supply can radically alter bacterial populations and short-chain fatty acid ratios within microbial communities from the human colon. Applied and Environmental Microbiology. 2005; 71:3692-700.

West NP, Horn PL, Pyne DB *et al.* Probiotic supplementation for respiratory and gastrointestinal illness symptoms in healthy physically active individuals. Clin Nutr. 2014; 33(4):581-7.

Zoetendal EG, Vaughan EE, De Vos WM. A microbial world within us. Molecular Microbiology. 2006; 59(6):1639-50.

# Novos Recursos Ergogênicos com Potencial para Aumento de Desempenho Esportivo | ATP, Malato-Citrulina e Sais de Cetona

Fernanda Lima-Soares, Kassiana Araujo Pessôa e Nelo Eidy Zanchi

## INTRODUÇÃO

A descoberta de substâncias com propriedades ergogênicas constitui um desafio para as ciências nutricionais. Identificadas essas propriedades, a caracterização de sua especificidade (tipo de atividade na qual melhora o desempenho), a dosagem, a forma de administração e os mecanismos de ação são necessários. Em busca recente na literatura (e também em *sites* especializados na área de nutrição esportiva), pudemos observar que três "novos" compostos vêm sendo utilizados como recursos ergogênicos nutricionais, com boas perspectivas de melhora do desempenho esportivo, um deles com possibilidade de utilização no âmbito clínico. São eles a adenosina trifosfato (ATP), a malato-citrulina e os sais de cetona. Essas substâncias, quando ingeridas por indivíduos praticantes de atividades físicas, são capazes de potencializar o metabolismo energético muscular em diversos níveis, que vão desde o aumento na disponibilidade de ATP até o incremento na produção de energia mitocondrial por intermediários do ciclo de Krebs (malato) ou por eliminação de metabólitos celulares no ciclo da ureia (citrulina, constituindo o suplemento malato-citrulina) e a utilização do próprio substrato metabólico na produção de energia (sais de cetona). À sua maneira, cada uma dessas substâncias recentemente investigadas parece ser capaz de trazer melhorias ao desempenho físico. Essas características bioquímicas, seus efeitos ergogênicos, mecanismos de ação e possíveis aplicações clínicas serão apresentados e discutidos neste capítulo.

## ADENOSINA TRIFOSFATO

O ATP é a principal fonte de energia das células e fornece virtualmente todo o potencial energético para as funções fisiológicas desde o transporte de proteínas e lipídios, a comunicação celular, a síntese de DNA (ácido desoxirribonucleico) e, não menos importante, a contração muscular. Durante exercícios físicos intensos, os níveis de utilização de ATP muscular excedem muitas vezes a sua taxa de utilização no repouso e no exercício moderado. De acordo com essa perspectiva e considerando que as reservas musculares de ATP são limitadas, quanto maior a oferta de ATP durante exercícios intensos, maior seria o desempenho e menor seria a fadiga. Seguindo essa linha de raciocínio, a suplementação com ATP exógeno aumentaria esse desempenho, já que proveria o músculo esquelético da molécula que ele mais necessita durante as contrações vigorosas, o ATP. Contudo, a seguir serão abordadas as variáveis a serem consideradas em relação a esse assunto.

O aumento exógeno da concentração de ATP dentro de uma célula muscular não é exatamente fácil. Como a molécula de ATP regula diretamente todos os processos energéticos dentro de uma célula, o incremento ou a diminuição dessa concentração de maneira indiscriminada (sem correlação com determinantes fisiológicos) poderia ser de pouco valor e até mesmo perigoso para o músculo esquelético e outros tecidos. Por essa razão, acredita-se que a concentração de ATP, mesmo sob influência de suplementação exógena, não seja muito influenciada dentro de uma célula muscular. Isso se explica, parcialmente, porque grande parte do ATP ingerido através de vias exógenas (suplementação oral) é degradado no sistema digestório. Mesmo assim, já foram identificados transportadores de produtos da degradação direta do ATP (transportadores nucleosídicos) no intestino delgado, o que sugere que o ATP administrado oralmente possa ser utilizado e absorvido pelo corpo humano.

A fim de contornar esses vieses no aspecto da absorção, algumas alternativas têm sido adotadas, como a infusão de ATP na corrente sanguínea e a utilização de suplementos orais de ATP, com camadas externas resistentes à degradação no sistema digestório por hidrolases ácidas. Outro ponto importante é que, apesar de grandes dosagens de ATP (administradas por via oral ou intravenosa) resultarem em importantes alterações fisiológicas cardíacas e pulmonares, isso não acarretou aumento paralelo das concentrações plasmáticas de ATP. Entretanto, as concentrações intracelulares de ATP nos eritrócitos aumentam intensamente após a infusão de ATP em ratos, durante 24 horas. Desse modo, é postulado que os efeitos fisiológicos da suplementação com ATP nos músculos podem advir não do aumento nas concentrações plasmáticas de ATP, mas da concentração de ATP nas células sanguíneas, que poderiam fornecer essa molécula extracelularmente aos músculos em contração. Outra possibilidade é a ampliação do fluxo sanguíneo mediada pela elevação nas concentrações de ATP nas células sanguíneas, pois a molécula de ATP é uma mediadora do relaxamento do músculo liso vascular. Embora plausíveis, essas associações nunca foram comprovadas diretamente no músculo esquelético.

As doses recomendadas para aumentar o desempenho muscular por suplementos contendo ATP e comercializados por fábricas de suplementos é da ordem de 100 a 400 mg/dia, embora possam chegar até a 5.000 mg em estudos de caracterização farmacocinética do ATP oral. A maior parte dos estudos relatados na literatura esportiva se encontra na faixa de 100 a 400 mg/dia em suplementação aguda e crônica. Em um estudo publicado em 2004 por Jordan *et al.*, observou-se que a suplementação com ATP durante 14 dias em baixa (125 mg) e alta (250 mg) dosagens não promoveu efeitos ergogênicos nas diversas variáveis avaliadas, como o desempenho em atividades anaeróbias. Entretanto, foi relatado pequeno efeito de aumento da força máxima e submáxima nesses indivíduos. Em outro estudo, os sujeitos foram suplementados com ATP durante 15 dias (400 mg/dia, divididos em duas tomadas diárias), sendo avaliados em relação ao desenvolvimento de força e potência em equipamento isocinético para membros inferiores. Embora o trabalho total e a potência não tenham sido aumentados, os autores desse estudo relataram diminuição da fadiga muscular avaliada pelo torque, em membros inferiores. Essas observações levaram os autores a especular que a suplementação com ATP pudesse acarretar benefícios cumulativos ao exercício extenuante, o qual, se repetido cronicamente, poderia aumentar a força e a massa muscular.

Com a finalidade de investigar os efeitos duradouros do ATP previamente postulados, pesquisadores investigaram os efeitos da suplementação de longa duração (12 semanas, 400 mg/dia, dose única) do ATP em treinamentos de força. Foram avaliados aumento da potência (salto vertical), da força (agachamento e salto) e da massa muscular (composição corporal e espessura muscular). Importante, o estudo periodizou as 12 semanas de treinamento, para que diferentes fases do treinamento fossem investigadas. Os resultados apontaram que os indivíduos suplementados apresentaram aumentos localizados da massa muscular e da massa corporal magra, superiores aos indivíduos apenas treinados (não suplementados). Além disso, os indivíduos suplementados apresentaram aumento da força muscular e da potência, o que indica efeitos ergogênicos do ATP na produção e manutenção da energia muscular, durante exercícios de alta intensidade. A fim de investigar os efeitos crônicos da suplementação com ATP (sem associação prévia com o treinamento físico), Purpura *et al.* (2017) acompanharam 42 indivíduos que usaram 400 mg/dia de suplemento, durante 2 semanas, em estudo duplo-cego e randomizado. Esse estudo demonstrou que, em atividades anaeróbias de potência como o salto, a suplementação com ATP não traz benefícios, provavelmente porque não há diminuição sustentada do ATP muscular nessas atividades. Por outro lado, a potência anaeróbia em bicicleta, após séries sucessivas de *sprint*, mostrou-se aumentada, o que vai a favor da suposição de que atividades mais intensas e realizadas em sequência são as que mais se beneficiam dos efeitos do ATP oral. Outro importante achado desse estudo foi que as concentrações de ATP (e também dos metabólitos de sua degradação, ADP e AMP) mostraram-se elevadas no sangue dos indivíduos suplementados, indicando possível mecanismo de ação extracelular sanguíneo. De maneira muito interessante, a suplementação aguda com ATP aumenta o fluxo sanguíneo muscular em animais (ratos) e seres humanos, durante e após o exercício de força, na condição de estimulação elétrica (ratos) executando contrações voluntárias (seres humanos) (três séries, 50% de 1 repetição máxima [RM]). Acredita-se que o aumento do fluxo sanguíneo durante e após o exercício induza a retirada de resíduos metabólicos, como lactato e ureia, ajudando no aumento do desempenho e na recuperação muscular. O possível mecanismo envolvido seria o de que o ATP advindo dos eritrócitos atuaria nas células adjacentes do endotélio vascular, em receptores purinérgicos, causando relaxamento da musculatura lisa e aumento do fluxo sanguíneo muscular. Os possíveis mecanismos que explicam os efeitos fisiológicos da suplementação de ATP no desempenho estão esquematizados a seguir na Figura 12.1.

A associação da suplementação de ATP conjuntamente a outros suplementos ergogênicos pode trazer benefícios no desempenho também. A esse respeito, já foi demonstrado que a suplementação de ATP associada ao beta-hidroximetilbutirato (beta-HMB), um derivado do aminoácido leucina que apresenta efeitos anticatabólicos na musculatura, tem resultados superiores aos apresentados somente pelo ATP, embora isso não tenha sido averiguado diretamente. Em estudo recente de Lowery *et al.* (2016), a associação dos dois suplementos (400 mg/dia de ATP + 3 g/dia de HMB) foi testada contra a ingestão de substância placebo em associação ao treinamento físico de força, utilizando um modelo de treinamento de força periodizado, durante 12 semanas. Neste estudo, verificou-se que a associação desses suplementos apresentou efeitos muito superiores aos do grupo-placebo nas variáveis força, espessura muscular, massa livre de gordura e potência anaeróbia. Embora não comparados diretamente, os valores apresentados nesse estudo foram relatados como

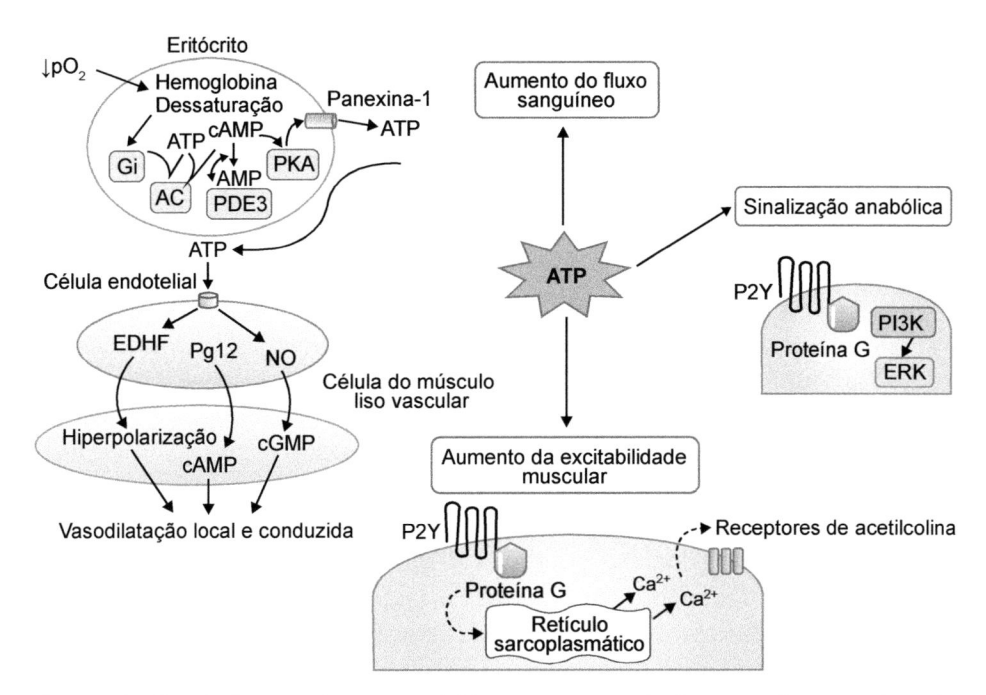

**Figura 12.1** Possíveis mecanismos envolvidos no aumento do desempenho muscular pela suplementação oral de ATP. Esses efeitos incluem, mas não estão restritos a, aumento na vasodilatação e aumento no fluxo sanguíneo muscular; aumento na excitabilidade muscular; aumento na sinalização anabólica. (Esta figura encontra-se reproduzida em cores no Encarte.)

superiores aos apresentados por outros estudos que avaliaram a suplementação com ATP isoladamente, o que demonstra possível benefício em se associar o ATP a outros suplementos ergogênicos.

Concluímos que a suplementação com ATP no âmbito esportivo, embora relativamente recente, apresenta benefícios no desempenho físico tanto agudo como crônico em modalidades de força e potência musculares. Os possíveis mecanismos vão desde o incremento do fluxo sanguíneo muscular até o aumento do ATP nas hemácias. Esse aumento crônico do desempenho físico, especialmente em associação a outros suplementos apresentando propriedades anticatabólicas ou anabólicas (caso do HMB), pode acelerar o processo de recuperação e ganho de massa muscular. Outros estudos são necessários para confirmar esses achados.

## MALATO-CITRULINA

A malato-citrulina constitui uma combinação de dois compostos – o aminoácido L-citrulina e o ácido málico (ou malato) –, estando presente em boa parte dos suplementos "pré-treino" da atualidade. Em termos gerais, a premissa básica desse suplemento é reunir as propriedades vasodilatadoras e destoxificantes do aminoácido L-citrulina às propriedades metabólicas do malato na geração de energia. A seguir será abordada a associação desses dois compostos e os efeitos ergogênicos obtidos por esses mecanismos de ação. No entanto, antes de abordarmos a malato-citrulina, faremos uma abordagem individualizada sobre a citrulina e o malato, separadamente.

A L-citrulina é um aminoácido não essencial, sintetizado pelos hepatócitos no ciclo da ureia, que participa da síntese do aminoácido L-arginina em um processo conhecido como citrulinação. Em latim, o nome que se dá à melancia é *citrulo*, alimento do qual a L-citrulina foi primeiramente isolada, sendo encontrada em grandes quantidades. Para entendermos a ação vasodilatadora da L-citrulina, precisamos primeiro compreender que, em nosso organismo, uma molécula sinalizadora-chave conhecida como óxido nítrico (NO) carrega a importante função de dilatar os vasos sanguíneos. A vasodilatação é um processo importante na musculatura em contração, pois proporciona ao músculo a oxigenação (e remoção de subprodutos do metabolismo), conectando assim, o metabolismo muscular ao cardiovascular por meio do sistema sanguíneo. Dessa maneira, aumentos no fluxo sanguíneo muscular são esperados durante o exercício físico e, se esse fenômeno puder ser incrementado, espera-se que haja incremento também nos desempenhos muscular e atlético. Nessa perspectiva, o aminoácido L-citrulina participa indiretamente das vias de vasodilatação, pois aumenta a produção de L-arginina (apresentado a seguir), o substrato da enzima NO sintetase (NOS). A NOS é a enzima que converte L-arginina em NO, e quando o processo ocorre na parede dos vasos (o principal sítio de localização da enzima NOS, na sua isoforma endotelial), o aumento no NO vascular causa vasodilatação e, com isso, elevação do fluxo sanguíneo e do desempenho. Curiosamente, apesar de ser o substrato da NOS, o consumo de L-arginina pela via oral não parece trazer benefícios na vasodilatação dependente do NO, no músculo em contração. Os motivos para a ausência de efeitos parecem estar ligados a uma extensa degradação da L-arginina no fígado pela enzima arginase, antes de chegar à circulação, o que tornaria sua administração oral de pouca utilidade para finalidades de vasodilatação durante o exercício.

Uma vez que a L-arginina apresenta baixa biodisponibilidade quando consumida por via oral, outras maneiras de aumentar a chegada de L-arginina nos vasos sanguíneos e tecidos (e com isso aumentar a produção de NO e o fluxo sanguíneo) são possíveis. Uma delas é a suplementação com L-citrulina, que tem a propriedade de ser convertida em L-arginina nos rins pelo processo de citrulinação. O aumento na concentração de L-arginina (pelo consumo de L-citrulina) explica grande parte dos efeitos ergogênicos da L-citrulina na vasodilatação, no desempenho e no metabolismo. Outro mecanismo pelo qual a suplementação com L-citrulina pode aumentar o desempenho é pela eliminação de maior quantidade de amônia, que é produzida durante exercícios de alta intensidade. Durante exercícios intensos, ocorre produção aumentada de amônia, que se acumula no músculo esquelético quando a adenosina monofosfato (AMP, um subproduto do ATP) é desaminada a inosina monofosfato (IMP). O acúmulo de amônia no músculo esquelético tem sido relacionado com o surgimento de fadiga. Dessa maneira, a suplementação com L-citrulina facilitaria a destoxificação da amônia durante o exercício e melhoraria o processo de recuperação. Corroborando tais efeitos, verificou-se que a suplementação com L-citrulina (dose 2,4 g) retardou o tempo de exaustão em bicicleta, em indivíduos treinados e suplementados antes do exercício. Quando comparados os efeitos da L-arginina e da L-citrulina em doses equivalentes (L-citrulina = 6 g + 4,3 g de maltodextrina/dia e L-arginina = 6 g + 4,3 g de maltodextrina/dia), foi observado que a L-citrulina apresentou efeitos ergogênicos mais favoráveis do que a L-arginina na cinética de oxigênio, no tempo até a exaustão (e o trabalho total) e na pressão sanguínea durante um exercício de alta intensidade, realizado em bicicleta. Contudo, outros trabalhos não observaram o mesmo incremento de desempenho. De maneira geral, a suplementação com citrulina apresenta efeitos ergogênicos em algumas modalidades, mas demonstra ausência de efeitos em outros estudos, e poucas evidências sobre efeitos ergogênicos em indivíduos treinados, mesmo sendo capaz de aumentar a produção de metabólitos do NO. Por essas e outras razões a L-citrulina tem sido conjugada com o malato, no intuito de melhorar o desempenho físico.

O malato, ou ácido málico, é um composto encontrado em alguns alimentos (especialmente com sabor azedo como a maçã, a pera, o tomate e a cereja), sendo muito utilizados como conservantes. O malato é também um intermediário do ciclo de Krebs, de onde é derivada a produção de energia aeróbia nas células. Sua suplementação apresenta o potencial de aumentar essa produçãopor meio das reações anapleróticas (reações que formam intermediários metabólicos). Para isso, o malato desempenha um papel central na transferência da molécula dc nicotinamida adenina dinucleotídio (NADH), do citoplasma celular para a mitocôndria (devido à impermeabilidade da membrana mitocondrial interna ao NADH). Isso ocorre em um processo denominado "lançadeira malato-aspartato", em que o oxalacetato citoplasmático recebe hidrogênios do NADH (oriundos da glicólise anaeróbica) e os lança no interior das mitocôndrias, sob a forma de malato. Na sequência, o malato é convertido a aspartato (na matriz mitocondrial), e esse aspartato é lançado no citoplasma celular. No citoplasma, é reconvertido a oxalacetato, e inicia um novo ciclo de transporte de íons hidrogênio, oriundos do NADH citoplasmático. O resultado final é a possibilidade de lançar íons hidrogênio para o interior das mitocôndrias na dependência do malato (e do aspartato), e esses íons hidrogênio podem ser transformados em energia (ATP) na cadeia de transporte de elétrons. Se o processo ocorrer com maior velocidade, existe a possibilidade de maior produção de energia aeróbia. Não só a suplementação com malato pode aumentar essa produção de energia, mas também a suplementação com aspartato parece ser capaz de fazê-lo (o outro aminoácido participante dessa reação). A suplementação com malato pode aumentar diretamente a produção de ATP, considerando que o malato é um intermediário do ciclo de Krebs, por si só.

Em relação ao malato e o desempenho, um estudo realizado em camundongos demonstrou um aumento de 4 vezes na geração de intermediários do ciclo de Krebs no início do exercício, após sua suplementação isolada, durante 30 dias (0,210 e 0,630 g/kg – doses baixa e alta). Nesse estudo, a capacidade de esforço (natação forçada) mostrou-se aumentada em 26,1 e 28,5%, nas doses descritas antes, respectivamente. Interessantemente, a atividade da enzima malato desidrogenase hepática (uma marcadora da atividade da lançadeira malato-aspartato) também mostrou incremento nos animais suplementados. Isso foi interpretado pelos autores como benéfico para o desempenho, dado que as concentrações de lactato plasmático também se mostraram reduzidas nos animais suplementados. Uma possibilidade é que tenha havido aumento na remoção do lactato e utilização do mesmo como fonte energética pelo fígado.

A respeito da malato-citrulina, pesquisas recentes têm investigado seu papel no desempenho em exercícios de força. Nos estudos com seres humanos, a dosagem que tem demonstrado efeitos ergogênicos pré-exercício é de 6 a 8 gramas, e os resultados são o aumento no número de repetições realizadas em exercícios submáximos (até a falha concêntrica) e a quantidade de trabalho total realizado pelos sujeitos, após múltiplas séries de exercício de força (para os músculos do tronco ou das pernas). Contrariamente, um estudo recente com as mesmas variáveis falhou em demonstrar efeitos ergogênicos da malato-citrulina no exercício de força ou na recuperação muscular. Os efeitos ergogênicos da malato-citrulina também já foram observados em mulheres submetidas ao exercício de força. Em relação a seus efeitos ergogênicos em modalidades esportivas, foi demonstrado que a suplementação aguda com malato-citrulina em tenistas profissionais da categoria máster (mulheres com idade média de 51 anos, ingestão de dose aguda de 8 gramas, 60 minutos antes do exercício), apresentaram aumento da força máxima de preensão manual e também da potência anaeróbia máxima e explosiva, avaliadas pelo teste de Wingate em bicicleta estacionária. Em contrapartida, em estudo realizado com ciclistas treinados, o consumo de 12 gramas de malato-citrulina (ingerida 60 minutos antes do exercício), seguido de uma bateria de testes físicos (compostos por exercícios aeróbios e anaeróbios em bicicleta), não demonstrou aumento no desempenho. Em outro estudo, dessa vez envolvendo jogadores profissionais de handebol, a suplementação com malato-citrulina foi testada ao longo de 4 semanas de treinamento (3 g/dia, divididos em três tomadas diárias junto com as refeições). Os testes foram realizados antes e após as 4 semanas de suplementação, e foi analisada a produção de lactato sanguíneo, no repouso, ao final do esforço e após 5 e 20 minutos de recuperação. Apesar de não haver grande detalhamento sobre o programa de treinamento realizado nesse estudo, os autores relataram diminuição da lactacidemia sanguínea no período de recuperação imediatamente pós-exercício, o que foi interpretado pelos mesmos como benéfico para o desempenho.

Nos estudos que puderam evidenciar melhora no desempenho, os mecanismos supracitados de ação combinada, da citrulina e do malato (vasodilatação, remoção de metabólitos e geração de energia), possivelmente respondem por seus efeitos ergogênicos. É importante ressaltar que, enquanto os feitos de produção de energia e vasodilatação parecem ocorrer no músculo em contração, os efeitos de remoção de metabólitos, como a amônia, parecem ocorrer no fígado, conforme sintetizado na Figura 12.2. Até o momento, nenhum estudo comparou diretamente os efeitos isolados da citrulina ou do malato, contra os efeitos da malato-citrulina, o que dificulta a comparação dos dois compostos, mas facilitaria a compreensão de seus efeitos ergogênicos.

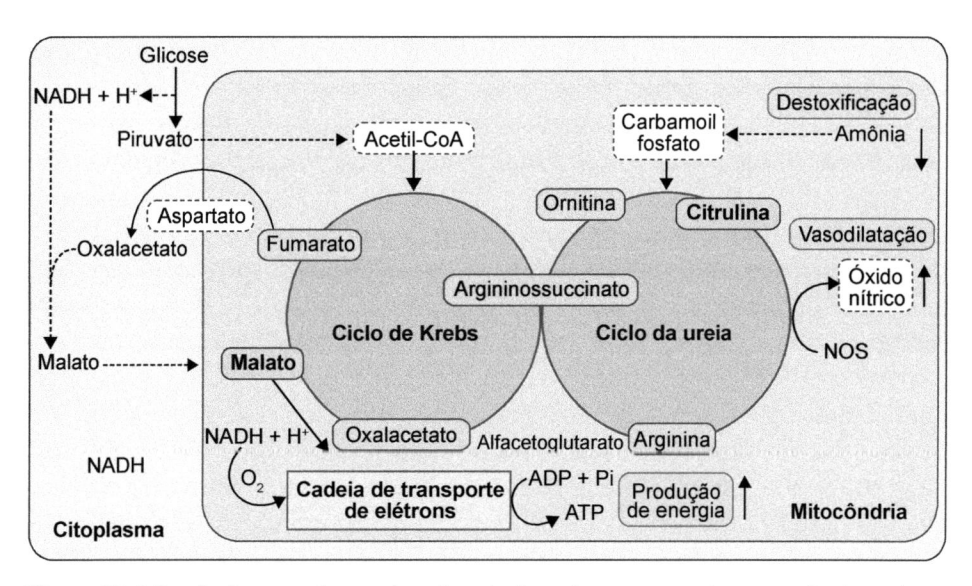

**Figura 12.2** Possíveis mecanismos de ação relacionados com a suplementação de malato-citrulina. *À esquerda*, estão representados os possíveis efeitos do malato na musculatura esquelética. São eles: (1) aumento na produção de intermediários do ciclo de Krebs no músculo esquelético em contração (via lançadeira malato-aspartato ou via entrada direta no ciclo de Krebs), induzindo aumento na produção de ATP; (2) maior remoção de íons hidrogênio, reduzindo seu acúmulo no citoplasma celular e, com isso, a fadiga. *À direita*, estão representados os possíveis efeitos da citrulina na musculatura esquelética. São eles: (1) remoção da amônia produzida pelo músculo em contração, potencialmente reduzindo a fadiga; (2) produção de óxido nítrico (NO). A citrulina participa do ciclo de produção do NO (ciclo do óxido nítrico) pelo aumento na produção do aminoácido L-arginina. A L-arginina é o substrato da enzima NO sintetase endotelial (eNOS), a qual catalisa a formação de NO, induzindo a vasodilatação.

Por outro lado, ainda não é clara a razão pela qual diversos estudos falharam em observar os efeitos ergogênicos. Um motivo bastante relatado é que as modalidades de exercício empregadas e/ou os testes de esforço utilizados para avaliar seus benefícios no desempenho não foram adequados ou compatíveis com os efeitos ergogênicos da malato-citrulina. Como a maioria dos estudos utilizou doses que foram efetivas em diversas condições (8 a 12 gramas, 1 hora antes do exercício), provavelmente a questão da dose não seria um impedimento para se observarem efeitos ergogênicos. Concluímos que, apesar de diversos estudos apontarem efeitos ergogênicos positivos da malato-citrulina no desempenho, outros estudos são necessários para se elucidarem as discrepâncias observadas até o momento.

## SAIS DE CETONA

O uso do jejum com o intuito de provocar modificações benéficas no metabolismo foi descrito no ano 400 antes de cristo (a.C.) no livro intitulado *O tratado do corpo Hipocrático*. Nesta mesma coleção, os autores de *Epidemia* descrevem o caso de um homem que foi curado da doença epiléptica devido à completa abstinência de alimentos e bebidas. À luz da ciência atual, o jejum e suas propriedades curativas na doença epiléptica estão relacionados com o processo de desintegração incompleta dos ácidos graxos no fígado. Isso se dá porque, na ausência ou redução importante dos carboidratos, o fígado passa de órgão utilizador de carboidratos e sintetizador de lipídios a "queimador" de lipídios e sintetizador de corpos cetônicos, este último o produto da desintegração incompleta dos ácidos graxos no órgão. Os corpos cetônicos (três moléculas denominadas acetoacetato, 3-hidroxibutitrato e acetona, respectivamente) são compostos ricos em energia (especialmente o acetoacetato e o 3-hidroxibutirato), sendo transportados do fígado para a corrente sanguínea e utilizados por órgãos como coração, córtex renal, músculos esqueléticos e cérebro. É no cérebro que os corpos cetônicos produzidos pelo jejum (antes descrito) exercem seus efeitos anticonvulsivantes, por diferentes mecanismos, que vão desde alterações na síntese de ATP até diminuição na excitabilidade neuronal, por aumento na síntese de neurotransmissores inibitórios.

Quando a produção de corpos cetônicos ocorre ao longo de alguns dias, o organismo aumenta os níveis plasmáticos de cetonas, atingindo o estado de "cetose" (Figura 12.3), sendo referido como cetose nutricional quando oriundo do baixo consumo dietético de carboidratos e cetose diabética quando oriundo dos baixos níveis de insulina apresentados por indivíduos diabéticos em estado descompensado (principalmente indivíduos diabéticos do tipo 1). Sinais físicos de que o corpo está em estado de cetose são, mas não estão restritos a: sede, vontade de urinar frequentemente, hálito "adocicado" e diminuição do apetite. O último efeito é desejável em indivíduos que buscam a dieta cetogênica como forma de reduzir o volume ponderal.

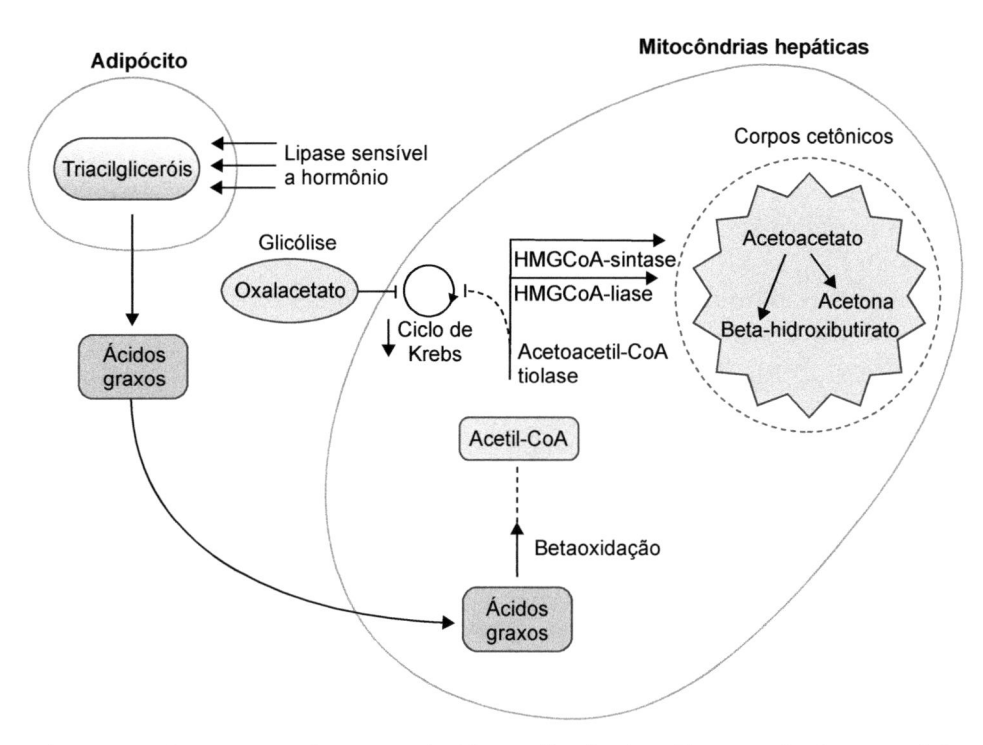

**Figura 12.3** Os corpos cetônicos produzidos no fígado têm diferentes destinos metabólicos em diversos órgãos e tecidos. Eles são também uma fonte potencial de energia no músculo esquelético, inclusive durante o exercício, em estados de restrição de carboidratos. Corpos cetônicos também podem ser ingeridos diretamente pela via oral (cetose nutricional), demonstrando efeitos ergogênicos quando consumidos antes do exercício. Nesse caso, seu maior destino metabólico não é o fígado, mas a musculatura esquelética, sendo oxidados o $CO_2$ e a água, por processo denominado cetólise (para maior clareza, o leitor é orientado a consultar o texto).

Considerando-se que os corpos cetônicos carregam o potencial de serem utilizados pelo músculo em contração, mas que, entrar "naturalmente" em estado de cetose envolve uma série de adaptações fisiológicas que levam dias para ocorrer, pensou-se em um modo mais prático de se induzir a cetose no organismo. Esse modo seria o consumo de cetonas por via oral (sob a forma de ésteres ou sais), na forma de suplemento, o que é denominado cetose nutricional. Conforme descrito, o termo "corpos cetônicos" refere-se à produção de acetoacetato, 3-hidroxibutitrato e acetona, pelo acúmulo da acetil-CoA mitocondrial nos hepatócitos; no entanto, somente o acetoacetato e a acetona são considerados tecnicamente cetonas (um grupo carbonil ligado a dois átomos de hidrogênio). O 3-hidroxibutitrato é um corpo cetônico, mas não é considerado uma cetona, pois seus átomos de hidrocarbono são substituídos por um grupamento hidroxila.

As fórmulas comercialmente disponíveis de sais de cetona oferecem 8 a 12 gramas de 3-hidroxibutirato e 1 grama de sódio por dose, e o seu consumo é uma maneira rápida e prática de aumentar as concentrações corporais de corpos cetônicos, quando comparadas ao jejum de carboidratos. Ésteres de cetona ou sais de cetona (cetona conjugada a um sal, geralmente sódio ou potássio) têm sido utilizados para aumentar a cetonemia; no caso da cetonas, estas precisariam ser convertidas a corpos cetônicos no fígado. Enquanto a dieta cetogênica ou o jejum demoram dias para colocar o organismo em estado de cetose, a ingestão de suplementos de cetona pode aumentar rapidamente a cetonemia, alcançando concentrações plasmáticas máximas em torno de 1 a 2 horas. Em relação à sua eficiência energética, um estudo realizado no músculo cardíaco registrou um rendimento de 28% na eficiência do miocárdio em produzir energia, em resposta à administração de glicose associada à cetona, em comparação à geração de energia pela glicose isoladamente. Isso parece acontecer porque o 3-hidroxibutirato produz mais calor em seu processo de combustão do que os carboidratos. No entanto, o quociente respiratório (RQ) para o 3-hidroxibutirato é o mesmo que o da glicose (0,89).

A fim de avaliar essas propriedades bioquímicas dos sais de cetona no desempenho, alguns estudos foram realizados tanto em animais quanto em seres humanos, mas o número de investigações ainda é escasso devido à sua recente utilização. Em um estudo recente realizado por Cox *et al.* (2016), foi investigado o efeito da suplementação com éster de cetona (573 mg/kg) em comparação com bebida carboidratada em vários experimentos diferentes, todos realizados em atletas de resistência. Nesse importante estudo, foram avaliadas desde medidas plasmáticas de substratos energéticos até biopsias musculares e produção de metabólitos (análise metabolômica). Na variável desempenho (1 hora de ciclismo em esteira rolante a 75% da potência aeróbia máxima, seguida por teste contra o tempo por mais 30 minutos), os atletas suplementados com éster de cetona + carboidratos aumentaram significativamente a distância máxima percorrida (cerca de 2%) e diminuíram significativamente a produção de lactato sanguíneo, em comparação ao grupo suplementado apenas com carboidratos. Interessantemente, a suplementação com o éster de cetona também aumentou a utilização de triacilgliceróis intramusculares (mesmo com quantidades significativas de carboidratos na bebida), o que indica um deslocamento da oxidação de carboidratos para a oxidação de ácidos graxos na musculatura esquelética, um efeito diferente daquele induzido pela dieta cetogênica (em que há aumento na oxidação de gorduras, mas os carboidratos estão muito reduzidos). Outro achado interessante desse estudo, e que corrobora o exposto previamente, é que a suplementação com o éster de cetona induziu a preservação do glicogênio muscular ao final do teste de exercício. Os autores especularam que a aumentada oxidação de cetona e de lipídios poderia ter inibido a velocidade da glicólise, conforme proposto por Randle (1962). De fato, os autores também investigaram os intermediários da via glicolítica, e estes mostraram-se diminuídos na musculatura dos indivíduos suplementados com o éster de cetona. As implicações são de que, em atividades de resistência, o éster de cetona pode modificar a hierarquia de utilização de nutrientes em favor da cetona e dos lipídios, poupando o glicogênio muscular. Em contrapartida, a redução da atividade glicolítica pode fazer com que o atleta perca potência, especialmente em atividades que dependam da glicólise anaeróbia. A esse respeito, O'Malley *et al.* (2017) testaram os efeitos do beta-hidroxibutirato na oxidação de lipídios e no desempenho aeróbio em indivíduos suplementados com beta-hidroxibutirato (0,3 g/kg) e indivíduos suplementados com placebo. As variáveis avaliadas foram a oxidação de lipídios em exercício de 30, 60 e 90% do $V_{O_2 máx}$ e também um teste de bicicleta contra o tempo (desempenho aeróbio e anaeróbio). Conforme demonstrado, a oxidação de lipídios aumentou no grupo suplementado com beta-hidroxibutirato nas intensidades submáximas de 30 e 60% do $V_{O_2 máx}$. Contudo, na atividade de alta intensidade (teste contra o tempo), o desempenho no grupo suplementado com sais de cetona mostrou-se menor.

Em indivíduos treinados, a suplementação com sais de cetona tem demonstrado resultados que vão desde o aumento na oxidação de corpos cetônicos até a diminuição do desempenho, conforme exposto a seguir. Em um estudo realizado com ciclistas treinados ($V_{O_2 máx}$ cerca de 60 m$\ell$/kg/min), a ingestão de duas doses de sais de cetona ingeridas antes do exercício (60 e 15 minutos antes do exercício), cada dose sendo equivalente a 3,8 g/kg (beta-hidroxibutirato), no qual o exercício foi composto por teste gradual de esforço em esteira rolante (30, 40, 50, 60, 70, 80% do $V_{O_2 máx}$, 8 minutos em cada carga), os indivíduos suplementados não demonstraram melhoras na eficiência muscular, aparecimento de lactato no sangue ou mudanças na percepção de esforço. O quociente respiratório (QR) para oxidação de substratos mostrou-se aumentado no grupo suplementado, o que pode indicar maior utilização de sais de cetona. Interessantemente, a glicemia sanguínea mostrou-se diminuída em alguns momentos, o que pode indicar maior utilização de gorduras no grupo suplementado. No entanto, o uso do QR para avaliação da utilização de sais de cetona é limitado no presente momento, principalmente porque o beta-hidroxibutirato pode ser convertido a acetoacetado no fígado, e a oxidação do acetoacetato gera QR da ordem de 1,0, enquanto o beta-hidroxibutirato produz valores da ordem de 0,89. Isso pode dificultar a interpretação do QR como utilizando um ou outro substrato energético, ou limitar a interpretação sobre o uso das gorduras e carboidratos endógenos. Em outro estudo, realizado por Rodger *et al.* (2017) em ciclistas altamente treinados ($V_{O_2 máx}$ 68 m$\ell$/kg/min), os indivíduos foram suplementados com 11,7 g de beta-hidroxibutirato, divididos em duas doses, a primeira 20 minutos antes do exercício e a segunda aos 45 minutos de exercício, sendo que o exercício consistiu em 90 minutos de ciclismo (80% do segundo limiar ventilatório), seguido por teste máximo de desempenho (4 minutos). Nesse estudo, a suplementação de beta-hidroxibutirato, em relação ao grupo placebo, aumentou significativamente as concentrações sanguíneas de beta-hidroxibutirato, elevou o QR e também o consumo de oxigênio submáximo ($V_{O_2 \text{ submáx}}$), durante o exercício realizado durante 90 minutos. No entanto, não foram observadas melhoras no teste de 4 minutos. Resultados similares foram relatados por Leckey *et al.* (2017), testando ciclistas altamente treinados ($V_{O_2 \text{ máx}}$ 71 m$\ell$/kg/min) que consumiram o éster de cetona antes do exercício (duas doses de 0,25 g/kg cada, consumidas 25 e 5 minutos antes do exercício), sendo o exercício uma simulação de 31,17 km do campeonato mundial de ciclismo da Noruega. Nesse estudo, os níveis sanguíneos de glicose e lactato mostraram-se reduzidos no grupo suplementado, e os níveis de acetoacetato e beta-hidroxibutirato mostraram-se aumentados. Entretanto, o desempenho não aumentou no grupo suplementado sob as circunstâncias testadas anteriormente. Uma informação muito importante a respeito dos estudos realizados foi a altíssima taxa de ocorrência de efeitos adversos nos indivíduos suplementados, principalmente desconforto gastrintestinal.

Em outro estudo recente, Holdsworth *et al.* (2017) levaram em consideração as propriedades do éster de cetona enquanto substrato (em associação com a glicose), sobre a reposição de glicogênio muscular, após uma sessão aguda de exercícios (levando à depleção de glicogênio). O desenho experimental desse estudo foi composto por exercício de depleção do glicogênio muscular em bicicleta ergométrica (115 minutos) seguido de: (a) suplementação com solução controle e infusão de salina; (b) suplementação com solução controle e infusão de glicose; e (c) suplementação com solução de éster de cetona (615 mg/kg) seguido de infusão de glicose. A glicose foi infundida durante 120 minutos e as taxas de infusão foram relatadas como altas (10 mM), sendo comparáveis à ingesta ótima de carboidratos dietéticos pela alimentação (da ordem de 1,0 a 1,2 g/kg por 4 a 6 horas). Como resultados, os autores relataram que, no grupo suplementado com éster de cetona, o glicogênio muscular aumentou em níveis 50% superiores àqueles observados nos outros dois grupos. O estér de cetona também se mostrou insulinotrópico (secretor de insulina) nesse estudo, o que pode ter contribuído para a melhor reposição do glicogênio muscular.

Das informações relatadas, concluímos que a cetose é um fenômeno com amplas repercussões na medicina e no desempenho físico, sendo tradicionalmente induzida pela dieta cetogênica. Os sais de cetona com a finalidade esportiva parecem ser uma estratégia muito interessante, especialmente por sua propriedade de aumento na oxidação de lipídios, mesmo na vigência de carboidratos dietéticos, o que pode trazer importantes repercussões no aprimoramento da composição corporal, além de implicações na saúde, especialmente relacionadas ao metabolismo. O desempenho esportivo em diferentes modalidades ainda necessita ser avaliado. Entretanto, de acordo com os resultados descritos, eles podem ser prejudicados em algumas modalidades de alta intensidade (ou não sofrer benefícios), mesmo na ocorrência do desvio nas vias de produção de energia.

## BIBLIOGRAFIA

Agteresch HJ, Dagnelie PC *et al.* Adenosine triphosphate: established and potential clinical applications. Drugs. 1999; 58:211-32.

Arts IC, Coolen EJ, Bours MJ *et al.* Adenosine 5′-triphosphate (ATP) supplements are not orally bioavailable: a randomized, placebo-controlled cross-over trial in healthy humans. J Int Soc Sports Nutr. 2012; 9:16-8.

Bailey SJ, Blackwell JR, Lord T *et al.* L-citrulline supplementation improves $O_2$ uptake kinetics and high-intensity exercise performance in humans. J Appl Physiol. 2015; 119:385-95.

Bangsbo J, Krustrup P, González-Alonso J *et al.* ATP production and efficiency of human skeletal muscle during intense exercise: effect of previous exercise. Am J Physiol Endocrinol Metab. 2001; 280(6):E956-64.

Bendahan D, Mattei JP, Ghattas B *et al.* Citrulline/malate promotes aerobic energy production in human exercising muscle. Br J Sports Med. 2002; 36:282-9.

Bescos R, Sureda A, Tur JA *et al.* The effect of nitric oxide-related supplements on human performance. Sports Med. 2012; 42:99-117.

Briand J, Blehaut H, Calvayrac R *et al.* Use of a microbial model for the determination of drug effects on cell metabolism and energetics: study of citrulline-malate. Biopharm. Drug Dispos. 1992; 13:1-22.

Brock AJ. Greek medicine – being extracts illustrative of medical writers from Hippocrates to Galen. New York: AMS Press; 1977.

Cahill Jr. GF. Fuel metabolism in starvation. Annu Rev Nutr. 2006; 26:1-22.

Clarke K1, Tchabanenko K, Pawlosky R *et al.* Kinetics, safety and tolerability of (R)-3-hydroxybutyl (R)-3-hydroxybutyrate in healthy adult subjects. Regul Toxicol Pharmacol. 2012; 63(3):401-8.

Collins JK, Wu G, Perkins-Veazie P *et al.* Watermelon consumption increases plasma arginine concentrations in adults. Nutrition. 2007; 23(3):261-6.

Coolen EJ, Arts IC, Bekers O *et al.* Oral bioavailability of ATP after prolonged administration. Br J Nutr. 2011; 105:357-66.

Cordás T, Claudino A. Transtornos alimentares: fundamentos históricos. Revista Brasileira de Psiquiatria. 2002; 24(3):3-6.

Cox PJ, Clarke K. Acute nutritional ketosis: implications for exercise performance and metabolism. Extrem Physiol Med. 2014; 3:17.

Cox PJ, Kirk T, Ashmore T, Willerton K *et al.* Nutritional ketosis alters fuel preference and thereby endurance performance in athletes. Cell Metab. 2016; 24(2):256-68.

Cunniffe B, Papageorgiou M, O'Brien B *et al.* acute citrulline-malate supplementation and high-intensity cycling performance. J Strength Cond Res. 2016; 30(9):2638-47.

Cutrufello PT, Gadomski SJ, Zavorsky GS. The effect of l-citrulline and watermelon juice supplementation on anaerobic and aerobic exercise performance. J Sports Sci. 2015; 33:1459-66.

Da Silva DK, Jacinto JL, De Andrade WB *et al.* Citrulline malate does not improve muscle recovery after resistance exercise in untrained young adult men. Nutrients. 2017; 9(10). pii:E1132.

Dawson AG. Oxidation of cytosolic NADH formed during aerobic metabolism in mammalian cells. Trends Biochem Sci. 1979; 4:171-6.

Eto K, Suga S, Wakui M *et al.* NADH shuttle system regulates KATP channel- dependent pathway and steps distal to cytosolic Ca2+ concentration elevation in glucose induced insulin secretion. J Biol Chem. 1999; 274:25386-92.

Evans M, Cogan KE, Egan B. Metabolism of ketone bodies during exercise and training: physiological basis for exogenous supplementation. J Physiol. 2017; 595(9):2857-71.

Evans M, Patchett E, Nally R *et al.* Effect of acute ingestion of β-hydroxybutyrate salts on the response to graded exercise in trained cyclists. Eur J Sport Sci. 2018; 16:1-11.

Farney TM, Bliss MV, Hearon CM *et al.* The effect of citrulline malate supplementation on muscle fatigue among healthy participants. Journal of Strength and Conditioning. 2017.

Frayn KN. Calculation of substrate oxidation rates in vivo from gaseous exchange. Journal of Applied Physiology. 1983; 55:628-34.

Freeman J, Veggiotti P, Lanzi G *et al.* Institute of Neurology IRCCS C. Mondino Foundation. The ketogenic diet: from molecular mechanisms to clinical effects. Epilepsy Res. 2006; 68(2):145-80.

Gibala MJ, Young ME, Taegtmeyer H. Anaplerosis of the citric acid cycle: role in energy metabolism of heart and skeletal muscle. Acta Physiol Scand. 2000; 168:657-65.

Glenn JM, Gray M, Jensen A *et al.* Acute citrulline-malate supplementation improves maximal strength and anaerobic power in female, masters athletes tennis players. Eur J Sport Sci. 2016; 16(8):1095-103.

Glenn JM, Gray M, Wethington LN *et al.* Acute citrulline malate supplementation improves upper- and lower-body submaximal weightlifting exercise performance in resistance-trained females. Eur J Nutr. 2017; 56(2):775-84.

Gonzales JU, Raymond A, Ashley J *et al.* Does l-citrulline supplementation improve exercise blood flow in older adults? Exp Physiol. 2017; 102(12):1661-71.

Hickner RC, Tanner CJ, Evans CA *et al.* L-citrulline reduces time to exhaustion and insulin response to a graded exercise test. Med Sci Sports Exerc. 2006; 38:660-6.

Holdsworth DA, Cox PJ, Kirk T *et al.* A ketone ester drink increases postexercise muscle glycogen synthesis in humans. Med Sci Sports Exerc. 2017; 49(9):1789-95.

Insel P, Ross D, Bernstein M *et al.* Sportlight on metabolism and energy balance. Discovering nutrition. Burlington: Jones and Bartlett Learning. 2016. p. 372-3.

Jäger R, Roberts MD, Lowery RP *et al.* Oral adenosine-5-triphosphate (ATP) administration increases blood flow following exercise in animals and humans. Journal of the International Society of Sports Nutrition. 2014; 11(1):28.

Jobgen WS, Fried SK, Fu WJ *et al.* Regulatory role for the arginine nitric oxide pathway in metabolism of energy substrates. J Nutr Biochem. 2006; 17:571-88.

Jordan AN, Jurca R, Abraham EH *et al.* Effects of oral ATP supplementation on anaerobic power and muscular strength. Med Sci Sports Exerc. 2004; 36(6):983-90.

Kemper MF, Srivastava S, Todd King M *et al.* An ester of β-hydroxybutyrate regulates cholesterol biosynthesis in rats and a cholesterol biomarker in humans. Lipids. 2015; 50(12):1185-93.

Khakh BS, Henderson G. ATP receptor-mediated enhancement of fast excitatory neurotransmitter release in the brain. Mol Pharmacol. 1998; 54(2):372-8.

Kichenin K, Seman M. Chronic oral administration of ATP modulates nucleoside transport and purine metabolism in rats. J Pharmacol Exp Ther. 2000; 294:126-33.

Kiyici F, Eroğlu H, Kishali NF *et al.* The effect of citrulline/malate on blood lactate levels in intensive exercise. Biochem Genet. 2017; 55(5-6):387-94.

Kossoff E. The fat is in the fire: ketogenic diet for refractory status epilepticus. Epilepsy Curr. 2011; 11:88-9.

Krebs HA. The regulation of the release of ketone bodies by the liver. Adv Enzyme Regul. 1966; 4:339-54.

Kushmerick MJ, Conley KE. Energetics of muscle contraction: the whole is less than the sum of its parts. Biochem Soc Trans. 2002; 30:227-31.

Lancha Jr. AH, Recco MB, Abdalla DS *et al*. Effect of aspartate, asparagine, and carnitine supplementation in the diet on metabolism of skeletal muscle during a moderate exercise. Physiol Behav. 1995; 57(2):367-71.

Leckey JJ, Ross ML, Quod M *et al*. Ketone diester ingestion impairs time-trial performance in professional cyclists. Front Physiol. 2017; 8:806.

Lowery RP, Joy JM, Rathmacher JA *et al*. Interaction of beta-hydroxy-beta-methylbutyrate free acid and adenosine triphosphate on muscle mass, strength, and power in resistance trained individuals. J Strength Cond Res. 2016; 30(7):1843-54.

Lowesnten JM, Goodman MN. The purine nucleotide cycle in skeletal muscle. Federation Proceedings. 1978; 37:2308-12.

Lundberg JO, Weitzberg E, Gladwin MT. The nitrate-nitrite-nitric oxide pathway in physiology and therapeutics. Nat Rev Drug Discov. 2008; 7:156-67.

Mandel H, Levy N, Izkovitch S *et al*. Elevated plasma citrulline and arginine due to consumption of Citrullus vulgaris (watermelon). J Inherit Metab Dis. 2005; 28:467-72.

Mortensen SP, Thaning P, Nyberg M *et al*. Local release of ATP into the arterial inflow and venous drainage of human skeletal muscle: insight from ATP determination with the intravascular microdialysis technique. J Physiol. 2011; 589:1847-57.

O'Malley T, Myette-Cote E, Durrer C, Little JP. Nutritional ketone salts increase fat oxidation but impair high-intensity exercise performance in healthy adult males. Appl Physiol Nutr Metab. 2017. 42(10):1031-5.

Paoli A, Rubini A, Volek JS *et al*. Beyond weight loss: a review of the therapeutic uses of very-low-carbohydrate (ketogenic) diets. Eur J Clin Nutr. 2013; 67(8):789-96.

Parkin JM, Carey MF, Zhao S *et al*. Effect of ambient temperature on human skeletal muscle metabolism during fatiguing submaximal exercise. J Appl Physiol. 1999; 86(3):902-8.

Pastor-Anglada M, Errasti-Murugarren E, Aymerich I *et al*. Concentrative nucleoside transporters (CNTs) in epithelia: from absorption to cell signaling. J Physiol Biochem. 2007; 63:97-110.

Pérez-Guisado J, Jakeman PM. Citrulline malate enhances athletic anaerobic performance and relieves muscle soreness. J Strength Cond Res. 2010; 24(5):1215-22.

Petrovic V, Buzadzic B, Korac A *et al*. Antioxidative defence alterations in skeletal muscle during prolonged acclimation to cold: role of L-arginine/NO-producing pathway. J Exp Biol. 2008; 211:114-20.

Phinney SD, Bistrian BR, Evans WJ *et al*. The human metabolic response to chronic ketosis without caloric restriction: preservation of submaximal exercise capability with reduced carbohydrate oxidation. Metabolism. 1983; 32(8):769-76.

Purpura M, Rathmacher JA, Sharp MH *et al*. Oral adenosine-5'-triphosphate (ATP) administration increases postexercise ATP levels, muscle excitability, and athletic performance following a repeated sprint bout. J Am Coll Nutr. 2017; 36(3):177-83.

Purvis JL, Lowenstein JM. The relation between intra- and extramitochondrial pyridine nucleotides. The Jornal Biological Chemistry. 1961; 236:2794-803.

Rabier D, Kamoun P. Metabolism of citrulline in man. Amino Acids. 1995; 9:299-316.

Rapaport E, Salikhova A, Abraham EH. Continuous intravenous infusion of ATP in humans yields large expansions of erythrocyte ATP pools but extracellular ATP pools are elevated only at the start followed by rapid declines. Purinergic Signal. 2015; 11:251-62.

Rathmacher JA, Fuller JC, Baier SM *et al*. Adenosine-5-triphosphate (ATP) supplementation improves low peak muscle torque and torque fatigue during repeated high intensity exercise sets. Journal of the International Society of Sports Nutrition. 2012; 9(1):48.

Rodger S, Plews D, Laursen P *et al*. Oral β-hydroxybutyrate salt fails to improve 4-minute cycling performance following submaximal exercise. Journal of Science and Cycling. 2017; 6:26-31.

Rouge C, Des Robert C, Robins A *et al.* Manipulation of citrulline availability in humans. Am J Physiol Gastrointest Liver Physiol. 2007; 293:1061-7.

Sato K, Kashiwaya Y, Keon CA *et al.* Insulin, ketone bodies, and mitochondrial energy transduction. FASEB J. 1995; 9(8):651-8.

Schimke RT. Enzymes of arginine metabolism in mammalian cell culture 1. Repressivo of argininosuccinate synthetase and argininosuccinase. J Biol Chem. 1964; 239:136-45.

Schwedhelm E, Maas R, Freese R *et al.* Pharmacokinetic and pharmacodynamic properties of oral L-citrulline and L-arginine: impacto n nitric oxide metabolism. Br J Clin Phamacol. 2008; 65(1):51-9.

Sessa WC, Hecker M, Mitchell JA *et al.* The metabolism of L-arginine and its significance for the biosynthesis of endothelium-derived relaxing factor: L-glutamine inhibits the generation of L-arginine by cultured endothelial cells. Proc Natl Acad Sci U S A. 1990; 87(21):8607-11.

Solomonson LP, Flam BR, Pendleton LC *et al.* The caveolar nitric oxide synthase/arginine regeneration system for NO production in endothelial cells. J Exp Biol. 2003; 206:2083-7.

Sprague RS, Bowles EA, Achilleus D *et al.* Erythrocytes as controllers of perfusion distribution in the microvasculature of skeletal muscle. Acta Physiol. 2011; 202(3):285-92.

Sumithran P, Prendergast LA, Delbridge E *et al.* Ketosis and appetite-mediating nutrients and hormones after weight loss. Eur J Clin Nutr. 2013; 67(7):759-64.

Suzuki T, Morita M, Kobayashi Y *et al.* Oral L-citrulline supplementation enhances cycling time trial performance in healthy trained men: Double-blind randomized placebo-controlled 2-way crossover study. J Int Soc Sports Nutr. 2016; 13:6.

Takeda K, Machida M, Kohara A *et al.* Effects of citrulline supplementation on fatigue and exercise performance in mice. J Nutr Sci Vitaminol. 2011; 57:246-50.

Vallance P, Collier J, Moncada S. Effects of endothelium-derived nitric oxide on peripheral arteriolar tone in man. Lancet. 1989; 2:997-1000.

Vanuxem P, Vanuxem D, Fomaris E *et al.* The role of lactate and ammonium in fatigue. Gazette Medicale. 1986; 7:62-72.

Veech RL. The therapeutic implications of ketone bodies: the effects of ketone bodies in pathological conditions: ketosis, ketogenic diet, redox states, insulin resistance, and mitochondrial metabolism. Prostaglandins Leukot Essent Fatty Acids. 2004; 70(3):309-19.

Wada M. Iber citrullin, eine neue aminosjure im preksaft der wassermelone, Citrullus vulgaris schrad. Biochem. 1930; 224:420-9.

Wax B, Kavazis AN, Luckett W. Effects of supplemental citrulline-malate ingestion on blood lactate, cardiovascular dynamics, and resistance exercise performance in trained males. J Diet Suppl. 2016; 13(3):269-82.

Wax B, Kavazis AN, Weldon K *et al.* Effects of supplemental citrulline malate ingestion during repeated bouts of lower-body exercise in advanced weightlifters. J Strength Cond Res. 2015; 29:786-92.

Wilson JM, Lowery RP, Roberts MD *et al.* The effects of ketogenic dieting on body composition, strength, power, and hormonal profiles in resistance training males. J Strength Cond Res. 2017.

Wu G, Meininger CJ. Arginine nutrition and cardiovascular function J Nutr. 2000; 130:2626-9.

Wu JL, Wu QP, Huang JM *et al.* Effects of l-malate on physical stamina and activities of enzymes related to the malate-aspartate shuttle in liver of mice. Physiol Res. 2007; 56:213-20.

Zanchi NE, Bechara LR, Tanaka LY *et al.* Moderate exercise training decreases aortic superoxide production in myocardial infarcted rats. Eur J Appl Physiol. 2008; 104:1045-52.

Zanchi NE, Nicastro H, Lancha Jr. AH. Potential antiproteolytic effects of L-leucine: observations of in vitro and in vivo studies. Nutr Metab. 2008; 17:20.

# Capítulo 13

# *Doping*

Patricia Soares Rogeri e Érico Chagas Caperuto

## INTRODUÇÃO

A busca do ser humano pela melhora do rendimento não é uma novidade. A observação desse fenômeno ao longo da história mostrou que a motivação por essa busca variava entre reduzir o sofrimento provocado pelo trabalho excessivo no campo e melhorar efetivamente a capacidade de trabalho.

Albert Schweitzer, em sua passagem pelo Gabão ainda no início do século XX, observou que determinadas ervas, quando mascadas pela população local, mantinham o indivíduo trabalhando o dia todo sem que sentisse fome ou perdesse o bom humor. Já os guerreiros escandinavos da era dos *vikings* (chamados de *Berserkers*) se utilizavam do *Butotens*, um cogumelo (*Amanita muscaria*) que aumentava o vigor em cerca de 12 vezes, mas causava alucinações.

No início do século XX, o termo *doping* passou a ser usado para cavalos de corrida, mas a verdade é que o *doping* é tão antigo quanto o esporte.

## DEFINIÇÃO

A definição de *doping* vem mudando ao longo dos anos. A primeira, adotada pelo Conselho Europeu de Comitês para Educação, data de 1963 e descreve o *doping* como a administração ou o uso por qualquer indivíduo saudável de qualquer agente ou substância normalmente ausente do organismo ou ainda qualquer agente ou substância fisiológica, quando introduzida em quantidades anormais ou por vias anormais, com o objetivo e efeito de aumentar artificial e injustamente o desempenho desse indivíduo durante um período de competição.

Entretanto, foi a Federação Atlética Amadora Internacional, ainda em 1928, a primeira federação esportiva a banir o uso de *doping* (substâncias estimulantes). Existem muitas teorias para a origem da palavra *doping*, desde a palavra germânica *doop*, que descreve o uso de uma mistura de ervas com o intuito de sedar e causar alucinações, até o nome de uma bebida alcoólica feita da casca de uvas usada pelos guerreiros Zulus para melhorar seu desempenho nas batalhas.

Atualmente, considera-se *doping* o uso de substâncias ou métodos proibidos pela World Anti-Doping Agency (WADA) com o objetivo de aumentar artificialmente o desempenho esportivo, ainda que tais métodos e substâncias sejam prejudiciais à saúde do atleta ou de seus adversários, ou, contra o espírito esportivo.

## HISTÓRIA

Entre 1800 e 1950, os experimentos com o *doping* eram uma mistura de tentativa de aumentar o desempenho em provas de corrida a pé ou de bicicleta com experimentos para avaliar os limites de exaustão do ser humano. Nessa fase, começando com o ópio, passando pela nitroglicerina, cocaína e estricnina, as substâncias tanto melhoravam o rendimento quanto levavam os atletas à morte. Uma combinação de clorofórmio, cocaína e dinamite foi relatada em 1924 no *Tour de France*, já apontando o ciclismo como um esporte que desafiaria limites em todos os sentidos do *doping*.

O advento da Segunda Guerra levou o *doping* a outros patamares, trazendo duas substâncias que se eternizariam entre aquelas usadas no esporte, as anfetaminas e os esteroides. As anfetaminas eram as responsáveis pela agressividade (e pelas mortes também) dos pilotos de caça da RAF, a força aérea britânica, enquanto os esteroides tinham a função de fazer um soldado mais forte, mais resistente e mais agressivo. Ingredientes de sucesso também para um atleta campeão, tornando essas substâncias populares entre os atletas até os dias de hoje.

Em uma tentativa de combater tal prática nociva, em 10 de novembro de 1999, foi criada a WADA, cuja sede se localiza em Montreal, Canadá. A Primeira Conferência Mundial sobre *Doping* nos Esportes ocorreu em Lausanne, na Suíça, em fevereiro de 1999, e produziu a Declaração de Lausanne sobre *Doping* nos Esportes que, entre outras determinações, estabelecia a criação de uma agência *antidoping* internacional e independente, que deveria já estar operante para os jogos olímpicos de Sydney, Austrália, em 2000. Assim, foi criada a WADA que, entre suas inúmeras atribuições criou, e atualmente mantém, o Código *Antidoping* Mundial, um documento instituído para estabelecer as políticas *antidoping* em todos os esportes e no mundo todo.

O Código, por sua vez, entrou em vigor em 2004 e, desde então, vem promovendo avanços significativos no combate global ao *doping* nos esportes. Ele trabalha em conjunto com cinco padrões internacionais que visam manter a consistência entre as organizações em diferentes áreas: testes laboratoriais, exceções de uso terapêutico, a lista de métodos e substâncias proibidos e a proteção à privacidade e a informações pessoais. O Código ainda introduziu o conceito de violação de regra "não analítica", o que autoriza as organizações a aplicar sanções em casos que não haja resultado positivo para a amostra, mas evidências de que violações às regras foram cometidas (p. ex., a combinação de ausência em três testes/falha em explicar a ausência, testes longitudinais, evidência obtida por meio de investigação).

Desde 2004, o Código já passou por algumas revisões e atualmente mais de 660 organizações esportivas, incluindo os Comitês Olímpico e Paraolímpico Internacionais, todas as federações internacionais de esportes olímpicos, além de diversos comitês e federações nacionais, apoiam a Agência e o Código.

## FILOSOFIA

Quem tem acesso e lê cuidadosamente o código de *antidoping* da WADA percebe que a agência procura desenvolver um papel maior. Seus esforços não ficam restritos a desencorajar e punir os dopados, mas a quem incentiva, acoberta ou é cúmplice de alguma maneira.

A agência desenvolve um trabalho de educar e de preservar a saúde dos atletas, o que é fundamental. Além de tentar mostrar que a saúde do atleta é tão importante quanto a vitória, a agência também desempenha um importante papel na manutenção das virtudes do esporte.

No entanto, esse trabalho é, muitas vezes, contradito pelos próprios atletas. Em 1970, Gabe Mirkin relatou que metade dos corredores de elite entrevistados por ele aceitariam usar alguma substância que os tornasse campeões olímpicos, mesmo que pudesse matá-los em 1 ano. Esse relato mostrou-se verdadeiro para mais da metade dos atletas de pelo menos outras três modalidades e continuou se confirmando por quase 10 anos. Esse estudo passou a ser conhecido pelo nome de o Dilema de Goldman.

Já em 2009, Connor e Mazanov mostraram que o Dilema de Goldman já não tinha mais tanta repercussão, com a rejeição da maior parte dos atletas frente à mesma proposta feita anos antes. Ainda assim, em uma pesquisa feita nos EUA durante um evento com atletas de elite, os autores encontraram 1% de aceitação da proposta e encontraram outros elementos curiosos, por exemplo, quando perguntados se os atletas usariam uma substância legal, mas mortal, esse número subiu para 6%, e, se ela fosse ilegal, mas segura, subiu para 12%! Números bem diferentes dos de Mirkin, mas que ainda refletiam a linha tênue que separa a vitória, a moral e a saúde.

## SUPLEMENTO OU *DOPING*

A indústria dos suplementos teve sua origem na necessidade dos atletas em suprir suas carências nutricionais. Como toda indústria, a inovação é parte fundamental da estratégia de *marketing*, crescimento e consolidação da marca. Além disso, a indústria também atende a uma grande parcela da população que não é atleta e não passa pelo controle de dopagem, e que muitas vezes busca os produtos mais efetivos, sem grandes preocupações com os efeitos colaterais ou com a "legalidade" dos produtos em relação ao *doping*.

Essa combinação de inovação e demanda por efetividade criou um clima de insegurança e incerteza, com empresas que não são muito sérias fabricando e vendendo produtos como os mais efetivos, com efeitos semelhantes aos das moléculas listadas no código da WADA, e consumidores que buscam esses produtos sem se informar devidamente a respeito ou ainda com informações obtidas de fontes não confiáveis.

Esse é um dos motivos pelos quais os médicos e nutricionistas de equipes de alto rendimento sérias muitas vezes são refratários ao uso de alguns suplementos alimentares que poderiam ser incluídos na lista de proibições. Ao mesmo tempo, o uso indiscriminado desses suplementos duvidosos pelos consumidores que se inspiram no desempenho dos atletas, sem se preocupar com os possíveis efeitos colaterais que podem levar a resultados catastróficos.

A diferença entre suplemento nutricional e *doping* pode ser muito tênue, por isso a importância de se consultar a lista da WADA para entender tal diferença e conhecer o que se pode ou não consumir. A diferença básica, entretanto, está no objetivo: enquanto suplementos, como o próprio nome diz, visam suprimir uma carência nutricional que não se consegue reverter apenas com o consumo de uma dieta normal e balanceada, as substâncias ou métodos dopantes visam melhorar o rendimento de maneira artificial.

Segundo consideração da própria WADA, uma substância ou método é considerado para inclusão na lista de proibições se a WADA determinar que eles apresentam duas das três características a seguir:

- Evidência médica ou outro tipo de evidência científica, efeito farmacológico ou experiência de que a substância ou método individualmente ou combinado a outras substâncias ou métodos têm o potencial de aumentar ou aumentam o desempenho esportivo
- Evidência médica ou outro tipo de evidência científica, efeito farmacológico ou experiência de que o uso da substância ou método representa um risco real ou potencial à saúde do atleta
- WADA determina que o uso da substância ou método viola o espírito esportivo descrito na introdução do Código.

## PREVALÊNCIA

A prevalência do *doping* nos esportes de elite, embora relevante, é ainda um dado bastante obscuro. Qualquer método científico adotado (observação, entrevista ou questionário) apresentará limitações. Sabe-se que esse número pode variar bastante dependendo da idade do atleta, se este é amador ou profissional, de sua nacionalidade, do esporte praticado, da carga horária, entre outras variáveis, dificultando ainda mais a avaliação desse tipo de informação, ainda que possamos encontrar diversos estudos na literatura tentando desvendar tal mistério.

Uma potencial fonte segura para a obtenção desse tipo de informação seria a própria WADA e seu relatório anual sobre Achados Analíticos Adversos, publicado desde 2003. Infelizmente, esses relatórios apresentam algumas limitações: não é possível correlacionar a substância com o esporte/atleta, pois se trata de informação confidencial; a janela de detecção das substâncias é bastante variável, não sendo possível ao laboratório fazer sua detecção; tais resultados não excluem aqueles em que o atleta tem isenção para uso terapêutico, o que significa que o atleta, por motivos de saúde, está autorizado a fazer o uso de determinada substância.

A dificuldade encontrada para a detecção do *doping* e a extensão de seu uso por atletas podem ser ilustradas no famoso caso do ciclista americano Lance Armstrong. A primeira vez que Lance Armstrong concluiu um *Tour de France* (prova de ciclismo realizada anualmente na França) foi em 1995, terminando na 36ª posição. Após lutar contra um câncer, ele retornou ao ciclismo na França, em 1999, vencendo não apenas nesse ano, mas também nos 6 anos seguintes, transformando-o em uma lenda no esporte. Nesse mesmo ano, porém, seu exame *antidoping* detectou triancinolona (corticosteroide), a qual ele atribuiu a um tratamento dermatológico, não sendo punido. Em 2005 o jornal francês *L'Equipe* divulgou que a substância eritropoetina (EPO) foi encontrada em amostras de Armstrong de 1999, quando tais amostras foram retestadas com fins de pesquisa. A Union Cycliste International (UCI) veio a público afirmar que trabalhava com os resultados oficiais da WADA e que não prejudicaria seu atleta mais valioso. Em 2009, após 2 anos de pausa, Armstrong retornou ao ciclismo, porém seu ex-companheiro de equipe, Floyd Landis, veio a público acusar Armstrong de *doping*. Apenas 3 anos mais tarde, as acusações se tornaram foco de investigações tanto pelo Departamento de Justiça dos EUA quanto pela WADA e pela US Anti-Doping Agency (USADA, agência *antidoping* americana). Esta última acusa Armstrong de orquestrar o mais sofisticado, profissional e bem-sucedido esquema de *doping* "que o esporte jamais viu", fazendo com que o atleta perdesse grandes patrocinadores, além dos sete títulos conquistados nas competições de *Tour de France*, entre outras medalhas por provas realizadas por outras entidades esportivas; Armstrong também foi banido do ciclismo para sempre. Em 2013, Armstrong veio a público admitir que fez uso não apenas de EPO e corticoides, mas também de hormônio do crescimento, testosterona e transfusões ilegais de sangue.

Outro caso emblemático é o dos atletas russos que, em conjunto, perderam mais de 35 medalhas olímpicas por uso de substâncias dopantes, fazendo com que os atletas desse país fossem suspensos de competições, como o atletismo.

Além disso, o Comitê Paraolímpico Internacional baniu toda a delegação russa da competição de verão realizada no Rio de Janeiro em 2016, enquanto o Comitê Olímpico Internacional decidiu punir individualmente os atletas, proibindo a participação de 167 deles nos Jogos Olímpicos de Verão do Rio de Janeiro em 2016.

Um ponto importante sobre a prevalência do *doping* é a relação do praticante ou aficionado pela atividade física ou atleta amador com o *doping*. Estudos mostram que a utilização de substâncias proibidas no âmbito esportivo, mas que oferecem resultados rápidos e a curto prazo, é muito grande entre os entusiastas ou praticantes do esporte. Talvez esses indivíduos nunca passem por um controle de dopagem nem ao menos participem de uma competição oficial; no entanto, eles mantêm um mercado negro muito forte, rentável e que pode interagir com o contexto dos atletas profissionais, gerando uma dúvida constante na obtenção e utilização das substâncias proibidas.

## SUBSTÂNCIAS E MÉTODOS PROIBIDOS

A lista da WADA, atualizada para o ano de 2017, é dividida em quatro grandes grupos: substâncias proibidas o ano todo (durante período de competição ou não), métodos proibidos, substâncias e métodos proibidos durante competições, substâncias proibidas em alguns esportes.

## Substâncias proibidas o ano todo (competição ou não competição)

No primeiro grupo de substâncias proibidas durante o ano todo, estão aquelas sem aprovação ou reconhecimento pela comunidade científica, incluindo substâncias em estudo (independentemente da fase), medicamentos descontinuados por qualquer motivo e substâncias permitidas apenas para uso veterinário.

A seguir vêm os agentes anabólicos, como os esteroides anabólicos exógenos (não produzidos naturalmente pelo organismo sob condições normais) e endógenos (normalmente produzidos naturalmente pelo organismo sob condições normais, porém administrados exogenamente), além de moduladores dos receptores de andrógenos.

O agente anabólico mais conhecido é a testosterona, hormônio sexual masculino, mas também produzido em pequenas quantidades pelas mulheres, portanto de produção natural pelo organismo. Tal hormônio é conhecido por suas propriedades androgênicas e anabólicas. Suas formas sintéticas são amplamente utilizadas na medicina para tratar pacientes com AIDS, distrofia muscular, queimaduras graves, falência da medula óssea, angioedema hereditário e retardo de crescimento em crianças.

Atletas fazem uso de versões sintéticas para promover os efeitos anabólicos e não os androgênicos. Entre os efeitos anabólicos estão síntese proteica, crescimento e desenvolvimento muscular e eritropoese, o que possibilita aos atletas aumentar sua massa muscular e reduzir o percentual de gordura corporal, além de estimular a recuperação muscular após competições ou treinos extenuantes, fazendo com que tais indivíduos treinem mais e mais pesado. De fato, o primeiro uso documentado de testosterona, após sua síntese, em 1935, foi em 1952 por atletas alemães, para que pudessem manter suas "obrigações matrimoniais" durante e após períodos de treinamento intenso e competição. Em 1954, atletas russos fizeram uso de testosterona para aumentar sua potência no levantamento de peso.

Como todo medicamento, esteroides apresentam efeitos adversos, podendo causar hipertensão, aterosclerose, hipertrofia cardíaca e infarto do miocárdio, coagulação anormal, tumores hepáticos e hepatotoxicidade, além de sintomas psicológicos como aumento da agressividade e irritabilidade. Em homens, podem levar a hipofertilidade, perda da libido, disfunção erétil, ginecomastia, acne, sudorese profusa e, nas mulheres, causar virilização, hirsutismo, alopecia, alteração no timbre da voz, hipertrofia clitoriana, atrofia das mamas, acne, menstruação irregular e amenorreia.

Não são apenas atletas que fazem uso de tais substâncias. Esportistas amadores e praticantes de atividades físicas, de todas as idades, são grandes consumidores desses medicamentos, embora seu acesso a eles ainda seja um aspecto a ser esclarecido, já que tais substâncias só podem ser compradas com prescrição médica.[1]

A seguir aparecem os hormônios peptídicos, os fatores de crescimento e substâncias relacionadas e miméticas. Desse grupo fazem parte os agonistas do receptor de eritropoetina, como os agentes estimulantes da eritropoetina, estabilizadores e ativadores do fator indutor de hipoxia (HIF, *hypoxia inducible factor*), além dos hormônios luteinizante (LH), gonadotrofina coriônica humana (hCG), corticotrofinas, hormônio do crescimento (hGH) bem como os seus fatores liberadores. Isso significa dizer que qualquer substância que altere a relação síntese/degradação de proteína, melhorando o desempenho esportivo por aumentar a capacidade do músculo em carrear oxigênio, promover o seu crescimento ou melhorar sua recuperação é proibida.

Talvez a substância mais popular deste grupo seja a EPO. Esta é produzida primariamente pelos rins, em adultos, e é responsável pela regulação da produção e diferenciação de hemácias pelo organismo. Além de importante indutor da eritropoese, a EPO está relacionada a cicatrização, angiogênese e resposta cerebral a lesão por hipoxia.

---

[1] Um famoso cantor brasileiro ganhou os noticiários em 2013 não pelo seu talento, mas ao ficar entre a vida e a morte após sofrer sérias complicações relacionadas ao uso de esteroides anabolizantes. Ele passou meses internado em Unidade de Terapia Intensiva, respirando com a ajuda de aparelhos, após sofrer com problemas hepáticos, alterações da coagulação sanguínea, e até um acidente vascular encefálico (AVE) que lhe causou sequelas, necessitando de cuidados de fisioterapia e fonoaudiologia.

A EPO sintética foi desenvolvida primariamente com o objetivo de tratar anemias associadas a problemas renais, mielodisplasia, câncer e quimioterapia. Atualmente, seu uso como agente dopante é particularmente popular em esportes de resistência, como corridas e ciclismo.

Por aumentar a produção de glóbulos vermelhos e, portanto, a viscosidade do sangue, seu principal efeito colateral está no aumento do risco de formação de trombos, levando a trombose venosa profunda, complicações cardíacas e acidentes vasculares encefálicos.

Novas formas de EPO desenvolvidas principalmente para tratamento de anemia já se tornaram substâncias populares usadas por atletas para a dopagem. A darbepoetina, a eritropoetina recombinante, e a CERA (*continuous erythropoietin receptor activator* – ativador contínuo do receptor de eritropoese) e a MIRCERA (*methoxypolyethylene glycol-epoetin beta*) vieram substituir a tradicional eritropoetina, com metodologia de detecção já disponível. No entanto, novos estudos nessa linha de raciocínio já apresentam metodologias mais avançadas e disponíveis para detecção dessas substâncias no sangue dos atletas. Esse fenômeno retrata a corrida de gato e rato que toma lugar nos bastidores do esporte, com médicos e treinadores usando as novas substâncias desenvolvidas na medicina para um uso não ético e pesquisadores da "contra-espionagem" trabalhando para conseguir acompanhar esse uso e desenvolver metodologias de detecção.

O HIF é um fator de transcrição presente nas células e que responde à hipoxia, estimulando a eritropoese e promovendo a formação de vasos sanguíneos, sendo especialmente importante na angiogênese embrionária e na formação de vasos sanguíneos em tumores cancerígenos.

Além de melhorar a capacidade das hemácias em carregar oxigênio, os estabilizadores de HIF parecem estimular a absorção de ferro e inibir a ação de citocinas inflamatórias, tornando essas substâncias mais populares do que a EPO entre atletas, embora o acesso a elas ainda seja bastante restrito (muitas ainda se encontram em fase de pesquisa).

O hormônio do crescimento (GH), como o próprio nome diz, é fundamental durante a infância e a adolescência para promover o crescimento e o desenvolvimento harmonioso do corpo humano. Assim, sua deficiência pode causar não apenas um crescimento em estatura abaixo do normal, mas levar a diminuição de massa magra e aumento de massa gorda, com obesidade abdominal, perda de densidade óssea, diminuição de força muscular e da capacidade aeróbica, com consequente piora não apenas do desempenho físico, mas também da qualidade de vida. Para tais condições clinicas foram desenvolvidas versões sintéticas do GH, atualmente utilizadas por praticantes de atividades físicas e atletas como *doping*, embora exista pouca evidência de que doses suprafisiológicas possam efetivamente melhorar o rendimento (os estudos até o momento apresentam resultados conflitantes).

Os efeitos adversos do uso sintético do GH parecem ser semelhantes às complicações observadas em pessoas com acromegalia (condição associada à produção endógena excessiva de GH), como suor excessivo, hipertensão, insuficiência cardíaca, cardiomiopatia, apneia do sono, artropatias, aumento da resistência a insulina e diabetes, além de diversos tipos de câncer.

Os agonistas beta-adrenérgicos 2 seletivos e não seletivos são proibidos. Exceção feita ao salbutamol inalável (até uma concentração máxima de 1.600 microgramas em 24 horas, não excedendo 800 microgramas a cada 12 horas), ao formoterol inalável (dose máxima de 54 microgramas em 24 horas) e ao salmeterol inalável (dose máxima de 200 microgramas em 24 horas). A presença de doses superiores a 1.000 ng/m$\ell$ de salbutamol ou 40 ng/m$\ell$ de formoterol na urina revela presumidamente doses não terapêuticas e será considerada como achado analítico adverso, a menos que o atleta comprove, por meio de estudo farmacocinético controlado, que o resultado anormal foi consequência do uso terapêutico da medicação (por inalação) até a dose máxima indicada antes.

A ideia por trás do uso desse tipo de medicamento para melhora do desempenho esportivo são os bem conhecidos efeitos fisiológicos da epinefrina (ou adrenalina) sobre os receptores beta-adrenérgicos em resposta a estresse, medo ou atividade física. Fazem parte dessa lista de agonistas estimulantes como a cocaína, as anfetaminas e a efedrina, que exercem seus efeitos tanto de forma central (cérebro) quanto periférica. Quando estimulados, os receptores beta-adrenérgicos, localizados principalmente no coração e na musculatura esquelética, promovem vasodilatação, aumentando o débito cardíaco e dilatando as artérias coronárias, além de dilatar os vasos sanguíneos musculares, preparando o corpo para a prática de atividade física.

Outro interesse por trás do uso especificamente de agonistas do receptor beta-adrenérgico 2 é seu potencial efeito anti-inflamatório. Um exemplo de medicação que age nesse tipo de receptor são os broncodilatadores, usados no tratamento da asma, doença inflamatória das vias respiratórias. Embora o efeito anti-inflamatório não seja direto, quando combinados com esteroides inalatórios, os quadros de asma são muito mais bem controlados do que quando os broncodilatadores são usados isoladamente.

Além disso, os agonistas beta-adrenérgicos inalatórios promovem efeitos anabólicos, com aumento da proteína intramuscular, por diminuição da sua degradação, e diminuição da gordura corporal. A hipertrofia muscular induzida pelos agonistas beta-adrenérgicos é evidente tanto em fibras do tipo I quanto do tipo II. A via de administração para observação dessa resposta anabólica desempenha papel importante, sendo a inalatória menos eficiente do que a oral (em estudos com animais, a via mais eficiente é a injetável).

Como todas as medicações, os agonistas beta-adrenérgicos apresentam efeitos adversos, como arritmias cardíacas, especialmente taquiarritmias, aumento da concentração de glicose no sangue, por aumento da glicogenólise hepática (o que até pode ser benéfico para atletas que não sejam diabéticos) e aumento das alergias respiratórias.

Moduladores hormonais (como os inibidores da aromatase, os moduladores seletivos do receptor de estrogênio e substâncias antiestrogênicas, os agentes modificadores das funções da miostatina) e os moduladores metabólicos (ativadores da proteinoquinase ativada por AMP – AMPK, insulina e miméticos da insulina, meldonium e trimetazidina) fazem parte deste primeiro grupo.

O uso da insulina entre praticantes de atividades físicas e atletas tem como objetivo aumentar a recaptação de glicose e aminoácidos pelo músculo e aumentar a glicogênese, aumentando a reserva energética muscular, melhorando a recuperação após treinos mais extenuantes e diminuindo o catabolismo proteico. Como o seu uso precisa estar associado a um aumento no consumo de carboidratos para evitar a hipoglicemia, algumas pessoas podem ganhar peso (na forma de tecido adiposo), como efeito indesejado desse tipo de *doping*. Na verdade, talvez o que mais justifique seu uso não seja tanto os efeitos anabólicos, mas o preço e a fácil acessibilidade a esse tipo de hormônio.

Já o uso de substâncias que modulam os receptores de estrogênio está associado ao uso de esteroides anabolizantes, posto que fazem parte dos efeitos colaterais dessas substâncias o aumento da produção de estrogênio, resultando em ginecomastia e redução da produção endógena de testosterona. Nos homens, os antiestrogênicos também aumentam a concentração de testosterona sanguínea.

A miostatina é uma proteína que desempenha papel fundamental no crescimento da musculatura esquelética, modulando negativamente a proliferação das células satélites musculares e inibindo a diferenciação das células musculares. Estudos em animais transgênicos mostram que a inibição da miostatina leva a hipertrofia e hiperplasia muscular e a supressão parcial do acúmulo de gordura, induzindo a indústria a desenvolver medicamentos para o tratamento de doenças que causam diminuição ou perda de massa muscular, como sarcopenia associada ao envelhecimento, caquexia associada ao câncer, distrofia muscular, AIDS e esclerose lateral amiotrófica. Embora tais substâncias ainda estejam em fase de estudo clínico, a WADA já se antecipou, classificando-as como substâncias proibidas.

Finalizando o grupo de substâncias proibidas durante o ano todo, estão os diuréticos e agentes mascarantes. Exceção feita à drospirenona, ao pamabrom e ao uso oftálmico de inibidores da anidrase carbônica e ao uso local de felipressina em anestesia odontológica. Porém, a detecção de qualquer quantidade dessas substâncias associada a qualquer quantidade acima do limite permitido de formoterol, salbutamol, catina, efedrina, metilefedrina e pseudoefedrina será considerada um achado analítico adverso, a menos que o atleta tenha isenção para uso terapêutico para tal substância e para o diurético ou agente mascarante.

Diuréticos são medicamentos utilizados em diversas condições (hipertensão, insuficiência cardíaca, cirrose hepática, doenças renais e pulmonares) com o objetivo de aumentar a excreção de água e sódio do organismo, promovendo o balanço hídrico (Figura 13.1). Atletas fazem uso desses medicamentos com dois objetivos: diminuir a quantidade de água no organismo, promovendo redução rápida do peso corporal (importante em esportes divididos em categorias por peso) e aumentando o volume urinário, causando diluição da urina, mascarando o uso de agentes dopantes e seus metabólitos.

## Métodos proibidos

A manipulação do sangue e seus componentes, a manipulação física e química de amostras e o *doping* genético fazem parte deste grupo.

Deste grupo fazem parte as transfusões sanguíneas, sejam elas autólogas, homólogas ou heterólogas, em qualquer quantidade, de sangue total ou seus componentes, assim como estratégias que visem aumentar a captação, o

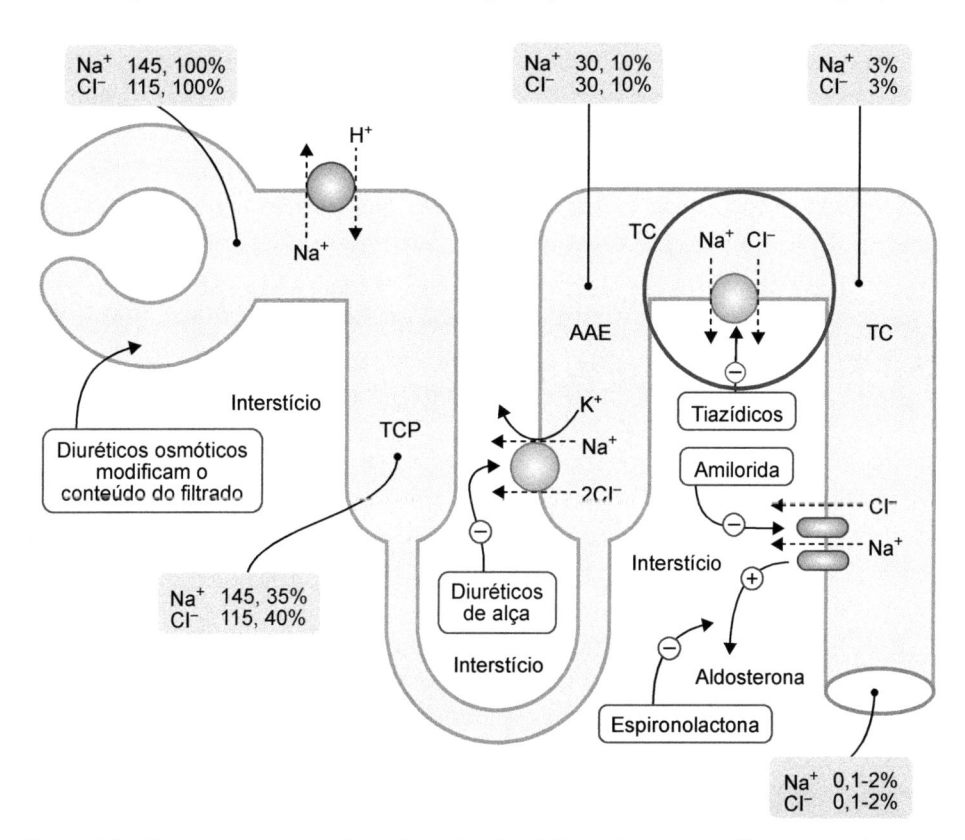

**Figura 13.1** Esquema mostrando a absorção de sódio e cloreto no néfron e os principais locais de ação dos fármacos. Os números dos quadros indicam a concentração de íons em milimol por litro de filtrado e a porcentagem de íons filtrados restantes no líquido tubular nos locais especificados. (Adaptada de Silva *et al.*, 2015.) (Esta figura encontra-se reproduzida em cores no Encarte.)

transporte ou a distribuição de oxigênio do sangue para os tecidos. A única exceção deste grupo é para o uso de oxigênio suplementar por inalação.

A manipulação de amostras, seja ela química ou física, também é proibida. Isso inclui a substituição ou adulteração de amostras de urina, e a infusão superior a 50 m$\ell$/hora, em um período de 6 horas, de soro fisiológico ou similares, sem que haja justificativa médica para tal (admissão hospitalar, procedimento cirúrgico ou investigação clínica).

O *doping* genético é o que há de mais novo dentro desta categoria. Segundo a WADA, o uso não terapêutico de genes, elementos genéticos, células, ou a modulação da expressão gênica, com o objetivo de melhorar o desempenho esportivo, é proibido.

A terapia genética vem sendo desenvolvida ao longo dos anos para tratar condições graves como hemofilia, fibrose cística e distrofia muscular. Também vem sendo desenvolvida com objetivo preventivo, ou seja, para evitar a expressão de genes que possam levar ao surgimento de doenças. Qualquer que seja seu objetivo, este tipo de terapia pode ser aplicado *in vivo* ou *ex vivo*. No primeiro caso, é necessária a utilização de um vetor, geralmente um vírus modificado, que transfere o material genético para a célula-alvo. No segundo, as células são retiradas do indivíduo, geneticamente tratadas/modificadas, e recolocadas na pessoa.

Os genes podem também ser manipulados pela introdução de pequenas moléculas, como cadeias *antisense* de RNA, que podem ser usadas para se ligar ao RNA mensageiro, prevenindo ou aumentando a expressão de determinada proteína codificada por um determinado gene. Outras moléculas podem atuar diretamente na atividade genética, aumentando ou diminuindo sua atividade ou eficiência.

É importante que o leitor saiba que muitas das pesquisas feitas com modificações genéticas que podem caracterizar *doping* foram realizadas em roedores por meio do uso de animais transgênicos. Isso significa dizer que a modificação genética foi introduzida em embriões antes que as células germinativas se diferenciassem em células somáticas, fazendo com que tal modificação fosse expressa em todas as células do animal e passada para as gerações seguintes, técnica ainda inexistente em humanos.

A estratégia mais promissora para *doping* genético é a transferência de genes que codificam hormônios peptídicos, como EPO, GH e fatores de crescimento, que podem atuar tanto na liberação de oxigênio para os tecidos, no metabolismo da glicose, no crescimento muscular, e na resposta inflamatória, todos proibidos pela WADA.

Embora os avanços da terapia genética sejam bastante expressivos, muito do que se sabe ainda continua no nível da pesquisa básica, ou seja, estudos em modelos animais de doenças humanas. O potencial, entretanto, é grande (Figura 13.2), assim como as consequências, que muitas vezes podem ser irreversíveis.

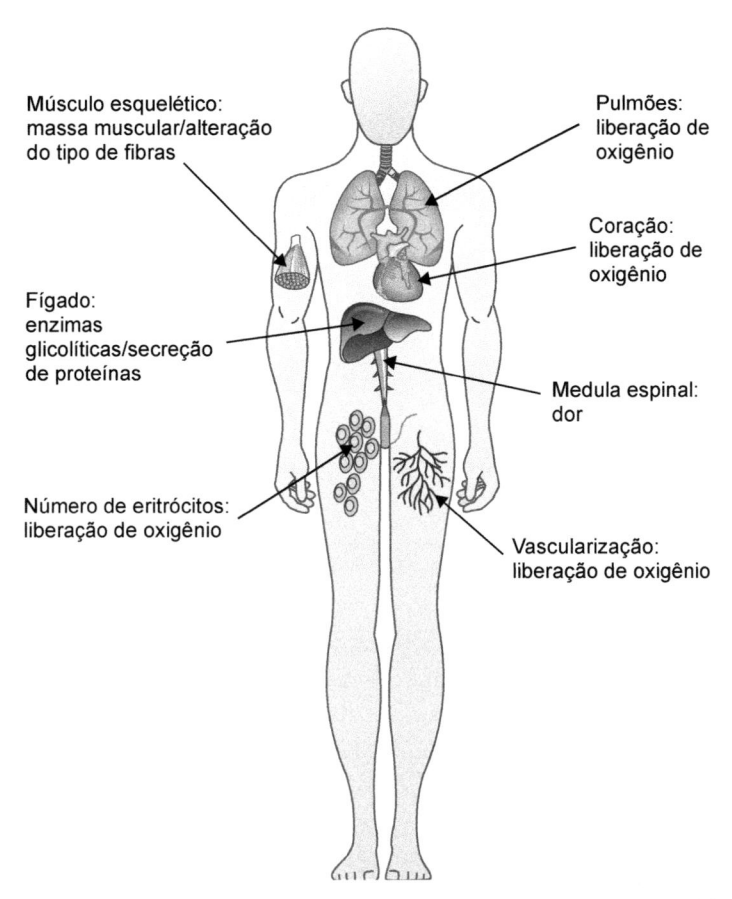

**Figura 13.2** Ação do *doping* genético no organismo. (Adaptada de Gould, 2013.)

## Substâncias e métodos proibidos durante competições

Todos os estimulantes e seus isômeros ópticos fazem parte desta lista, que conta com algumas exceções, como a clonidina e os derivados de imidazol para uso tópico ou oftálmico. Além disso, a bupropiona, a cafeína, a nicotina, a fenilefrina, a fenilpropanolamina, o pipradrol e a sinefrina foram incluídas no programa de monitoramento de 2017 e atualmente não são consideradas substâncias proibidas. A catina é proibida se sua concentração na urina for superior a 5 mg/m$\ell$, a efedrina e a metilefedrina são proibidas em concentração urinária superior a 10 mg/m$\ell$, assim como a pseudoefedrina se em concentração superior a 150 mg/m$\ell$ na urina. A epinefrina é permitida em administrações locais, nasais ou oftalmológicas, e quando coadministrada a agentes anestésicos locais.

Para a WADA, estimulantes são substâncias que ativam o sistema nervoso central (SNC), afetam o humor, aumentam o estado de alerta mental, reduzem a fadiga, alteram a locomoção ou o apetite, ou que afetam o sistema cardiovascular (SCV) (Figura 13.3).

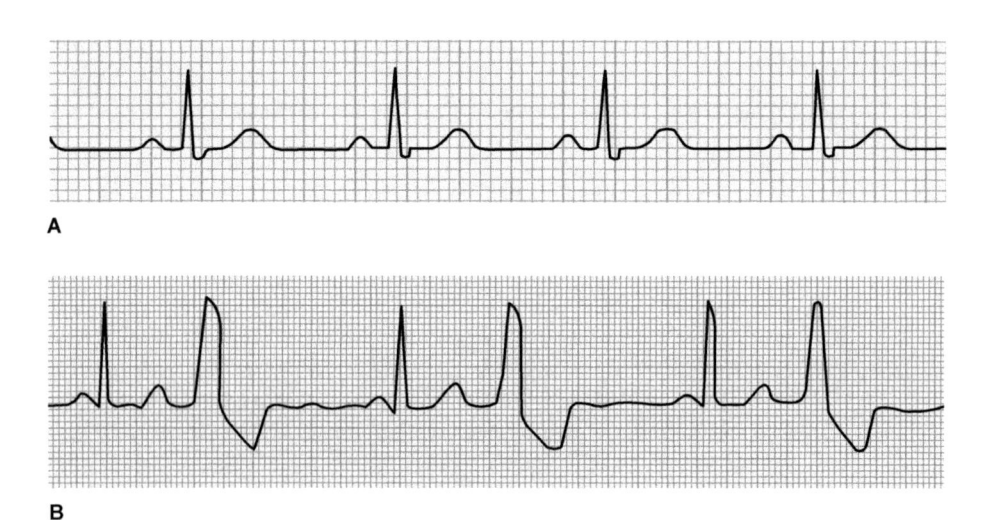

A

B

**Figura 13.3** Eletrocardiograma. **A.** Ritmo cardíaco normal. **B.** Arritmia cardíaca causada pelo uso de estimulantes.

Esse tipo de substância pode ser encontrado no mercado em diferentes apresentações e com diferentes finalidades: descongestionantes nasais, estimuladores da contratilidade cardíaca, dilatadores de pupila, supressores do apetite, medicamentos para tratamento do déficit de atenção e hiperatividade, para o tratamento da narcolepsia, como antagonista de opioides de uso abusivo. Outras fazem parte do mercado ilegal do tráfico de drogas.

Como citado, todos os agentes usados para melhora do desempenho esportivo têm efeitos colaterais importantes. Derivados de anfetamina e cocaína são as substâncias mais potentes deste grupo, podendo causar alteração do humor e problemas cardíacos, evoluindo com o óbito por complicações cardíacas e morte súbita cardíaca.

Ainda nesse grupo de substâncias proibidas durante competições estão os narcóticos, os canabinoides e os glicocorticoides.

Os narcóticos são potentes analgésicos com o potencial de reduzir a ansiedade. Além disso, também são considerados drogas de uso abusivo. A combinação desses fatores fez com que essas substâncias fossem incluídas na lista de proibições.

A proibição da *Cannabis* é bastante controversa. Alguns estudiosos acreditam que essa classe deveria ser excluída da lista de substâncias proibidas por não afetar o desempenho esportivo, devendo ser tratada como um problema social. Outros, entretanto, acreditam que não apenas a maconha e seus derivados têm o potencial de melhorar o desempenho esportivo, mas por se tratar de uma droga ilegal em muitos lugares do mundo, os atletas teriam obrigação de agir como modelos para seus fãs e para a sociedade em geral. Para chegar a um meio-termo, os canabinoides passaram a ser proibidos apenas durante períodos de competição.

A *Cannabis* apresenta ao menos 61 tipos diferentes de canabinoides. Quando transformada em fumo, produz cerca de 200 substâncias, dos mais diferentes grupos. O efeito psicoativo é causado principalmente pelo tetra-hidrocanabidiol (THC), mas outros canabinoides também têm essa propriedade. Além disso, o canabidiol apresenta efeitos ansiolítico, antidepressivo e antipsicótico, além de modular os efeitos do THC.

Os efeitos da *Cannabis* são dose-dependentes e incluem principalmente alterações comportamentais como euforia, aumento da percepção sensorial, prejuízo de aprendizado, perda da memória a curto prazo, mudanças de humor, pânico, paranoia, entre outros. Tais efeitos estimulantes no SNC ocorrem na mesma região de recompensa em que atuam outras drogas de abuso como heroína, cocaína, metanfetamina e nicotina.

Os efeitos fisiológicos incluem taquicardia, boca seca, aumento do apetite, vasodilatação, broncodilatação, melhora do sono e analgesia. Somados os efeitos psicológicos e fisiológicos à ação negativa dessa substância na coordenação motora e na alteração da percepção de risco, o que pode colocar em perigo o próprio atleta e sua equipe, bem como os demais atletas, a WADA incluiu a *Cannabis* na lista de substâncias proibidas.

O uso crônico da *Cannabis* pode causar lesões pulmonares, alterações comportamentais, além de danos nos sistemas genital, cardiovascular e imunológico. Além disso, a maconha tem carcinogênicos, além de apresentar 20 vezes mais amônia e 3 a 5 vezes mais aminas aromáticas, oxido nítrico e cianeto do que o tabaco.

Os glicocorticoides sintéticos são amplamente utilizados como anti-inflamatórioss, mas seu uso crônico é associado à perda de massa muscular. Entretanto, desde 1930 estudos mostram que o uso moderado ou transitório dessa substância pode melhorar o desempenho muscular e produzir efeitos ergogênicos, tanto em animais quanto em pessoas. Desse modo, independentemente da via de administração, os glicocorticoides fazem parte da lista de substâncias proibidas, a menos que uma isenção para uso terapêutico tenha sido dada ao atleta.

## Substâncias proibidas em alguns esportes

O álcool é proibido apenas durante competições para os seguintes esportes: esportes aéreos, arco, automobilismo e lancha.

O consumo de álcool, embora proibido, não é incomum ou raro entre atletas. Embora sabidamente seus efeitos não melhorem o rendimento, sua proibição ocorre por uma questão de segurança, já que o álcool afeta diversos sistemas orgânicos, causando desidratação e alteração da termorregulação, hipoglicemia, e depressão do sistema nervoso central (SNC), alterando o tempo de reação, o equilíbrio e a coordenação motora.

Os betabloqueadores são proibidos apenas durante competições nos seguintes esportes: automobilismo, bilhar, dardos, golfe, esqui e *snowboarding*, e esportes que envolvam mergulho e apneia. Independentemente de competição, é proibido o uso de betabloqueadores por praticantes de arco e tiro o ano todo, independentemente de competição.

Essas substâncias são usadas como medicamentos para tratar problemas cardíacos e de pressão arterial (PA), reduzindo a frequência cardíaca e a PA, mas também promovendo um relaxamento muscular mais generalizado e a redução da ansiedade, daí seu uso ser proibido nos esportes que exigem alta concentração e mãos firmes.

## DETECÇÃO

A detecção do *doping* funciona de forma semelhante a uma vacina ou a um antivírus para o computador: primeiro surge a doença ou o problema, para depois se desenvolver uma solução. Enquanto algumas formas de *doping* que se utilizam de substâncias lícitas ou ilícitas podem ser facilmente detectadas por exames de urina ou de sangue simples, outras desafiam os cientistas e profissionais da saúde.

Existem apenas 33 laboratórios credenciados em todo o mundo pela WADA para a análise de amostras de atletas com o objetivo de se detectar o uso de substâncias ou métodos proibidos. Do mesmo modo, todos os equipamentos utilizados por estes laboratórios são padronizados e não podem ser alterados ou substituídos sem prévio conhecimento e autorização da agência.

### Passaporte biológico do atleta

A WADA desenvolveu um Passaporte Biológico (PBA) para os atletas, com o objetivo de monitorar algumas variáveis biológicas indiretamente e durante um período prolongado de tempo. A ideia dessa estratégia é observar os efeitos do *doping*, em vez da substância ou do método propriamente ditos.

A primeira versão do PBA foi desenvolvida e instaurada pela WADA em 2009. Nessa versão, foram determinadas apenas variáveis hematológicas para a detecção do *doping* sanguíneo (o módulo sanguíneo). Em 2013, a WADA anexou outro módulo ao PBA, o módulo dos esteroides. Esse lote monitora a concentração de esteroides na urina ao longo do tempo para a detecção do *doping* gerado pelo uso dos hormônios esteroides ou análogos.

A agência estabeleceu o PBA, mas o refinamento e a atualização contínuos bem como a integração com outras federações e organizações *antidoping* já o tornaram bastante popular. Essa popularidade aumentou a quantidade de variáveis analisadas e também vem contribuindo com a atualização dessa ferramenta.

### ▶ Esteroides androgênicos anabolizantes

A detecção de esteroides androgênicos anabolizantes (EAA) na matriz urinária é parte da rotina analítica seguida pelos laboratórios cadastrados na

WADA. Essas moléculas constituem o perfil esteroide analisado, por exemplo, no PBA. São observadas as frações conjugadas principalmente da testosterona e de seu epímero, a epitestosterona, bem como 4 metabólitos principais da testosterona (androsterona, etiocolanolona, $5\alpha$-androstano-$3\alpha$, $17\beta$-diol ($5\alpha$-adiol) e o $5\beta$-androstano-$3\alpha$,$17\beta$-diol ($5\beta$-adiol)) tanto de maneira absoluta quanto as suas proporções em relação à testosterona. Essa determinação foi adotada por ser o método mais influenciado pelo uso abusivo da testosterona ou de compostos similares. A proporção estabelecida pela WADA em 2004 é um valor de 4, acima do qual o atleta é suspeito do uso ilegal de testosterona ou compostos similares. Nesse ano, um documento técnico produzido pela agência gerou instruções técnicas sobre análises mais sofisticadas para determinação desses abusos. Até 2014, análises adicionais foram realizadas e atletas com alterações nos seguintes limiares foram considerados suspeitos e analisados mais profundamente (T ou E > 200 ng/m$\ell$, A ou Etio > 10.000 ng/m$\ell$, e desidroepiandrosterona > 100 ng/m$\ell$).

Desde 2014, o sistema de análise foi substituído pelo usado no PBA. O método estatístico usado foi adaptado do módulo sanguíneo e o objetivo foi monitorar algumas variáveis relacionadas aos esteroides ao longo do tempo da carreira do atleta. No início do acompanhamento longitudinal, os limites populacionais foram levados em consideração, mas, ao longo do acompanhamento, esses valores foram sendo ajustados para a variabilidade individual do atleta.

Embora o módulo sanguíneo do PBA esteja bem estabelecido, o módulo dos esteroides ainda precisa evoluir. Atualmente ele é dividido entre elementos endógenos e exógenos, mas como esses elementos sofrem influência de diversos outros fatores, além da parte metodológica das análises realizadas em amostras de urina, o módulo deve aumentar sua especificidade e seletividade para aprimorar sua função.

## ▶ Detecção do hormônio do crescimento

Desde 1996, a detecção do uso abusivo de GH dependia de múltiplos testes; então uma fórmula ou proporção combinando diferentes valores passou a ser usada para esse propósito.

Pesquisadores publicaram um estudo no ano 2000 sobre GH, após administração deste hormônio por 4 semanas, mostrando que diversos marcadores eram significativamente alterados, alguns dos quais poderiam ser usados para detectar o uso abusivo do GH. No entanto, por conta da pouca disponibilidade dos testes, a atenção acabou se voltando para o teste de diferentes isoformas do GH endógeno. A principal forma do GH natural tem um peso molecular de 22 kDa, mas por conta de erros naturais, algumas isoformas do GH produzidas pelo organismo têm um peso que varia de 17 a 20 kDa. O princípio da avaliação das isoformas mede a concentração relativa destas. Como o GH é regulado por retroalimentação negativa, a presença de GH recombinante (a indústria só consegue produzir a isoforma de 22 kDa) altera a proporção entre as isoformas naturais, evidenciando o uso do GH exógeno. Embora esse método seja bastante robusto (5 do Ponzeto), ele tem uma limitação fundamental: se a amostra do atleta suspeito não for coletada em 48 horas após o uso, a detecção não é possível.

Em 2007, a Pontuação de GH 2000 foi desenvolvida a partir de marcadores específicos. Essa pontuação considerava o fator de confusão mais importante da fórmula: a idade. Outra limitação eram as alterações que poderiam ser causadas pelo esforço físico, uma característica natural da resposta do GH ao exercício intenso. Ainda assim, o protocolo com a pontuação foi estabelecido, um estudo de validação foi realizado e os primeiros casos de detecção apareceram no fim de 2010. Depois de aperfeiçoamentos e novas validações, a agência conseguiu chegar em um valor específico para determinar o uso abusivo ou não e aplicar as punições atribuídas ao *doping*, que já foi utilizado na Olimpíada de Londres em 2012. Hoje existem dois métodos de determinação do uso abusivo de GH que trabalham com vias e marcadores indiretos do seu metabolismo, sem usar a identificação da isoforma exógena.

O PBA poderia ser uma ferramenta poderosa para o controle do uso abusivo de GH; no entanto, o acompanhamento desses parâmetros seria caro e não há garantias de que seria muito mais informativo do que os testes isolados. Esse acompanhamento tem que melhorar antes de ser usado para o controle *antidoping*.

Por fim, as variações da pontuação de GH podem estar ligadas a alterações na fisiologia bem como a prevalência do *doping* ou ainda a fatores individuais. A primeira situação indica especificidade reduzida, a segunda, sensibilidade reduzida, e a terceira é a raiz da distribuição da pontuação. Em qualquer caso os resultados devem ser interpretados com cuidado.

### ▶ Esteroides manipulados/*designed drugs*

Avanços na metodologia de detecção das substâncias consideradas proibidas no organismo dos atletas são constantes, do mesmo modo que os avanços na criação de moléculas que sejam indetectáveis, pelo menos por um tempo, também evoluem. Uma das informações relacionadas com essa imaginação perversa que veio à tona em 2003 foi o acontecimento conhecido como o "Escândalo do Laboratório Balco" envolvendo vários atletas, entre eles, a velocista Marion Jones, o jogador de *baseball* Barry Bonds, entre outros atletas olímpicos.

Esse laboratório produzia substâncias análogas aos hormônios esteroides que eram tão efetivas quanto os próprios hormônios, mas tinham ligeiras alterações em suas fórmulas que não possibilitavam sua detecção. Algumas substâncias, como o norboletone, o prostanozol e a metasterona, foram criadas dessa forma e acabaram recebendo o nome de *designed drugs* (drogas manipuladas). A principal droga psicoativa criada nesse sentido foi a tetra-hidrogestrinona, apelidada de *The Clear* (a limpa) por conta da sua dificuldade de detecção. O escândalo do Laboratório Balco só veio à tona e as substâncias se tornaram conhecidas graças a denúncias, arrependimento e confissão de alguns atletas que usaram tais substâncias.

O meldonium não foi inicialmente idealizado para ser usado como *doping*, mas acabou sendo usado com essa finalidade.

O meldonium ou mildronate é uma substância cardioprotetora produzida na Letônia pela empresa Grindeks. Teoricamente, segundo a própria empresa, essa medicação poderia ser considerada no tratamento de problemas cardíacos e musculares. Ela se tornou famosa porque vários atletas testaram positivo para a substância, garantindo o banimento da mesma pela WADA a partir de 1º de janeiro de 2016. Uma das principais atletas que testaram positivo para a substância foi a tenista Maria Sharapova, que confessou fazer uso dela desde 2006.

Seu mecanismo de ação produz alterações no metabolismo de lipídios e glicose, altera o fluxo normal de lipídios para a mitocôndria, direcionando a queima de gordura para os peroxissomos, outra organela capaz de utilizar os ácidos graxos. Essas alterações promovem uma mudança metabólica, estimulando o metabolismo de glicose. O metabolismo de glicose gasta bem menos oxigênio do que o de lipídios, e a sobra de oxigênio pode significar uma vantagem em condições de baixa oferta de oxigênio, como os exercícios de alta intensidade.

### ▶ Sofisticação da antidopagem

O PBA melhorou a habilidade de detecção do uso abusivo de esteroides, no entanto, uma nova profusão de informações metabólicas (ômicas) ampliou ainda mais essa habilidade. Na verdade, a metabolômica e a esteroidômica (avaliações metabólicas relacionadas ao metabolismo e aos esteroides) possibilitaram a avaliação de um grande número de compostos que não eram alvo das investigações. Como os metabólitos dos esteroides têm grande variedade de propriedades físico-químicas e diferentes níveis de concentração, muitas ferramentas analíticas devem ser usadas para quantificar e identificar um grande número de compostos em uma única análise de amostras complexas.

A espectrometria de massa de alta resolução pode ionizar e detectar milhares de compostos em um único experimento, possibilitando uma análise mais completa de dados retroativos sem a necessidade de análises complementares.

## MicroRNA circulantes | Novos biomarcadores em potencial

Um dos maiores desafios do *antidoping* é a identificação de biomarcadores não invasivos, específicos e sensíveis o suficiente para serem avaliados rotineiramente em amostras de fácil acesso. Os microRNA representam uma classe de biomarcadores promissora pois embora o RNA seja muito instável, os microRNA circulantes são estáveis e facilmente detectáveis.

Os biomarcadores podem ser usados para a detecção de impressões digitais do *doping*. Vários estudos foram conduzidos e mostraram que o microRNA pode ser usado com segurança para detectar alterações do GH no plasma, transfusões autólogas (o *doping* sanguíneo) e até mesmo o uso abusivo de testosterona. Para garantir que essa nova técnica funcione, o uso de controles de qualidade poderia eliminar variações entre análises do mesmo sujeito e melhorar a eficiência e a precisão da avaliação de seus dados biológicos contidos no PBA.

## BIBLIOGRAFIA

American College of Sports Medicine. O uso do álcool nos esportes. Rev Bras Med Esporte. 1997; 3(3):89-91.

Badoud F, Guillarme D, Boccard J *et al*. Analytical aspects in doping control: challenges and perspectives. Forensic Sci Int. 2011; 213:49-61.

Barnes KP, Rainbow CR. Updated on banned substances 2013. Sports Health. 2013; 5(5):442-7.

Barroso O, Mazzoni I, Rabin O. Hormone abuse in sports: the antidoping perspective. Asian J Androl. 2008; 10(3):391-402.

Bidlingmaier M, Suhr J, Ernst A *et al*. High-sensitivity chemiluminescence immunoassays for detection of growth hormone doping in sports. Clin Chem. 2009; 55:445-53.

Cadwallader AB, de La Torre X, Tieri A *et al*. The abuse of diuretics as performance-enhancing drugs and masking agents in sport doping: pharmacology, toxicology and analysis. Br J Pharmacol. 2010; 161(1):1-16.

Connor J, Mazanov J. Would you dope? A general population test of the Goldman dilemma. Br J Sports Med. 2009; 43(11):871-2.

Dall R, Longobardi S, Ehrnborg C *et al*. The effect of four weeks of supraphysiological growth hormone administration on the insulin-like growth factor axis in women and men. GH-2000 Study Group. J Clin Endocrinol Metab. 2000; 85:4193-200.

Dambrova M, Makrecka-Kuka M, Vilskersts R *et al*. Pharmacological effects of meldonium: Biochemical mechanisms and biomarkers of cardiometabolic activity. Pharmacol Res. 2016; pi:1043-6618(15)30171-7.

Davis E, Loiacono R, Summers RJ. The rush to adrenaline: drugs in sport acting on the beta-adrenergic system. Br J Pharmacol. 2008; 154(3):584-97.

De Hon O, Kuipers H, van Bottenburg M. Prevalence of doping use in elite sports: a review of numbers and methods. Sports Med. 2015; 45(1):57-69.

Docherty JR. Pharmacology of stimulants prohibited by the World Anti-Doping Agency (WADA). Br J Pharmacol. 2008; 154(3):606-22.

Dzintare M, Kalvins I. Mildronate increases aerobic capabilities of athletes through carnitine-lowering effect. Curr. Issues New Ideas Sport Sci. 2012; 5:59.

Erotokritou-Mulligan I, Basset EE, Kniess A *et al*. Validation of the growth hormone (GH)-dependent marker method of detecting GH abuse in sport through the use of independent data sets. Growth Horm IGF Res. 2007; 17:416-23.

Erowid. History of Amanita muscaria. https://erowid.org/plants/amanitas/amanitas_history1.shtml#ref_wasson1. Acesso em 30/10/2017.

Goldman R, Klatz R. Death in the locker room: drugs & sports. 2 ed. Elite Sports Medicine Publications; 1992. p. 24.

Gould D. Gene doping: gene delivery for Olympic victory. Br J Clin Pharmacol. 2013; 76(2):292-8.

Graf-Baumann T. Medicolegal aspects of doping in football. Br J Sports Med. 2006; 40(Suppl 1):i55-7.

Haase VH. Hypoxia-inducible factors in the kidney. Am J Physiol Renal Physiol. 2006; 291(2):F271-81.

Huestis MA, Mazzoni I, Rabin O. Cannabis in sport: anti-doping perspective. Sports Med. 2011; 41(11):949-66.

Kazlauskas R. Designer steroids. Handb Exp Pharmacol. 2010; 195:155-85.

Kindermann W, Meyer T. Inhaled beta2 agonists and performance in competitive athletes. Br J Sports Med. 2006; 40(Suppl 1):i43-7.

Lentillon-Kaestner V, Ohl F. Can we measure accurately the prevalence of doping? Scand J Med Sci Sports. 2011; 21(6):e132-42.

Leuenberger N, Lamon S, Robinson N et al. How to confirm C.E.R.A. doping in athletes' blood? Forensic Sci Int. 2011; 213(1-3):101-3.

Leuenberger N, Reichel C, Lasne F. Detection of erythropoiesis-stimulating agents in human anti-doping control: past, present and future. Bioanalysis. 2012; 4(13):1565-75.

MacGregor O, McNamee M. Philosophy on steroids: a reply. Theor Med Bioeth. 2010; 31(6):401-10.

Morrison-Nozik A, Anand P, Zhu H et al. Glucocorticoids enhance muscle endurance and ameliorate Duchenne muscular dystrophy through a defined metabolic program. Proc Natl Acad Sci USA. 2015; 112(49):E6780-9.

Nieschlag E, Vorona E. Mechanisms in endocrinology: medical consequences of doping with anabolic androgenicsteroids: effects on reproductive functions. Eur J Endocrinol. 2015; 173(2):R47-58.

Piacentino D, Kotzalidis GD, Del Casale A et al. Anabolic-androgenic steroid use and psychopathology in athletes. A systematic review. Curr Neuropharmacol. 2015; 13(1):101-21.

Pokrywka A, Kaliszewski P, Majorczyk E et al. Genes in sport and doping. Biol Sport. 2013; 30(3):155-61.

Ponzetto F, Giraud S, Leuenberger N et al. Methods for doping detection. Front Horm Res. 2016; 47:153-67.

Pope Jr. HG, Wood RI, Rogol A et al. Adverse health consequences of performance-enhancing drugs: an Endocrine Society scientific statement. Endocr Rev. 2014; 35(3):341-75.

Saugy M, Cardis C, Schweizer C et al. Detection of human growth hormone doping in urine: out of competition tests are necessary. J Chromatogr B Biomed Appl. 1996; 687:201-11.

Silva BRO, Silva JMP, Valente LM. Inibidores do simporte Na$^+$-Cl: tiazidas e diuréticos semelhantes a tiazidas. Disponível em https://pt.slideshare.net/melovalentelais/inibidores-do-simporte-nacl-tiazidas-e-diurticos-semelhantes-a-tiazidas. Acesso em 23/02/2018.

Schweitzer A. A l'orée de la foret vierge. Paris, Albin Michel; 1952. 218 pp.

Technische Universitat Munchen. Doping. http://www.doping-prevention.com/substances-and-methods/hormones-and-related-substances/hormones-and-related-substances.html. Acesso em 22/9/2017.

The Guardian. What is meldonium and why did Maria Sharapova take it? The Guardian. 2016 June. https://www.theguardian.com/sport/2016/mar/08/meldonium-maria-sharapova-failed-drugs-test. Acesso em 12/10/2017.

World Anti-Doping Agency. www.wada-ama.org. Acesso em 28/8/2018.

Yesalis CE, Anderson WA, Buckley WE et al. Incidence of the nonmedical use of anabolic-androgenic steroids. NIDA Research Monograph. 1990; 102:97-112.

# Índice Alfabético

## A

Acetato, 84
Acetil-CoA, 9
Ácido(s)
- alfametilguanidinoacético, 5
- ascórbico, 179
- fólico, 176, 177
- graxos, 14
- - de cadeia curta, 84
- - de cadeia longa, 124
- - de cadeia média, 132
- hidroxicítrico, 26
- - dose, 27
- - efeitos adversos, 27
- - mecanismo de ação, 26
- linoleico conjugado, 129
- - e exercício, 131
- nicotínico, 175
- pantotênico, 175
- pirúvico, 9
Adenosina trifosfato (ATP), 3, 224
Agentes
- anabólicos, 246
- estimulantes da eritropoetina, 247
Agonistas
- beta-adrenérgicos 2 seletivos e não seletivos, 249
- do receptor de eritropoetina, 247
Água, 69
*Akkermansia muciniphila*, 207
Álcool, 255
Amido, 83

Amilase pancreática, 85
Amilose, 83
Aminoácidos, 101, 102
- catabolismo dos, 106
- - quantidade diária necessária, 106
- essenciais, 102
- não essenciais, 102
- semiessenciais, 102
AMP desaminase, 6
Anemia por deficiência de ferro, 154
Antibiótico, 218
Antioxidantes e exercício físico, 181
Atleta vegetariano, 186

## B

*Bacteroides coccoides*, 207
Beta-alanina, 58
Beta-hidroxibetametilbutirato, 118
Betabloqueadores, 255
Betacaroteno, 184
Bicarbonato de sódio, 62
*Bifidobacterium*, 207
Bioatividade
- de cálcio, 143
- do cromo, 160
- do magnésio, 149
Bioenergética, 3
Bupropiona, 253
Butirato, 84

## C

Cadeia de transporte de elétrons, 11
Cafeína, 19, 253
- dose, 22
- efeitos adversos, 22
- mecanismo de ação, 21
Cálcio, 141
- avaliação do *status*, 145
- biodisponibilidade, 141
- exercício e, 146
- mecanismos associados à bioatividade, 143
- metabolismo, 141
*Cannabis*, 254, 255
Capsaicina, 27
- dose, 29
- efeitos adversos, 29
- mecanismo de ação, 28
Carboidratos, 13
- absorção, 85
- classificação, 82
- definição, 82
- digestão, 85
- durante o exercício, 89
- funções biológicas, 82
- *loading* de, 94
- oferta de, 108
- regulação metabólica, 85
- supercompensação de, 94
- suplementação à base de, 90
- - nas formas líquida, semilíquida ou sólida, 93

- - para desempenho, 90
- - recomendações antes, durante e depois do exercício, 93
Carga glicêmica × exercício, 91
Carotenoides, 184
Catina, 253
CERA, 248
Cetona de framboesa, 32
Chá-verde, 22
- dose, 23
- efeitos adversos, 23
- mecanismo de ação, 23
Ciclo
- de Krebs, 9, 10
- do ácido tricarboxílico, 9
Citrato de sódio, 63
Clonidina, 253
Colégios Americano e Canadense sobre Nutrição e Desempenho Atlético, 42
Colina, 179
Compensadores alimentares, 39
Consumo energético, 108
Creatina, 5
Cromo, 32, 158
- biodisponibilidade, 158
- exercício e, 160
- mecanismos associados à bioatividade, 160
- metabolismo, 158
- suplementação, 159

**D**

Darbepoetina, 248
Deficiência
- de ferro funcional inicial, 153
- energética relacionada com o esporte, 44
Degradação da proteína muscular (DPM), 105
Denilatoquinase, 6
Depleção dos estoques de ferro/ferritina, 153
Derivados de imidazol, 253
Designed drugs, 258, 259
Diabetes melito tipo 2, exercício físico e, 97
Disponibilidade energética, 43
Dissacarídeos, 82
Diuréticos, 251
Doping, 241
- definição, 241
- detecção, 256
- filosofia, 243
- genético, 252
- história, 242

- ou suplemento, 243
- prevalência, 244
- substâncias e métodos proibidos, 246
- - durante competições, 253

**E**

Efedrina, 253
Enxágue bucal, 95
Epinefrina, 253
Eritropoetina
- recombinante, 248
- sintética, 248
Estabilizadores e ativadores do fator indutor de hipoxia, 247
Estado
- pós-absortivo, 105
- pós-prandial, 105
Esteroides, 247
- anabólicos exógenos, 246
- androgênicos anabolizantes, 256
- manipulados, 258
Estimulantes, 253
Eubacterium rectale, 207
Evodiamina, 32
Exercício físico
- ácido linoleico conjugado e, 131
- aeróbios, suplementação de proteínas e, 113
- antioxidantes e, 181
- aspectos ergogênicos da ingestão de proteínas e/ou aminoácidos no, 112
- cálcio e, 146
- carboidrato durante o, 89
- carga glicêmica e, 91
- cromo e, 160
- de força, suplementação de proteínas e, 113
- diabetes melito tipo 2 e, 97
- ferro e, 155
- índice glicêmico e, 91
- iodo e, 165
- magnésio e, 150
- microbiota intestinal e, 207
- zinco e, 163
Extrato de Camellia sinensis, 22

**F**

Faecalibacterium prausnitzii, 207
Fenilefrina, 253
Fenilpropanolamina, 253
Ferro, 151
- anemia por deficiência de, 154

- biodisponibilidade, 151
- deficiência de, 153
- exercício e, 155
- ingestão em atletas, 157
- metabolismo, 151
- - em maratonistas, 156
- parâmetros bioquímicos, 153
Fibras alimentares, 83
Fígado, 86
Fosfatidilcolina, 134
Fosfatidilserina, 135
Fosfolipídios, 134

**G**

Galactose, 85
Garcinia cambogia, 26
- dose, 27
- efeitos adversos, 27
- mecanismo de ação, 26
Ginseng, 29
- dose, 30
- efeitos adversos, 30
- mecanismo de ação, 29
Glicocorticoides, 255
Glicogênese, 87
Glicogênio, 87
- muscular, 94
Glicose, 85, 87

**H**

Hematócrito, 154
Hemoglobina, 154
Hidratação, 69
Homocisteína, 177
Hormônio(s)
- corticotrofinas, 247
- do crescimento, 247, 248
- - detecção do, 257
- gonadotrofina coriônica humana (hCG), 247
- luteinizante (LH), 247
- peptídicos, 247

**I**

Incretinas, 86
Índice(s)
- glicêmico × exercício, 91
- hematimétricos, 154
Insulina, 108, 250
Iodo, 164
- biodisponibilidade, 164
- exercício e, 165
- metabolismo, 164

**J**

Janela de oportunidade, 111
Jejum, 108

**L**

L-carnitina, 24
- dose, 25
- efeitos adversos, 25
- mecanismo de ação, 25
L-tirosina, 31
Lactato
- de cálcio, 64
- de sódio, 64
Lecitina, 134
Leucina, 118
Lipídios, 14, 123
Lipogênese *de novo*, 87
Lipólise, 18
*Loading* de carboidratos, 94
Loquinona, 185

**M**

Macronutrientes na produção
de energia, 13
Magnésio, 147
- avaliação do *status*, 149
- biodisponibilidade, 148
- exercício e, 150
- mecanismos associados à
bioatividade, 149
- metabolismo, 148
Malato-citrulina, 227
Maratonistas, metabolismo
do ferro em, 156
Medicamentos
descontinuados, 246
*Meldonium*, 259
Metilefedrina, 253
Microbiota intestinal
humana, 203
- composição em indivíduos
fisicamente ativos, 207
- exercício físico e, 207
- interação com o organismo
humano, 205
- variação ao longo das porções
do intestino, 204
MicroRNA circulantes, 259
Minerais, 141
Miostatina, 250
Moduladores
- dos receptores de andrógenos, 246
- hormonais, 250
Monossacarídeos, 82

**N**

Narcóticos, 254
Niacina, 175
Nicotina, 253

**O**

Oligossacarídeos, 82
Ômega-3, 125
- aumento de desempenho, 128
- exercício físico e resposta
inflamatória, 127
- metabolismo muscular durante
o exercício físico, 127
- perfil lipídico do sangue em
praticantes de atividade
física, 128
*Oscillospira*, 207
Oxaloacetato, 9

**P**

*Panax ginseng*, 29
Passaporte biológico do
atleta, 256
*Paulinia cupana*, 32
Perdas hídricas durante o
exercício, 70
Pipradrol, 253
Piridoxina, 175
Polissacarídeos, 82
Probióticos, 213
- uso no esporte, 214
Produtos, substitutos de
refeições, 53
Propionato, 84
Propriedades ergogênicas, 223
Proteínas, 15, 101
- absorção, 103
- digestão, 103
- fatores que afetam o
metabolismo, 108
- metabolismo de, e
aminoácidos, 104
- momento do consumo de, 109
- qualidade de, 109
- quantidade de, 109
- renovação (*turnover*), 104
Protocolos, substituição de
refeições, 53
Pseudoefedrina, 253

**Q**

Quociente respiratório, 11

**R**

Razão de troca respiratória, 11
Receptor de transferrina
solúvel, 153
Reidratação, 71
Relação exercício-dieta-
microbiota intestinal, 210
Renovação (*turnover*) de
proteínas, 104
Reposição hídrica, 72
Retinoides, 184
Riboflavina (B$_2$), 174
Rutaecarpina, 32

**S**

Sais de cetona, 232
Salbutamol, 249
Saturação da transferrina
sérica, 154
Sinefrina, 253
Síntese de proteínas musculares
(SPM), 105
Sistema
- fosfagênico, 4
- glicolítico, 7
- imediato, 4
- oxidativo, 9
Sofisticação da antidopagem, 259
Substâncias
- em estudo, 246
- permitidas apenas para uso
veterinário, 246
- proibidas
- - em alguns esportes, 255
- - o ano todo, 246
Substitutos de refeições, 44
- situações para uso no esporte, 53
Supercompensação de
carboidratos, 94
Suplementação
- à base de carboidratos, 90
- - nas formas líquida, semilíquida
ou sólida, 93
- - para desempenho, 90
- - recomendações antes, durante
e depois do exercício, 93
- com cromo, 159
- de aminoácidos de cadeia
ramificada, 116
- de leucina e beta-
hidroxibetametilbutirato, 118
- de proteínas
- - e exercícios aeróbios, 113
- - e exercícios de força, 113

Suplemento(s)
- de carboidratos, 81
- de lipídios, 123
- de minerais, 141
- de proteínas e aminoácidos, 101
- de vitaminas, 173
- *doping* ou, 243
- lipolíticos, 17
- preocupações associadas ao uso de, 55
- tamponantes, 57
- - efeitos adversos dos, 65

**T**

Tamarindo malabar, 26
Taurina, 31
- dose, 31
- efeitos adversos, 31
- mecanismo de ação, 31
Terapia genética, 252

Testosterona, 246
Tetra-hidrogestrinona, 259
Tiamina ($B_1$), 174
Tocoferol, 181
Transferrina, 153, 154
Translocação e captação de glicose induzidas pelo exercício, 88
Transportadores de glicose (GLUT), 86
Treinamento físico, 112
Triacilglicerol de cadeia média (TCM), 132

**V**

Varfarina, 185
Via
- da mioquinase, 6
- glicolítica, 8
Vitamina(s)
- A, 184

- $B_1$, 174
- $B_2$, 174
- $B_3$, 175
- $B_5$, 175
- $B_6$, 175
- $B_{12}$, 176
- C, 179
- D, 183
- E, 181
- hidrossolúveis, 174
- - do complexo B, 174
- - suplementação, 175
- K, 185
- lipossolúveis, 181

**Z**

Zinco, 162
- biodisponibilidade, 163
- exercício e, 163
- metabolismo, 163

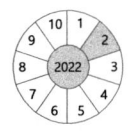